KB161958

동물매개 예술치료

동물매개 예술치료

동물매개 예술치료

임세라 · 김옥진 · 이시종 지음

이담
Books

국내에서 동물매개치료가 학문으로 자리 잡은 지 벌써 10여 년이 되었다. 그동안 동물매개치료학회가 구성되어 학회도 많이 성장했고, 동물매개치료의 효과성을 검증하는 연구 논문도 많이 나왔다. 지난해부터는 동물매개심리상담사 자격증이 발급되어 다양한 분야에서 동물매개심리상담사들이 활동하게 되었다. 이런 시점에서 동물매개와 예술치료를 접목하는 프로그램을 개발하고 책을 쓰게 되어 필자는 매우 기쁘게 생각한다.

이 책은 총 3부로 구성되어 있다. 1부에서는 무의식과 동물의 상징, 동물매개치료의 이해, 상담의 방법과 진행과정을 다루었고, 2부에서는 심리치료의 유형 중 동물매개치료, 놀이치료, 미술치료, 음악치료, 문학치료를 다루었다. 마지막 3부에서는 미술매체를 활용한 예술치료기법, 동물을 활용한 미술치료기법, 동물매개치료기법, 그 외 추가로 이번에 서울시 정책과제로 치매어르신을 위해 동물매개치료를 했던 프로그램을 넣었다. 이 책이 동물매개와 다른 예술치료기법들을 접목해서 통합적으로 접근하는 데 조금이나마 도움이 되기를 바란다.

처음 동물매개치료를 접했을 때 동물이 인간을 치료하는 매개로 사용된다는 데 많은 의문이 있었다. 그러나 이 책을 정리하면서 동물매개치료의 효과를 인정하게 되었고, 더 나아가 동물매개심리치료에 대해 깊은 매력을 느끼게 되었다. 동물매개심리치료의 가장 큰 장점이자 다른 치료기법과의 차이점은 살아 있는 동물을 매개로 하여 상호작용이 가능하다는 것이다. 이것이 동물매개치료의 가장 큰 매력이라 여겨진다. 동물을 주제로 하는 몇몇 기법들은 미술치료 안에서도 이미 사용되어 왔다. 동물가족화, 물고기가족화, 풍경구성법 등이 그것이다. 앞으로는 동물매개와 예술치료를 통합한 좀 더 다양한 기법들이 개발되었으면 하는 바람이다. 이런 기법들이 많이 개발된다면 동물매개심리상담사는 더 다양한 임상현장에서 내담자에 맞게 통합적으로 접근할 수 있을 것이다.

모든 치료센터에 동물매개치료실이 세팅되는 그날을 바라보며……

2014년 2월 저자

• 차례 •

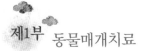
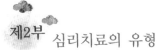

제3부 동물매개 예술치료기법

제2장 · 동물을 활용한 미술치료기법 · 307

제3장 · 동물매개치료기법 · 325

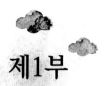

제1부

동물매개치료

제1장
무의식과 동물상징

1. 무의식

1.1 무의식

(1) 인간의 무의식을 프로이드보다 한층 더 심층적으로 연구한 사람이 스위스의 심리학자 칼 구스타프 융(C. G. Jung)이다. 융에 의하면 '무의식이란 우리가 가지고 있으면서 아직 모르고 있는 우리의 정신의 모든 것'이라고 했다. 우리가 알고 있는 것 너머의 미지의 정신세계, 그것이 곧 무의식이다.

(2) 무의식은 자아(Ego)에 속하지 않고, 자아(Ego)와 아직 연관되어 있지 않은 모든 인간 내면의 심리적인 경향이고, 자아(Ego)의 통제 밖에 있는 것이다. 인간의 마음속에는 의식과 무의식의 내용물이 결합되어 나타난다. 조금 전까지만 해도 분명히 생각났는데 갑자기 말을 하고자 할 때 생각이 안 나는 경우를 우리는 종종 경험했을 것이다. 또 어떤 사람의 이름이나 전화번호를 말하려고 할 때 갑자기 생각나지 않는 경우도 경험했을 것이다. 이런 경우 당신은 생각이 나지 않는다고 할 것이다. 그러나 생각나지 않는 상태란 없다. 단지 생각이 잠시 동안 의식에서 분리되어 무의식이 되기 때문에 나타나는 현상이다. 이런 면에서 무의식은 모든 것을 놓치지 않고 기록한다고 할 수 있다.

(3) 우리는 길모퉁이에서 자전거가 갑자기 흔적도 없이 사라진 것을 경험한다. 그러나

자전거 자체가 없어진 것은 아니다. 단지 자전거가 우리 시야에서 사라졌을 뿐이다. 나중에 그 자전거를 다시 볼 수 있는 것처럼 어떤 것이 우리 의식에서 사라지거나 일시적으로 잃어버렸던 생각들도 다시 떠오르게 된다. 그래서 무의식의 부분은 일시적으로 불명확해진 생각들이나 인상, 이미지 등으로 구성되며 우리의 의식에 계속 영향을 주고 있다.

(4) 의식적인 내용이 무의식 속으로 사라지는 것과 마찬가지로 한 번도 의식된 적이 없는 새로운 내용물이 무의식으로부터 솟아오르는 경우도 있다. 이때 우리는 무엇인가가 의식 속으로 들어오려고 한다는 것을 느낄 것이다. 예를 들면, 공기 속에서 어떤 기척이 느껴진다거나, 뭔지는 잘 모르겠지만 이상한 냄새가 난다고 느껴지는 것 등이다. 이런 면에서 무의식은 단순한 과거의 창고가 아니라 미래의 정신적 상황과 생각들을 헤아릴 수 있는 보다 폭넓은 사고의 가능성을 열어 줄 수 있는 것이다. 마치 연꽃처럼 마음의 어두운 깊은 곳에서 자라서 잠재적 정신의 가장 중요한 부분을 형성한다.

(5) 우리는 이런 사실을 어떤 곤란한 상황이 발생했을 때 가끔 획기적인 새로운 발상에 의해서 우연히 해결되는 것을 일상생활에서 발견한다. 많은 예술가, 철학자, 과학자들은 그들의 최고 업적 중 어떤 것들은 무의식으로부터 갑자기 떠오른 영감에서 얻은 것이라고 한다.

(6) 정상의 경우 무의식과 의식은 협력하므로 사람들은 무의식을 의식하지 못한다. 그러나 인간이 자신의 본능적 기초로부터 너무 멀리 벗어나면 무의식은 상실된 균형을 복원하기 위하여 지성적이고 목적적으로 활동하기 시작한다. 무의식으로부터 날아오는 메시지는 대부분의 사람들이 생각하고 있는 것 이상으로 우리에게 매우 중요하다. 우리들의 의식적인 삶은 모든 부분에서 무의식의 영향을 받아 그대로 노출되어 있다.

(7) 타인의 삶의 양식은 때로는 우리를 자극하기도 하고, 우울하게도 한다. 집단이나 모듬살이에서 일어나는 여러 가지 사건은 우리를 혼란에 빠뜨리기도 한다. 이런 일들은 우리를 유혹하여 우리의 개성과는 전혀 상관없는 판단을 내리게도 한다. 의식이 편견이나 오류, 공상, 유아적인 욕구에 의해 훼손되면 될수록 의식과 무의식 사이는 자꾸만 멀어져서 결국 신경증적 해리 상태에 이르게 된다. 이렇게 되면 삶이 부자연스러워질 뿐만 아니라 결국은 건강한 본능을 잃게 되고, 자연과 진실에서 점점 멀어

지게 된다.

(8) 의식에 접근하는 것은 정신에 잠재되어 있는 내용을 제거(blotting out)하는 효과를 지니는 것으로 보인다. 관념이나 이미지는 상대적으로 강한 긴장을 받을 때마다 잠재적인 데서 풀려나 의식의 경계로 떠오르게 된다. 의식화되고 있는 것에 비해 너무 많은 것을 지니고 있을 경우 무의식은 자기가 지닌 것의 기능을 왜곡시키거나 한곳으로 치우치게 한다.

(9) 이렇게 되면 진정한 본능과는 아무런 관련이 없는 행동동기들이 나타난다. 즉 억압하거나 무시함으로써 무의식으로 떠넘겨 버렸기 때문에 실제로는 아무 것도 아닌 것 같으나 심리적으로는 중요한 행동동기들이 나타나는 것이다. 바로 이런 행동동기들이 무의식에서 똬리를 틀고 있다가 기본적인 상징과 주제를 표현하려는 무의식의 자연스러운 의도를 왜곡한다. 이 때문에 정신분석가는 정신장애의 원인이 되는 것에 대해 내담자로부터 어느 정도 자백을 받은 뒤, 내담자가 걱정하고 두려워하는 것을 파악하고 치료를 시작해야 한다.

(10) 융은 무의식을 개인 무의식과 집단 무의식으로 구분하였다. 개인 무의식은 프로이드가 제안한 무의식과 유사한 개념이며 집단 무의식은 융이 독창적으로 주장한 그의 이론의 가장 중요한 개념이라 할 수 있다.

※ 알고 가기 <의식과 무의식>

<의식>	<무의식>
·의식은 한 인간이 지금 생각해 낼 수 있는 모든 것, 지금의 생각, 느낌, 이념, 지금 기억해 낼 수 있는 과거 등 지금 아는 세계는 무엇이든지 자아(Ego)를 통해서 알아차리고 서로 작용해서 연상해 낼 수 있는 정신적 내용을 말한다.	·내가 가지고 있으면서도 내가 아직 모르는 모든 정신세계, 무의식은 자아(Ego)와 아직 연관되어 있지 않은 모든 인간 내면의 심리적인 경향, 무의식은 자아(Ego)의 통제 밖에 있는 것, 무의식을 보통 미지의 정신세계라 부른다.

1.2. 개인 무의식

(1) 개인의 특수한 생활체험과 관련되고 개인의 성격상의 특성을 이루는 것으로 이것을 융은 개인 무의식이라고 했다. 개인 무의식은 개인 내적, 외적 경험을 바탕으로 이

루어져 얼마든지 의식이 가능하다.

(2) 개인 무의식은 콤플렉스로 구성되어 있다.

(3) 개인 무의식은 의식에 인접해 있는 부분으로 쉽게 의식화될 수 있는 망각된 경험이
나 감각경험으로 구성되고, 개인 무의식의 자료는 개인의 과거경험에서 비롯된다.

(4) 개인 무의식은 의식되었지만 그 내용이 중요하지 않거나 고통스러운 것이기 때문에
망각되었거나 억제된 자료의 저장소다. 즉, 너무 약하기 때문에 의식에 도달할 수
없거나 또는 의식에 머무를 수 없는 경험은 모두 개인 무의식에 저장된다.

1.3. 집단 무의식

(1) 개인적인 특성과는 상관없이 사람이면 누구에게서나 발견되는 보편적인 내용이 있
다. 이러한 내용은 태어날 때 이미 가지고 나오는 무의식의 층으로서 일찍이 의식된
일이 없는 것들이다. 이것은 개인의 특성보다 인류 일반의 특성을 부여하는 요소들
로 누구에게나 보편적으로 존재한다는 뜻에서 융은 이를 집단적 무의식이라 하였
고, 집단 무의식을 중심으로 그의 분석심리학을 정리하였다.

(2) 집단 무의식은 탄생 시 이미 갖추고 나오는 무의식 층으로서 정상적인 상태에서는
의식화되는 경향을 보이지 않으며 회상시킬 수 없다.

(3) 집단 무의식은 개인의 경험이 아니라 사람들이 역사와 문화를 통해 공유해 온 모든
정신적 자료의 저장소이며, 인류역사를 통해 선조로부터 물려받은 우리의 행동에
영향을 주는 정신적 소인인 수없이 많은 원형(Archetype)으로 구성되어 있다.

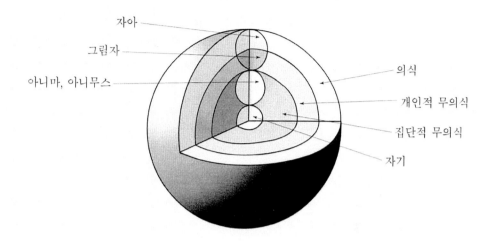

〈그림 1-1〉 마음의 구조(이부영, 『분석심리학』, p.59)

2. 원형

2.1. 원형(archetype)

(1) 융은 1919년 집단 무의식을 구조화하는 요소들을 가리키기 위해 '원형'이라는 용어를 사용하였다. 원형이란(또는 근원적 유형) 지리적 차이, 문화나 인종의 차이와 관련 없이 존재하는 인간의 가장 원초적인 행동유형을 말한다. 이것은 신화를 산출하는 그릇이며 우리 속의 종교적 원천이다.

(2) 원형은 정신적인 구조를 이루는 요소이고 심혼의 집을 유지하는 데 있어 생명이라고 할 정도로 반드시 필요한 구성요소이다. 원형이란 우리의 정신 속에 들어 있는 신성한 구조로서 정신은 자체에 가장 잘 부합되는 내용을 의식으로부터 끄집어 낼 수 있는 일종의 자율성과 독특한 에너지를 갖고 있다. 그래서 원형은 세습되어진 관념의 문제라기보다는 모든 인간에게 공통적인 동일한 정신적 구조, 즉 비슷한 이미지를 떠올리도록 하는 성향의 문제라고 할 수 있다.

(3) 융에 의하면 동물에게 '본능'이 있다면 인간에게는 '원형'이 있다. 젖을 빠는 동물이 태어나자마자 젖을 찾는 것처럼 처음부터 유전적으로 본능을 지니고 태어난다. 인

간에게도 이런 동물의 본능에 해당하는 것이 전혀 없지는 않지만 우리 인간에겐 이런 생물학적 본능보다는 문화적이고 역사적이고 사회적인 '본능'이 훨씬 크게 작용한다. 이것이 원형이다. 동물은 조상에게서 본능을 물려받고 인간은 조상에게서 원형을 물려받는다.

(4) 동물의 본능과 마찬가지로 사람의 마음속에 전해져 내려온 집단적인 사고형태는 모든 인간에게 대부분 같은 방법으로 기능한다. '고태의 잔재'를 원형(archetype) 혹은 원시심상(primordial images)이라고 한다. 많은 사람들이 '원형'이라는 개념을 자주 신화 이미지나 신화모티브를 나타내는 것으로 오해하는데 그런 것들은 의식적인 표상에 지나지 않는다.

(5) 무의식 및 동물상징의 이론을 제시한 분석심리학에서 말하는 원형은 일련의 모티브를 어떤 표상으로 형성시키는 경향이 있는데 그 표상은 기본적인 패턴을 잃지 않으면서 세부적으로는 다양하게 변한다.

(6) 원형에는 본능적인 경향성(trend)이 있어서 새가 집을 짓는 충동이나 개미가 조직적으로 무리를 이루는 충동만큼이나 뚜렷한 나름대로의 충동을 지닌다. 우리가 본능이라 부르는 것은 감각에 의해 지각되는 생리학적 충동이다. 하지만 이 본능들은 환각에 의해서도 나타나고, 그 존재를 드러내는 것은 대부분의 경우 상징 이미지에 의해서이다. 육신의 본능처럼 원형은 우리의 상상력에 보편적 모델을 제공하고, 우리의 상상력을 인도한다. 그리고 본능은 공상 중에도 나타나지만 대부분의 경우 상징적인 이미지로만 나타난다. 융은 이런 '발현-나타남'을 원형이라고 불렀다.

(7) 원형은 집단 무의식에 속하는 것이지만 개인의 정신활동 가운데에서도 드러난다. 개개인은 자신의 유아기의 경험과 문화에 따라 이 비어있는 형상에 특이한 모습을 부여하고, 이 형상은 나이에 따라 변화하기도 한다. 이 원형은 주로 우리가 꿈에서 만나는 것과 같이 고유한 특성을 지닌 독립적 인물로 나타나는데 이 인물은 실제인물일 수도 있다.

(8) 어떤 원형들은 특수한 상황에서만 나타나기 때문에 모든 원형을 다 드러낼 수는 없으나 그림자, 짐승, anima와 animus는 빈번하게 드러나는 것이다. 이 중에서 그림자는 부정적인 것으로 우리가 사회에 편입하기 위해 스스로 만들어가는 정체성을 타도하거나 아니면 우리 스스로가 거부하는 우리 자신의 어두운 부분을 말한다.

(9) 원형은 또한 anima와 animus의 경우처럼 일반적으로 대립 항들이 짝으로 기능한다.

이는 정신계 내면의 갈등을 재현하는 데 있어 사회적 차원에서나 개인적 차원에서 참여적이고 역동적인 이미지를 구성한다.

(10) 원형이라는 것은 살아있는 인간과 마찬가지이다. 원형은 이미지인 동시에 정동이고 특수한 정동적 색조를 띄고 있다. 그러므로 우리는 두 가지 측면이 동시에 존재하는 경우에만 원형에 관해서 논의할 수 있다. 원형이 단순한 이미지에 지나지 않을 경우, 그것은 그림으로 서술된 언어에 불과하다. 그러나 이 이미지에 정동이 작용하면 비로소 여기에 신성한 힘(numinosity)이 생긴다. 이때부터 상징은 역동성을 지니게 되며, 반드시 어떤 의미가 산출된다.

(11) 결론적으로 말하면 원형은 이와 같이 세상 어디에서나, 언제나 되풀이해서 나타나는데 특히 동물 상징을 통하여 자주 나타난다.

※ 알고 가기 <원형>

① 집단 무의식을 구성하고 있는 인류역사를 통해 물려받은 정신적 소인이다.
② 원형은 무의식적이고 형태를 가진 이미지나 심상이지 내용은 없기 때문에 심상과 상징을 통해서만 의식될 수 있다.
③ 상징은 원형의 내용이며 원형의 외적 표현이다.
④ 이런 심상과 상징들은 외부세계에 투사되어 있거나 꿈과 환상으로 나타나므로 의식과 무의식의 접촉을 가능하게 하는 것은 상징의 역할에 있음을 알 수 있다.
⑤ 원형은 꿈, 신화, 동화, 예술 등에서 나타나는 상징을 통해서만 표현된다(Sharf. 2000, p.94).
⑥ 원형은 인간이 갖는 보편적, 집단적, 선험적인 심상들로 융의 분석심리학에서 성격의 주요한 구성요소이다.
⑦ 원형의 수는 무수히 많다(예 : 어린이, 영웅, 부모, 태모, 현자, 사기꾼, 삶, 지도자, 정신, 산, 악마 등).
⑧ 융이 언급한 대표적인 원형은 페르소나, 아니마와 아니무스, 그림자, 자기(Self)이다.

2.2. 원형의 형태

융이 언급한 대표적인 원형에는 페르소나, 아니마와 아니무스, 그림자, 자기, 콤플렉스 등이 있다.

1) 페르소나(persona)

(1) 페르소나는 희랍어로 '가면'이란 뜻이다. 참된 모습이 아니라 가상이란 뜻으로 사회

적 요구들에 대한 반응으로서 '어떤 사람이 무엇으로 보이는 것'에 대한 공적 얼굴이다. 즉 환경의 요구에 조화를 이루려고 하는 '적응의 원형'을 말한다(노안영, 2008).

(2) 페르소나는 진정한 자기(self)와는 다른 것으로 내가 나로서 있는 것이 아니라, 즉 '원래의 나'가 아니라 가상의 나로서 '남에게 보이는 나'를 말한다.

(3) 페르소나는 외적 세계와 자아 간을 관계 짓는 기능으로 집단이 요구하는 역할에 잘 순응하게 한다. 신축성 있는 적절한 페르소나는 성숙한 인간에 속하지만, 경직된 페르소나는 잘못된 인격발달의 징표가 된다. 인생의 전반기 발달은 페르소나의 발달과 필수불가결한 관계이다. 페르소나는 내가 나로 있는 것이 아니고, 다른 사람들에게 보이는 나를 더 크게 생각하는 특징을 가지고 있다.

(4) 페르소나는 '체면, 얼굴, 사명, 역할, 본분, 도리'라는 말로 바꾸어 사용된다. 집단에서 공유하는 보편적인 원칙이기 때문에 특정집단에만 적용되고 다른 집단에는 적용되지 않기도 한다. 겉으로 표현된 페르조나와 내면의 자기가 너무 불일치하면 표리부동한 이중적인 성격으로 사회적 적응에 곤란을 겪게 된다.

2) 아니마(anima)

(1) 남성의 무의식 속에 있는 여성적 요소를 아니마라고 한다.

(2) 남성 속의 여성상인 아니마는 에로스(eros)이며 감성과 예감능력이다. 남성의 마음의 모든 여성적인 심리적 경향이 인격화한 것으로 막연한 느낌을 말하며, 남성의 육감, 남성의 부드럽고 여성스러운 감수성 등을 말한다.

(3) 남성이 아니마를 의식화하려면 이성에 눌리거나 남자로서의 무뚝뚝한 데서 섬세한 정감을 되살리는 작업부터 시작해야 한다. 마음속으로만 생각하는 자세로는 섬세한 정감은 발달하지 않으므로 적극적으로 표현하는 말과 행동이 필요하다.

(4) 성숙된 인간이 되기 위해서 남자는 내부에 잠재해 있는 여성성, 즉 사랑을 이해하고 개발해야 한다.

(5) 아니마는 기본적으로 그 남성의 어머니에 의해 영향을 받는다.

3) 아니무스(animus)

(1) 여성의 무의식 속에 있는 남성적 요소를 아니무스라고 한다.

(2) 여성 속의 남성상인 아니무스는 로고스(logos)이며 사유와 판단의 능력이다.

(3) 여성이 아니무스의 의식화를 게을리하면 아니무스는 미숙한 인격으로 남아 있게 되고 부정적인 아니마처럼 모든 가치를 깎아 내리는 허무적이고 비판적인 생각으로 자아에 위험한 영향을 미친다. 아니무스를 의식화하려면 여성은 먼저 사물을 객관적으로 보는 연습을 해서 자신의 확신이 옳은지를 살펴보아야 한다.

(4) 성숙된 인간이 되기 위해서 여자는 내부에 있는 남성성, 즉 이성을 이해하고 개발해야 한다. 즉, 현명한 여자가 되기 위해서는 사랑뿐만 아니라 이성을 갖추는 것이 필요하다.

(5) 아니무스는 기본적으로 그 여성의 아버지에 의해 영향을 받는다.

4) 그림자(shadow)

(1) 그림자 원형은 자아로부터 배척되어 무의식에 억압된 성격 측면으로 의식될 기회를 잃었으므로 미분화된 채로 남아 있는 원시적인 심리적 경향, 심리적 특징들이다. 무의식의 의식화 과정의 첫 단계는 그림자 인식이다. 그림자는 인간의 어둡거나 사악한 측면을 나타내는 원형으로 인간의 원초적 욕망에 기여하는 원형이다. 그러나 생명력, 자발성, 창조성의 원천이 되는 이로움을 주는 양면성이 있기도 하다(노안영, 2008).

(2) 그림자는 의식에 가장 가까이 있는 무의식의 내용으로 크게 보면 모두가 전체 무의식의 영역에 포함되는 것으로 그림자도 우리의 마음속에 있는 우리가 모르는 마음을 말한다. 그림자는 자기 자신을 스스로 열등하다고 생각하고 자아와 대립하는 측면을 나타내므로 자기 자신과 가장 싫어하는 특성을 외부에 투사함으로써 그림자를 알게 된다(김보애, 2003).

(3) 그림자가 다른 사람에게 투사될 때는 나와 비슷한 부류의 나와 같은 성의 대상에 투사되며 그것에서 자기가 가장 싫어하는 사람들을 본다. 그림자의 투사는 다양한 인간관계에서 일어나는데 어떤 사람이 지속적으로 미워지거나 동일한 상황에서 감정이 되풀이될 때 그것이 그림자의 투사가 아닌지 생각해야 한다.

(4) 그러나 그림자가 모두 부정적인 것은 아니다. 그림자가 수용되고 동화된다면 그림자는 창의성의 원천이 될 수 있다(김정희 외 역, 2000; 김보애, 2003). 누구나 자신이 싫어하는 열등한 부분의 존재를 받아들이는 것은 힘들다. 그러나 자신의 전체를 이

해하기 위해 용기를 가지고 그림자를 살려서 체험한다면 무의식의 열등한 인격이 분화되고 발전되어 의식에서 쓸 수 있는 기능으로 변화한다.

(5) 사회에서 부정되거나 부도덕하고 악하다고 생각되는 것은 그림자 원형과 관계가 있다.

(6) 상담 및 심리치료에서 가장 장애가 되는 원형이 그림자다. 상담자는 인간의 이러한 부정적 측면을 내담자가 조절할 수 있도록 돕는 게 필요하다.

5) 자기

(1) 자기는 모든 의식과 무의식의 주인이다.

(2) 자기는 모든 꿈을 창출하고 조직하는 꿈의 원천이며 융은 인간이 실현하기 위해 타고난 청사진을 자기로 보았다.

(3) 자기는 전체로서 인간 성격의 조화와 통합을 위해 노력하는 원형이며 다른 정신체계가 충분히 발달할 때까지 나타나지 않는다.

(4) 융은 자기는 인생의 가장 결정적인 변화의 시기인 중년의 시기에 나타난다고 하였고, 개인의 자기실현은 자신에 대한 정확한 지각과 미래의 계획 및 목표를 수반한다고 했다. 그러나 자기실현은 오랜 분석과정을 요구하는 어려운 작업이다.

6) 콤플렉스

(1) 사고의 흐름을 막고 당황하게 하거나 분노에 차게 만들거나 때로는 아픈 자리를 찔러서 목매게 하는 무의식 층에 있으면서 자아(Ego)가 전혀 통제할 수 없는 감정의 덩어리로 한 인간의 부분적인 인격이다.

(2) 외상을 받은 경험의 덩어리이다(열등감이 아니라 감정의 덩어리).

(3) 하나가 아니고 여럿이다.

(4) 분석치료의 목표는 콤플렉스를 해소하고 그 지배로부터 해방시키는 것(의식화를 통해)이다. 이것은 인격성숙의 중요한 과제다.

3. 융의 무의식에서의 동물상징

3.1. 상징의 의의

(1) 융(C. G. Jung)은 그의 저서 『인간과 상징』에서 "인간은 상징을 만들어내는 경향이 있고, 무의식중에 물체나 형태를 상징적으로 변형(그리하여 그것들에게 심리적 중요성을 부여함)시키고 그것들을 종교나 미술로 표현한다"[1]고 하였다.

(2) 상징의 역사에서는 모든 사물에는 나름대로 상징적 의미가 존재한다고 한다. 예를 들면, 자연물(동물, 식물, 돌, 산, 골짜기, 태양, 달, 바람, 물, 불 등)에는 물론이고, 인공적인 사물(집, 배, 자동차 같은 것 등), 심지어 추상적인 형태(숫자, 삼각형, 사각형, 원 같은 것 등)에도 상징적 의미가 있다고 한다. 그러므로 전 우주가 하나의 잠재적인 상징덩어리인 것이다.

(3) Jung은 "상징은 의식적으로 만들어지는 것이 아니라 무의식적으로 나온다. 무의식이 의식 속에 표상화되는 그 기능이 바로 상징이다"라고 했다. 상징체계는 다른 표현양식을 통해서는 도저히 드러낼 수 없는 인간존재의 측면을 드러내는 것까지 가능하게 한다.

(4) 상징은 여러 가지로 나타나고 언제 어디에서나 발견되지만 상징들 속에는 하나의 패턴이 담겨 있다. 상징으로 표명된 개개의 형태는 개인적이지만 이 형태가 보이는 일반적인 패턴은 대단히 집단적(collective)이다.

(5) 상징은 종류에 따라 다르지만 결국 동물의 본능과 목적은 같을 수밖에 없다. 갓 태어난 동물들이 개별적으로 학습한 경험에 따라 그 본능을 창조 하는 것은 아니다. 사람도 마찬가지로 각각 태어날 때부터 개인의 삶과 방법을 만들어 낸다고는 볼 수 없다. 동물의 본능과 마찬가지로 사람의 마음속에 있는 집단적인 사고형태도 타고 나는 것이고, 아주 옛날부터 전해져 내려오는 것이다.

(6) 상징이란 한 사물이 그 자체가 아닌 어떤 것을 대신하여 나타내는 것으로 한 심상과 한 관념을 암시나 연상에 의하여 연결시킬 수 있는 방법을 말한다. 상징은 크게 관습적 상징(인습적 상징)과 사적 상징(개인적 상징, 문학적 상징)으로 나눌 수 있다.

---

1) Carl G. Jung, 조승국 역, 『Man and His symbol』, 서울; 범조사, 1987, p.276.

관습적 상징은 이미 되풀이해서 쓰여 왔기 때문에 그 의미 내용이 널리 알려진 상 징으로, 예를 들면, 비둘기가 평화를 상징하고 캥거루가 모성을 상징하는 것 등이 이에 속한다. 상징은 일단 성립되기만 하면 사람들의 머릿속에 깊숙이 자리를 잡는 다. 그리하여 그 자체로 체계를 이루고 사람들에게 기능적으로 작용한다.

(7) Jung에게 있어 상징은 내적 현실을 자연이라는 외적 현실에 투사한 데서 비롯되는 것이다. 무의식의 내용이란 어떤 예감이 들지만 아직 인지하지 못한 것이라고 표현 하는 것이 가장 적절한 표현일 것이다. 그 의미는 절대 단일하지 않고 언제나 다의 적이고 다성적(多聲的)이다.

(8) 상징은 때로 모순이 되는 의미작용을 한다. 일례로 13이라는 숫자의 의미는 때로는 긍정적이기도 하다. 미신에 빠져 있는 사람이라면 13이라는 숫자의 불행한 성질을 미신처럼 습관적으로 믿어 13이라는 숫자를 불쾌하게 느낄 것이고, 합리적인 사람 이라면 13이라는 숫자에게 그것이 본래 지니고 있는 정동적(情動的)인 강조점을 벗 겨버릴 것이다.

(9) 상징행위는 원시정신의 표지이다. 생물학적 진화가 인간과 그 뿌리 사이의 단절을 가져왔지만 그 뿌리는 아직도 살아 남아있다. 우리의 비합리적인 불안과 미신, 공포 가 그 증거다. 우리는 유령의 존재를 믿지 않아도 두려워할 수는 있다.

(10) 우리가 상징이라고 부르는 것은 용어나 이름 등 흔히 일상생활에서 본 적이 있는 한 장의 그림일 수도 있다. 이런 것들은 특정한 함축성과 관습적이면서도 명백한 의의를 지니고 있다. 상징은 모호하고, 일반에게 잘 알려져 있지 않거나 우리들에 게는 감추어진 무엇인가를 내포하고 있다. 그 이유는 인간은 신성한 것이 무엇인 지에 대해 완벽하게 정의할 수 없기 때문이다. 우리가 어떤 것을 '신성하다'고 할 때 이것은 어떤 사실을 근거로 해서 그렇게 부르는 것이 아니라, 그것에 대한 우리 의 믿음을 표명한 것에 지나지 않는다.

(11) 이와 같이 이 세상에는 인간이해의 범주를 넘는 무수한 것들이 존재한다. 우리는 완전히 정의할 수도 없는 이러한 개념들을 나타내기 위하여 상징적인 용어를 끊임 없이 사용한다. 이런 것들이 완벽하게 정의되거나 설명될 수 없기 때문에 모든 종 교가 상징적인 이미지나 언어를 사용하기도 한다.

(12) 그러나 우리가 의식적으로 상징을 사용하는 것은 심리학적으로 중요한 여러 가지 사실 중 한 측면에 지나지 않는다. 그 이유는 우리가 의식적이 아닌 무의식적, 자

연 발생적인 형태로 끊임없이 상징을 만들어 내고 있기 때문이다. 무의식의 존재를 부정하는 사람들은 누구나 정신에 관해 우리가 알고 있는 것이 완벽한 앎이라고 생각하고 있는데 이것은 잘못된 생각이다

(13) 원형이라는 것은 살아있는 인간과 마찬가지이다. 원형은 이미지인 동시에 정동이고 특수한 정동적 색조를 띠고 있다. 그러므로 우리는 두 가지 측면이 동시에 존재하는 경우에만 원형에 관해서 논의할 수 있다. 원형이 단순한 이미지에 지나지 않을 경우, 그것은 그림으로 서술된 언어에 불과하다. 그러나 이 이미지에 정동이 작용하면 비로소 여기에 신성한 힘(numinosity)이 생긴다. 이때부터 상징은 역동성을 지니게 되며, 반드시 어떤 의미가 산출된다.

(14) 마음속에서 본능적인 생각이 넘쳐나던 먼 옛날, 인류의 의식은 모듬살이를 일관성 있는 어떤 하나의 정신으로 통합할 수 있었다. 그러나 의식이 이런 방법을 스스로 내동댕이쳐 버리고 말았기 때문에 문명인은 이미 그럴 수가 없게 되었다.

(15) 과학적인 이해가 발달하면서 인류는 끊임없이 비인간화의 길을 걸어왔다. 인간은 스스로 우주에서 고립되었다고 느끼는데 그 이유는 인간은 더 이상 자연에 관여하고 있지 못하고, 인간과 자연현상 사이의 무의식적 동일성을 상실했다고 믿기 때문이다. 이미 돌이나 동물이나 식물은 인간에게 말을 걸지 않는다. 인간 역시 이들에게 말을 걸지 않을 뿐만 아니라 들을 수 있을 것이라고 생각하지도 않는다. 자연과 인간의 교감이 끊어지면서 이 상징적 인연이 공급해 온 심오한 정동적 에너지도 사라져 버렸다.

(16) 따라서 인간은 영웅적 인물을 동물상징과 함께 나타내어 인간이 지닌 유아적인 것을 희생하고 보다 나은 존재로 성장하려고 한다. 집단과 개인과의 동화는 현대사회에서는 토템동물[2)로 상징된다.

3.2. 상징의 기능

(1) Jung은 상징은 영혼의 자연스런 언어이며 인간은 태어나면서부터 상징에 반응하고 그 의미를 파악하는 방법을 직관적으로 알고 있다고 했다. 상징은 직접적인 표현으

---

2) 토템동물 : 원시 사회 또는 현대의 일부 지역에서, 자신들의 부족 또는 씨족과 특별한 관계가 있는 것으로 믿어 신성하게 여기는 동물

로는 잡히지 않는 어떤 직관적 지혜를 나타내며 무의식의 언어이다. 상징이란 어떤 의미 있는 그러나 아직 그 의미의 특징을 남김없이 말로 표현할 수 없는 것이라고 했다. 상징적 의미는 미지의 어떤 의미를 전제로 하고 있고, 최선의 방법으로 표현 하고자 하지만 그래도 설명하지 못한 의미가 남아 있는 것이 상징의 특징이다. 만약 상징을 남김없이 설명할 수 있다면 그 상징은 이미 생동성을 잃은 것이다.

(2) 상징의 대상은 반쪽은 이해되고 반쪽은 인간의 이해적인 측면에서 감추어져 있는 실체라고 할 수 있다. 즉 상징이란 용어는 물질세계가 연상의 힘에 의해서 불가사의 세계, 즉 정신세계와 일치하게 되는 표현의 양식이다. 상징의 중요한 효능은 그것이 자신의 상태를 벗어나려는 모든 인간의 신비한 욕구의 구체화된 반영이라는 데 있다.

(3) 융은 의식과 무의식 사이의 이용 가능한 의사소통 언어를 상징이라고 보았고, 모든 무의식적 산물은 상징적이며 상징은 곧 무의식으로 안내하는 메시지로 여겨질 수 있다고 보았다.

(4) 상징은 리비도를 변환시키는 기능을 한다. Jung의 리비도는 정신에너지와 같은 말 로 쓰인다. 정신에너지는 생물학적 수준에서는 본능이 작용되듯이 영적 수준에서는 원형이 작용된다. 즉 본능은 생물학적 에너지의 전달자이고, 원형은 영적 에너지의 전달자이다. 어떤 대상을 원하는 것으로 바꾸면 어떤 대상이나 물건의 형태는 그 형 태 자체가 아니라 정신적인 상(像)들을 드러내주는 상징으로 변한다. 즉 열등한 형 태에 머물러 있던 리비도가 그것보다 높은 형태로 머물 수 있도록 변형시키는 기능 이 있다. 그러므로 상징은 심리적 에너지를 효과적으로 전환하도록 함으로써 미적, 종교적, 사회적 가치의 실현을 위해 변형될 수 있도록 하는 기능을 한다.

(5) Jung은 상징은 무의식의 세계를 간접적으로 의식의 세계로 안내하는 매개의 기능을 한다고 했다. 상징 속에는 무의식적인 측면인 비이성적이고, 추상적이고, 비실재적 인 특성과 의식적인 측면인 이성적이고 구체적이고 실재적인 특성을 모두 갖고 있 다. Jung은 상징을 의식과 무의식, 숨겨진 것과 나타난 것 등 대극적인 요소들 사이 의 중개자라고 하며 의식의 세계 속에 무의식 세계를 간접적으로 연결해 줄 수 있 는 다리로서 우리의 의식과 무의식 사이에서 심리적 에너지가 원활하게 흘러갈 수 있도록 수로의 역할을 하며 그 둘 사이를 이어주는 다리의 역할을 한다고 주장했다 (이부영 역, 2000).

(6) 상징은 원형의 초월 기능을 통해 의식과 무의식의 대극 통합과 초월하는 기능을 한

다. Jung은 두 가지 상반되는 요소가 서로 대극의 긴장 관계를 이루고 있을 때 상징이 초월적 위치에서 대극의 긴장을 풀어주고 통합시켜 새로운 이미지를 형성하게 하는 기능의 능력을 상징의 '초월적 기능'이라고 불렀다. 초월적 기능은 신비적이거나 형이상학적인 것이 아니라 실제적이고 심리학적 기능을 의미하는 것으로 의식적 내용과 무의식적 내용의 통합에서 생겨나는 것이다.

(7) 상징은 자율적 기능을 가짐으로써 인간의 의지에 따라 마음대로 생성, 소멸시킬 수 있는 것도 아니며 다른 상징으로 대체할 수 있는 것도 아니다. 상징의 자율성은 의식과 무의식의 매개로 생성된다. 무의식의 자율성이란 무의식적 '내용'들은 의식에 통합될 수 있지만 그 '기능'들은 결코 통합될 수 없다는 진술에서 명확히 드러난다. 꿈속에서 자연발생적으로 상징을 만들어 내기도 하고 일상 속에서도 이미지와 상징을 만들어 내기도 한다. Jung은 인간은 태어나면서 상징에 반응하고 그 의미와 파악 방법을 직관적으로 알고 있다고 했다. 원형 자체는 늘 자율적인 것으로 남게 되어 인간의 의지와 무관하게 마음속에서 태어나듯이 상징도 원형이 드러나는 방식이므로 늘 자율적인 기능을 담당한다.

3.3. 동물의 상징성

(1) 태초의 인류는 생명을 위협하는 무서운 동물들과 싸워 자신과 종족을 보존해야 했고, 사냥에 의해서 식생활을 해결해야 했다. 그러므로 동물은 그들에게 있어서 가장 깊은 관심의 대상이었다.

(2) 약 2만여 년쯤 동굴 벽의 그림은 인간과 동물의 관계를 가늠하게 하는데 거기에 나오는 동물은 하나같이 강인하고 위협적이며 날렵했다. 좀 더 강하고 위험한 동물들은 토템의 중요한 영적 상징물로 채택되어 부족들 간에 통합이나 정복이 이루어지면서 신으로 승격되기도 했다.

(3) 인간과 동물의 관계가 더 밀접해지면서 사람들은 차츰 동물들의 속도나 힘, 진귀함, 용기 등을 특별히 여겼으며 그로 인해 수많은 동물들이 신비로운 능력을 지닌 존재로 인식되었다.

(4) 동물상징은 사람들의 의식세계에서 의미와 관념을 반영하고 있으며 생활상의 일부분을 표현하고 있다. 오래전부터 인간은 동물의 외형이나 형태 등에 대해 특정한 상

징성과 암시성을 부여하였다. 신화나 민속에서는 많은 종류의 동물들이 등장하며 각 동물은 저마다의 상징적인 의미를 지니고 있다. 동물에 대한 상징성은 전통적으로 동물 자체가 가지는 자연적인 성품에 기반을 둔다.

(5) 동물은 선사시대의 상징적 대응행위로서의 주술적 신앙으로 신화에서 신을 상징하는 신성한 존재로, 토템의 대상으로 상징되며 인류사에 끊임없는 관계를 형성하고 있다. 선사시대부터 오늘날까지 인간은 생활문화나 관념 등을 표현하기 위해 동물 상징을 많이 사용했다.

(6) 바위그림이나 동굴벽화를 비롯하여 동물형 토기와 토우, 고분벽화 등에서 수많은 종류의 동물들이 각각 다양한 모습으로 등장하는데 거기에는 반드시 그 당시 사람들의 의식세계를 반영하고 있으며 생활상의 일부분을 포함하고 있다. 건국신화나 단군신화에도 곰과 호랑이가 등장하고 민담이나 전설에서도 중요한 모티브의 하나가 동물이다. 이럴 때도 동물은 주로 상징적 의미를 가지고 등장한다.

(7) 이것들은 그때그때의 필요와 시대적 다른 상관관계로 인해 때로는 복합적이고 다의적이며 상당히 다른 상징들이 표현으로 드러나기도 하고, 또는 시대나 민족을 뛰어넘는 공통점을 갖기도 한다.

(8) 동물, 돌, 원의 상징은 전 시대를 통해서 나타나는 세 가지 모티브이다. 고대 예술작품에서 나타나는 동물의 상징체계에서도 '정신'을 강조하고 있다. 북아메리카 유목민들은 아직까지도 지나가다가 옛날의 암벽화를 보면 제물을 바친다. 동물그림이 그려진 동굴이나 암벽은 최근까지도 종교적 성소로 여겨진다. 신령(numen)은 수세기 동안 그런 곳에서 살아온 것이다. 옛날로 거슬러 올라가고, 사회가 자연과 밀착할수록 인간은 동물분장이나 동물가장이 아닌 동물 그 자체가 된다.

(9) 세월이 흐르면서 인간은 예전처럼 온몸을 동물로 완전히 변장하는 대신 동물의 가면만을 사용하게 되었다. 가면의 상징적인 기능은 온몸 전체를 동물로 가장하던 시절에 존재하던 상징적 의미와 같다. 가면을 쓰면 인간다운 표정은 사라져 버리고 동물의 영이 지니는 위엄과 아름다움을 지니게 된다. 즉 사람들에게 영향을 미치고 있는 상징은 그 사람이 목적하는 바에 따라 다양하게 나타난다.

(10) 상징의 모습도 다양하다. 인간의 어린아이는 '완전성'이라는 감각을 가지고 있지만, 자아의식이 출현하면서 이 '완전성'은 어린아이를 떠난다. 성인이 되서 이 감각을 되찾으려면 마음속의 무의식적인 내용과 의식적인 내용을 통합시켜야 한다.

(11) 이 통합이 이루어져야 인간에게는 정신의 초월기능이 생기고, 이 기능을 갖추어야 비로소 인간은 자기의 목표에 도달했다고 할 수 있다. 이 경지에 이르면 인간은 개성적인 '자기'가 지닌 가능성을 온전하게 발휘 할 수 있게 된다. 이처럼 초월의 상징[3]은 그 목표에 도달하려는 인간의 노력을 나타내는데 이 초월의 상징이 바로 '새'이다. 새는 영매(medium)를 통해서 작용하는 직관의 특이한 성질을 포함한다. 인간은 이와 같이 내적인 초월을 통해서 자유를 얻는다.

(12) 의식의 발달단계가 다른 사람들은 '영혼'과 '마음'을 하나의 통일체로 느끼지 않는다. 아직도 많은 미개인들은 인간에게는 인간 자신의 영혼뿐만이 아니라 초원의 영혼(bush soul)도 깃들어 있다고 믿는다. 그들은 숲속의 나무나 야생동물로 구체화되는 이 초원의 영혼에게 심리적으로 동일성을 느끼는데 이것을 '신비적인 관여(mystical participation)'라고 부른다.

(13) 개인이 다른 사람이나 동물을 자기와 심리적으로 동일시한다는 것은 이미 널리 알려진 심리학적인 사실이다. 원시인들 사이에서는 이러한 동일시 문제가 자신이 섬기는 초원의 영을 띠고 다양한 양상으로 나타난다. 어떤 사람은 자기를 그 동물과 형제관계인 것으로 생각한다. 예를 들어, 자신을 악어와 형제 관계에 있는 사람이라고 생각하는 사람은 악어가 우글거리는 강으로 헤엄쳐 들어가도 안전할 것이라고 믿고, 또 초원의 영혼을 손상시키면 자신의 부모를 손상시키는 사람으로 손가락질을 당한다. 이 예에서 영혼과 동물의 동일시 문제는 억제할 수 없는 어떤 역동성 앞에서는 쉽게 허물어질 수도 있다는 원시인들의 믿음을 잘 읽을 수 있다.

(14) 고도의 수준이라고 하는 문명 상태 속에서도 인간의 의식은 합당한 연속성을 발휘하지 못하는 경우가 있다. 그만큼 인간의 의식은 옛날과 다름없이 연약하다고 할 수 있다. 예를 들면, 아프리카의 밀림에 사는 어느 부족은 대낮에 야행성 동물을 보면 잠시 동물로 둔갑한 주의(medicine man)[4]라고 믿는다. 때에 따라서는 초원의 혼 혹은 자기네 부족인 선조의 영혼이라고 믿기도 한다. 남아메리카의 인디언 부족은 깃털과 날개, 부리도 없으면서 자기네 부족은 붉은 아라라 앵무새[5]라고 주장한다. 이들이 이렇게 주장하는 이유는 원시인 세계에서는 우리들의 '합리적'인 세

---

3) 초월의 상징 : symbols of transcendence

4) 주의(medicine man) : 북미 인디언들의 병을 고치는 마술사 또는 주술사

5) 아라라 앵무새 : 앵무과에 속한 새를 통틀어 이르는 말

계와 달리 사물과 사물 사이에 분명한 한계가 없기 때문이다.

(15) 우리들은 사물로부터 심리학자들이 말하는 '심리적 동질성' 혹은 '신비적 관여'라고 부르는 것을 제거해 버린 지 오래되었다. 그러나 원시인들의 세계에서는 다양한 색채와 풍부한 환상적 속성을 부여하는 것이 바로 이러한 무의식적 연상의 후광이다. 우리는 이러한 것들을 제거하거나 잃어버린 지 너무 오래되어 이런 것을 만나도 이제 알아보지 못한다. 그래서 우리 의식의 경계 한쪽에 잠복하고 있던 이런 것들이 이따금씩 의식의 표면으로 떠올라도 우리는 뭔가가 잘못되어 있기 때문에 그런 것이 떠오르는 것으로 여긴다.

※ 알고 가기

① **애니미즘 :**
모든 자연물에 정신 내지 정령의지가 있다고 믿는 신앙이나 학설로 물활설, 정령설로서 영혼이나 정령을 현실적인 힘을 갖고 있는 초자연적인 실체이며 의식을 올리고 이들이 일으킨다고 생각되는 재앙에서 벗어나 복리를 얻으려는 사상

② **토테미즘 :**
한 개인이나 집단이 특정한 동물이나 자연물을 토템으로 하여 토템물과 인간 사이에 정서적, 신화적, 그리고 친족과 같은 사회적인 관계가 되어 토템물을 숭배, 존경하는 것. 토템 숭배에 있어 인간은 단순히 자기 자신을 어떤 동물의 종(種)의 후예로만 보는 것이 아니라 자연과 생명에 대한 상념에 있어 생명의 연대성에 대한 깊은 확신을 반영.

③ **샤머니즘 :**
민간층의 살아있는 현세적 종교로서 민중의 정신적 불만의 해소, 생활적 희망의 부여 역사의식과 심리유대의 강화라는 측면에서 그 기능을 해 왔던 것.

---

1) 개 : 온순, 영리, 인간에게 헌신하는 충의 상징

우리 주위에서 볼 수 있는 동물 가운데 가장 흔히 접할 수 있고, 인간과 가장 친밀하고 밀접한 관계를 가지는 동물이다. 인간의 역사와 함께 늘 인간의 주위에서 존재해 오면서 때로는 구박과 멸시와 버림을 받고, 자신의 몸을 희생하기도 한다. 인간이 개를 버려도 개는 사람을 배신하지 않는다. 따라서 개는 인간과 함께 오랜 생활을 해 오는 동안 인간과 거의 동일시하여 왔다. 그래서 "개는 사흘만 기르면 주인을 알아본다"라는 속담이나, 자기 자식을 가리켜 "우리 강아지!"라고 부르는 애칭이 생겨났는지도 모른다.

개는 성질이 온순하고 영리하여 사람을 잘 따르며, 개는 후각과 청각이 예민하다. 또

자기의 세력 범위 안에서는 대단한 용맹성을 보인다. 특히 주인에게는 충성심을 가지며, 그 밖의 낯선 사람에게는 적대심, 경계심을 갖는다. 아주 오랜 시기를 같이 살아온 개는 동서를 막론하고 인간에게 헌신하는 충복의 상징이다. 예로부터 개는 집 지키기, 사냥, 맹인 안내, 수호신 등의 역할뿐만 아니라, 잡귀와 병, 도깨비, 요귀 등 재앙을 물리치고 집안의 행복을 지키는 능력이 있다고 전해진다.

(1) 비천함의 상징 : 서당 개, 맹견, 못된 개, 미운 개, 저질 개, 똥개, 천덕꾸러기 개 등으로 '개' 앞에 다른 명칭이 붙는다.

(2) 비천하고 격이 낮은 사물 : 개살구, 개맨드라미 등 명칭 앞에 '개' 가 붙는다.

(3) 이승과 저승을 연결하는 매개의 기능을 수행하는 동물이다.

(4) 현실세계뿐만 아니라 영혼세계에서도 충실한 안내자이자 친구이다.

(5) 후각과 청각능력 : 인간의 감각능력 밖의 사물들을 인식한다.

(6) 설화에 나오는 의견 : 충성과 의리를 갖춘 우호적이며 희생적인 행동을 한다.

(7) 속담 : 개의 비유는 어리석은 사람, 비천한 것, 도덕적이지 못한 것, 혹은 더러운 것, 쓸데없는 짓 등 좋지 않은 개념으로 쓰인다.

(8) 불가 : 특히 개고기를 금기시한다.

(9) 잉카인 : 개가 청승맞게 길게 짖는 소리를 친척의 죽음을 예언하는 것으로 받아들였다.

(10) 이로쿼이족 : 흰 개를 신의 중개자로 여기며 신성시했다.

(11) 그리스 신화 : 신의 충실한 친구로 비유했다.

(12) 신화에 등장하는 사나운 개 : 인도의 야마나 그리스의 하데스와 헤카테와 같은 사후세계의 신을 섬겼다.

(13) 기독교 : 신자들의 안내자인 사제의 상징이다.

(14) 영어권 : 비참한 생활, 참혹한 죽음, 파멸을 개에 비유했다.

(15) 성경 : 자신을 낮추어 개 또는 죽은 개라고 하였다.

(16) 아프리카, 시베리아, 아메리카에 이르는 수많은 문화권 : 야생 개들은 영웅으로 묘사했다.

(17) 그 외 용기, 보호, 탐욕, 탐식, 허영, 이기주의, 기생충의 표상, 무자비의 상징, 베다의 인드라와 같은 최고 여신의 친구, 켈트족 여신인 에포나를 비롯한 전쟁과 사냥의 신들과 함께 등장했다.

2) 고양이 : 변용력, 인내, 욕망, 자유를 상징

눈이 여러 가지 모양으로 변하기 때문에 고양이는 태양의 변용력, 달의 차고 이지러짐과 밤의 광채를 의미한다. 또한 인내, 욕망, 자유를 뜻한다.

(1) 집고양이 : 변신, 예지, 민첩성, 주의력, 관능적 아름다움, 신비, 여성적 악덕을 나타낸다.

(2) 검은 고양이 : 달, 악, 죽음을 의미한다. 검은 고양이가 행운을 상징하게 된 것은 근대에 이르러서이다.

(3) 아메리카 인디언 : 들고양이는 인내를 상징한다.

(4) 켈트 : 고양이는 지하에 사는 신을 의미하며 장례식과 관계된다.

(5) 중국 : 고양이는 밤에 속하는 음의 동물이며, 마력과 변신할 수 있는 능력이 있다.

(6) 기독교 : 고양이는 사탄, 암흑, 색욕, 게으름을 의미한다.

(7) 이집트 : 고양이는 달에 속하며, 일설에는 암흑의 신인 악신 세트에게 바쳐지는 성스러운 동물이었다(고양이는 아포피 뱀을 퇴치한 태양신 라의 화신). 여신 이시스나 달의 여신 바스트의 속성으로 달을 뜻한다. 고양이는 임신한 여성을 상징하기도 한다. 왜냐하면 자궁 속의 씨를 달의 힘이 키워준다고 생각하기 때문이다.

(8) 그리스·로마 : 달의 여신 아르테미스는 고양이가 변신한 것이다. 자유를 표현한 조각의 발치에는 고양이가 있다. 로마에서 고양이는 남에게 의존하지 않고 자유를 누린다는 인상을 갖고 있기 때문에 자유의 상징이 되었다.

(9) 일본 : 요괴로 변하는 힘, 평화와 안락함을 뜻한다.

(10) 북유럽 : 여신 프레이야의 상징물로서 여신의 전차를 끈다.

(11) 마술 : 고양이는 마녀의 使者이며 마녀는 고양이로 변신한다. 마녀의 사자인 검은 고양이는 악과 불운을 뜻한다. 마녀의 사자로서 고양이와 개는 비를 내리게 한다.

3) 말 : 총명하며 형안을 가진 동물로 묘사

말의 이미지는 박력과 생동감으로 수렴된다. 외모로 보아 말은 싱싱한 생동감, 뛰어난 순발력, 거친 숨소리를 가지고 있어 강인한 인상을 준다. 말은 우수한 재능을 가진 동물이며 기수를 등에 태우고 '받쳐주는' 모성의 일면을 가지고 있다. 백마란 神馬이며 환언하면 백마란 신 가까이에 있는 것이다. 따라서 중앙에 뒷발로 서 있는 말 둘레를 원을 그리며 돌고 있는 백마는 아이의 속에 있던 무의식적인 종교적 움직임을 말해주고 있는지도 모른다.

말은 본능 영역을 나타낸다. 말은 말과 기수라는 관계 속에 인간과 밀접한 관계를 가진다. 동화 속에서 말은 길 잃은 왕자를 집으로 데려다 준다. 즉, 여기서 말은 총명하고 형안을 가진 동물로 묘사되며 동시에 영혼의 안내자이다. 말은 신학이나 민속학에 있어 미래지향성을 나타내는 것으로 계속 확인되어 왔다.

(1) 사기의 기록 : 말이 전투에 활용되었음을 알 수 있다.

(2) 삼국지 : 명마(名馬)와 과하마(果下馬)라는 두 종류의 말이 있다.

(3) 부여 : 말을 재산으로 간주했다.

(4) 청동으로 만든 말 : 부적으로 사용했다.

(5) 옛날 : 액막이와 행운을 부르는 상징으로 사용했다.

(6) 현재 날개 달린 말 그림 : 부적으로 사용했다.

(7) 신라·가야 : 이승과 저승을 잇는 영매자로서, 피장자의 영혼이 타고 저 세상으로 가는 동물로 이해된다.

(8) 구비 설화나 문헌 설화 : 신성한 동물, 하늘의 사신, 중요 인물의 탄생을 알리고 알아 볼 줄 아는 영물 또는 신모(神母)이며, 미래에 대한 예언자적 구실을 했다.

(9) 오늘날까지 일부 지역 : 마을 수호신으로 동신이 타고 다니는 승용 동물이다.

(10) 민속놀이 : 격구, 마상제, 윷놀이에 사용되었다.

(11) 한국의 전 역사 : 농경, 수공업의 원료, 군마, 교통 통신의 역마 등으로 사용되었다.

(12) 말에 대한 한국인의 관념 : '신성한 동물', '상서로운 동물'의 상징으로 수렴되어, 신성한 존재, 하늘의 사신, 중요 인물의 탄생을 알리고 알아 볼 줄 아는 영물 예언자적 존재, 죽은 사람의 영혼과 마을 수호신이 타는 동물, 장수, 신랑, 선구자 등 희망을 가져다주는 인물들이 타는 동물로 인식되어 왔다.

(13) 고대 그리스에서 중세 : 죽음의 상징이었다.

(14) 중국 : 천마, 영물로 여겼다.

(15) 무속 : 신으로 여겨 마제를 지냈다.

(16) 민간 : 수호신으로 삼았다.

4) 토끼 : 꾀쟁이, 재빠름을 상징

문화 영웅적 속임수의 명수이다. 호랑이를 속이는 토끼, 자라를 속이는 이야기에서 토끼는 체구가 크고 힘은 강하나 우둔한 동물들에게 저항하는 의롭고 꾀 많은 동물 구실을 도맡아 한다. 달 속의 토끼는 떡방아를 찧고 있는 형상을 하고 있다. 달의 이지러짐과 만월의 주기는 여성의 생리 현상과 동일하다. 달의 차가움이 음(陰)과의 관계 등으로 연상되어 토끼는 여성 원리에 속하는 동물이다.

(1) 꾀쟁이 · 재빠름 · 소심함(놀란 토끼) : 일반적으로 토끼는 꾀보, 꾀쟁이 재빠름을 상징한다. 그런가 하면 '놀란 토끼 같다'라는 말에서 보듯이 토끼는 소심함과 경망함, 겁쟁이를 이르기도 한다.

(2) 충성 불로장생 : 토끼는 민첩한 특성 때문에 심부름꾼이나 전령 등의 역할을 자주 맡는다. 이러한 역할은 유교적인 측면에서 충성스러운 동물로 나타난다. 민간 설화에서 옥토끼는 달에 살면서 떡을 찧거나 불사약을 만들고 있는 것으로 전해진다. 그래서 토끼는 도교적으로 장생불사를 표상한다.

(3) 속신 : 임산부가 토끼고기를 먹으면 언청이를 낳는다거나(언청이), 토끼날 여자가 남의 집 여자나 나무그릇을 집안에 들여오지 않는다(상묘일)는 속담이 있다.

(4) 유물 · 유적 그림 : 뒷다리가 튼튼해 잘 뛰므로 나쁜 기운으로부터 잘 달아날 수 있고, 윗입술이 갈라져 여음(女陰)을 나타내니 다산을 할 것이고, 털빛이 희니 백옥 같은 선녀의 아름다움이 있다(벽사, 다산, 아름다움)고 했다.

(5) 각국의 풍속 : 중국에서는 장생불사와 민첩을 상징하고, 일본에서는 영리함과 교활함을 상징한다.

5) 양 : 순함, 정직, 평화, 희생의 상징

양에 대한 한국인의 이미지는 순하고 어질고 착하며 참을성 있는 동물, 무릎을 꿇고 젖을 먹는 은혜를 아는 동물로 수렴된다. 양 하면 곧 평화를 연상하듯 성격이 순박하고 온화하여 좀처럼 싸우는 일이 없다. 양은 무리를 지어 군집생활을 하면서도 동료 간의 우위 다툼이나 암컷을 독차지하려는 욕심도 갖지 않는다. 또한 반드시 가던 길로 되돌아오는 고지식한 습성도 있다. 성격이 부드러워서 좀처럼 싸우는 일이 없으나 일단 성이 나면 참지 못하는 '다혈질'이기도 하다.

천성이 착한 탓에 해로움을 끼칠 줄도 모르면서 오직 쫓기고 희생되어야 하는 양은 설화, 꿈, 속담 등에서도 언제나 유순하고 인내심이 강하고 상서로운 동물로 통한다. 이태조가 조선을 건국하면서 양 꿈은 길몽으로 해석되었다.

(1) 희생의 상징 : 양의 가장 큰 상징적 의미가 있다면 그것은 속죄양(贖罪羊)일 것이다. 성격이 순박하여 양 하면 평화를 연상한다.

(2) 정직과 정의의 상징 : 양은 반드시 가던 길로 되돌아오는 고지식한 정직성이 있다.

(3) 유교 : 공자에게 지내는 제사에서 양머리를 사용, 양머리는 유교의 대표적인 희생물이다.

(4) 고대 동양 : 양을 솥에 각각 삶아서 제물(희생)로 썼으며, 각 솥은 독특한 장식이 있었다.

(5) 양의 가죽옷 : 제후나 대부 등 높은 신분에 있는 사람만 입을 수 있다.

(6) 서양 : 양은 서양의 정신사에서 가장 상징적인 동물이다. 초원 위에 흰 구름의 형상을 수놓으며 몰려가는 양떼의 풍경은 가장 서양적인 전원의 목가를 낳았고, 서구의 기독교 문명을 받쳐 온 성경에서 양 이야기는 무려 500번 이상이나 인용된다. 양을 가리켜 인간의 이로움을 위해 희생하고자 태어난 동물로서 높은 경지의 도덕성과 생생한 진실을 상징한다고 보고 있다.

(7) 고대 이스라엘인의 생활 : 양은 신과 인간을 연결하는 제의(祭儀)의 필수품이었고, 양의 머릿수가 곧 재산을 뜻했다. 또한 양고기는 귀한 손님에게 대접하는 최고의 음식이었다. 하나님의 어린양인 예수가 탄생한 베들레헴의 마구간을 들에서 양 치던 목자들이 동방박사들에게 인도했다는 것도 양의 상징적 기능을 말해 준다. 또한 예수가 십자가에서 처형된 뒤 이스라엘이나 서양에서 양을 제물로 삼는 번제가 없어진 것은 예수와 양이 동일시된 성서의 유산이다. 이처럼 기독교 문화에서 양은 선량한 사람이나 성직자를 상징해 왔다.

(8) 오늘날 우리 일상생활에서 양피는 고급 피혁으로 장갑, 구두, 잠바, 책표지 등에 쓰이고 양모는 보온력이 높고 질겨 고급 양복지, 솜대용으로 두루 쓰이는 모직물의 주원료가 된다.

(9) 양유(羊乳) : 우유에 비해 단백질, 지방, 회분이 풍부해 허약체질인 사람에게 좋다. 이처럼 양은 털, 고기, 뼈 등 어느 것 하나 버리지 않고 일상생활에 이용되는 유익한 동물이다.

(10) 기독교 : 선량한 사람이나 성직자를 상징한다.

(11) 고대 수메르인이나 이집트인들, 그리스 · 로마 · 게르만 민족 : 신성한 동물이다.

(12) 유목민 : 뇌우(雷雨)의 신이 가장 좋아하는 제사용 동물이다.

(13) 고대 로마 : 미래를 점치는 동물이다.

(14) 서양인 : 높은 경지의 도덕성과 생생한 진실을 상징한다.

6) 다람쥐 : 다산, 만복을 상징

활공(滑空)을 하는 다람쥐를 뺀 모든 다람쥐들은 주행성(晝行性)이다. 나무에 사는 다람쥐들은 민첩하며, 나무에 뚫린 구멍 또는 잎이나 나뭇가지로 지은 둥지에 살며 대개 1년 내내 활동한다. 다람쥐는 가을이 되면 열심히 도토리와 먹잇감을 주워 땅에 묻어 숨겨둔다. 하지만 다람쥐는 자기가 숨겨둔 도토리의 10%도 못 찾는다. 그렇다면 나머지 90%는 발화하여 도토리나무로 성장할 수 있다는 결론이다. 망주석의 다람쥐가 오르는 것은 쉬러가고 내려가는 것은 일하러 가는 것이다. 결국 다산과 만복을 기원하는 의미를 심어 놓은 것이다.

(1) 켈트 : 일설에 의하면 새와 마찬가지로 다람쥐도 아일랜드 여신 메드브의 표지이다.

(2) 일본 : 풍요. 대개 포도나무와 연관된다.

(3) 기독교 : 탐욕을 상징한다.

(4) 북유럽 : 비, 물, 눈을 가져오며 또한 원한과 악극을 상징하며, 독수리와 뱀의 싸움을 부추겼다.

7) 수달 : 온순, 깨끗함 상징

눈과 귀가 잘 발달되어 밤이나 낮이나 잘 볼 수 있고, 아주 작은 소리도 잘 들을 수 있다. 또 냄새를 맡아 물고기의 존재나 천적의 습격을 알아챈다. 성질은 족제비과의 어느 동물보다 온순해서 친숙해지기 쉽다. 몸은 수중생활을 하기에 알맞다. 물속에서의 행동은 빠르지만 다리는 짧아서 땅 위에서의 동작은 느리다. 야행성이며 시각, 청각, 특히 후각이 발달되었는데 위험을 느꼈을 때는 물속으로 잠수한다. 성질이 온순하며 사육할 경우 사람을 잘 따르며 주인을 물지 않는다.

(1) 조로아스터교 : '깨끗한 동물' 중 하나로 이 동물을 죽이는 일은(역시 깨끗한 동물인) 개를 죽이는 경우와 마찬가지로 큰 죄에 속한다.

(2) 기독교 : 스코틀랜드의 성 쿠스베르트의 표지이다.

8) 돼지 : 부, 복, 재운, 행운의 상징

우리나라는 예로부터 집집마다 돼지를 길렀고 어쩌다 돼지꿈을 꾸면 재수 좋은 꿈을 꾸었다고 기뻐했다. 장사하는 사람들은 돼지가 새끼들을 품에 안고 젖을 빨리는 사진을 걸어 놓고 일이 잘되기를 빌기도 했다. 상점에는 새해 첫 돼지날에 문을 열면 한 해 동안 장사가 잘된다는 속신도 있다. 죽어서도 돼지 혈(穴)에 묘를 쓰면 부자가 된다고 믿어왔다. 이처럼 한국 사람들은 예로부터 돼지를 부와 복의 상징으로, 돼지꿈을 재운과 행운의 상징으로 여겨 왔다.

(1) 삼국사기 : 신통력을 지닌 동물로 제의(祭儀)의 희생, 길상(吉祥)으로 재산이나 복의 근원, 집안의 재신을 상징한다.

(2) 속담 : 대부분 탐욕스럽고, 더럽고, 게으르며 우둔한 동물로 묘사되는 모순적 양가성을 지닌 띠 동물이다.

(3) 제물 : 하늘에 제사 지내기 위한 신성한 제물임과 동시에 국도를 정해 주는 신통력을 지닌 동물로 전해진다. 즉 돼지는 예언자, 길잡이 구실을 하여 명당을 점지해 주거나, 왕의 후사를 낳아 줄 왕비를 알려 주었고, 왕을 위기에서 모면하게 해 주었다.

(4) 민속 : 재산이나 복의 근원이며, 집안의 수호신이라는 관념이 강화된다.

(5) 꿈속의 돼지 : '돼지 같은 녀석'이라고 욕을 하면서도 한국인은 꿈에 본 돼지를 대단한 귀물로 여긴다.

(6) 돼지는 지신과 풍요의 기원, 돼지꿈, 돼지 그림, 업 돼지 등에서 길상으로 재산이나 복의 근원, 집안의 재물신을 상징한다.

(7) 상서로움과 탐욕스러움의 서로 반대되는 속성을 갖춘 이른바 모순적 등가성(矛盾的 等價性)을 지니고 있는 동물이라 할 수 있다. 이러한 부정적 관념은 유대인과 이슬람교도, 성서에서는 종교적 금기, 악마의 의도와 유혹의 상징으로까지 진전된다.

9) 거북 : 장수, 길상의 상징

수명이 길고 수륙양생이라는 특성으로 신성한 동물로 여겨졌다. 십장생의 하나로 장수를 뜻하고 길상을 상징한다. 위험이 닥치면 거북은 자신의 껍데기 속으로 들어가서 신중함과 보호의 상징이 된다. 구지가에는 제왕의 출현과 관련된 주술적 제의로 상징되었고, 거북의 대가리는 남근의 상징이다.

(1) 중국 : 하백의 사자이다.

(2) 무속 민속적 관점 : 등딱지로 앞날의 길흉과 운세를 보는 데 사용한다.

(3) 일상생활 : 길상의 상징으로 공예품으로 사용된다.

(4) 동양 : 우주적 심상이다.

(5) 중국·일본 : 신과 인간을 연결하는 매개자이다.

(6) 그리스인 : 상업, 학술, 체육 등을 관장하는 신 헤르메스와 관련지었다.

10) 쥐 : 귀여움, 현명함, 다산, 풍요, 근면, 부의 상징

한국인이 가지고 있는 쥐에 대한 관념은 다양하게 나타난다. '영리하다', '재빠르다', '머리가 좋다'라는 일반적인 관념 외에 어떤 재앙이나 농사의 풍흉, 뱃길의 사고를 예견해 주는 영물로 인식하기도 했으며 이와 상반되게 농작물에 피해를 입히는 동물로 인식하고 있다. 또한 구차하고 하찮은 존재를 비유하는 의미로 쓰였다. 쥐는 때때로 고양이와는 대조적으로 약자를 대변해 주고 있는 듯하다. 약자는 영리하며 천성이 착하나 구차하게 가난하다.

(1) 쥐에 대한 긍정적인 의미

① 신성성(神聖性)과 예지성(豫知性) : 무덤의 수호신, 뱃길의 안전과 농사의 풍흉을 결정하는 마을 수호신(해안도서 지방), 물과 불의 근원을 알려 준 영물, 고대 아테네 신전에서는 쥐에게 치유의 힘이 있다고 믿었다.

② 다산성 : 쥐는 생물학적으로 왕성한 번식력을 가지고 있으며 그로 인해 사람들에게 다산과 풍요의 상징으로 여겨졌다.

③ 근면함과 재물·부의 상징 : 쥐는 어느 곳이나 민첩하게 드나들 수 있는 강한 활동력을 가지고 있다.

④ 지혜의 정보체와 현명함 : 물과 불의 기원을 미륵에게 가르쳐 주었는가 하면 어려운 문제를 척척 해결하는 많은 사실들을 알고 있는 정보체로서 역할을 해 왔다.

⑤ 귀여움 : 새앙쥐는 귀엽고 현명함의 상징으로 셰익스피어나 메어 등의 작품에서 표현되었다. 또 이솝우화 등에서는 영리하고 약한 자의 긍정적 이미지를 가진다. 최근 쥐는 동요, 동화, 만화(미키마우스, 톰과 제리)의 주인공으로도 등장하여 오히려 고양이를 괴롭힌다.

(2) 쥐에 대한 부정적인 의미

① 부정함 : 쥐가 손톱, 발톱을 먹고 그 주인으로 변신해 사람에게 해를 끼치는 요물로 등장하는 이야기가 많다. 예로부터 곡간에 쌓아 둔 곡식들을 훔쳐 가지고 땀 흘려 농사지은 곡식을 망쳐 놓았다.

② 작고 왜소하고 하찮음 : 우리 속담에서 쥐는 하찮은 것, 왜소한 것 등으로 표현하고 있는 것이 많다.

③ 도둑·탐욕 : 쥐가 가지는 근면성이 부정적인 면으로 여겨지면 근면성은 탐욕의 이미지로 바뀌어 진다. 쥐는 간신, 수탈자, 부도덕으로 관념화되었다.

④ 야행성·재앙 : 쥐가 병을 옮긴다.

⑤ 정적 : '쥐죽은 듯하다'라는 옛말에서 알 수 있듯이 쥐가 소리 내지 않고 다니는 동물이라는 데서 쥐는 정적의 표상이 된다.

11) 원숭이 : 영리함, 재주의 상징

원숭이는 동물 가운데 가장 영리하고 재주 있는 동물로 꼽히지만, 너무 사람을 많이 닮은 모습, 간사스러운 흉내 등으로 오히려 '재수 없는 동물'로 기피한다. 띠를 말할 때 '원숭이띠'라고 말하기보다는 '잔나비띠'라고 표현하는 것도 이 같은 맥락에서이다.

통일 신라 시대부터 등장하는 12지 신상의 원숭이는 무덤의 호석이나 탑상, 부도(浮屠), 불구(佛具) 등에서 머리는 원숭이의 모습을 사실적으로 묘사하고 몸체는 사람의 모습을 하고 무기를 손에 잡고 있는 형상을 하고 있다. 여기에 나오는 원숭이는 시간신이며 방위신으로 이 시간과 이 방향으로 들어오는 사기를 막는 역할을 하고 있다.

청자와 백자에서도 원숭이의 생생한 모습이 보인다. 인장의 꼭지, 연적, 수적, 서체(緖締), 작은 항아리, 걸상 등에서 그릇의 모양이 원숭이의 형상을 띠고 있거나 장식 문양으로 원숭이가 나온다. 청자나 청동으로 만든 원숭이 꼭지도장은 쭈그리고 앉거나, 긴 손으로 얼굴을 만지고, 혹은 두 손을 마주잡고 있는 원숭이의 모습을 재미있게 묘사하고 있다.

(1) 중국 : 못된 장난, 이간질, 흉내 내기를 나타낸다.

(2) 기독교 : 악의, 교활, 정욕, 죄, 볼썽사나움, 경솔, 사치, 사탄을 나타낸다. "신의 말씀"을 왜곡하는 자, 우상숭배를 나타내기도 한다. 쇠사슬에 묶인 원숭이는 극복된 죄를 나타내고, 입에 사과를 넣고 있는 원숭이는 '타락'을 나타낸다.

(3) 힌두교 : 은혜, 고상함, 원숭이 신 하누만(Hanuman)의 표지이다.

12) 닭 : 시각, 예지, 길조의 상징

닭은 시간과 방향을 지키는 방위신이자 시간신에 해당한다. 캄캄한 어둠 속에서 여명을 알리는 닭은 상서롭고 신통력을 지닌 서조(瑞鳥)로 여겨져 왔다. 새벽을 알리는 우렁찬 닭의 울음소리! 그것은 한 시대의 시작을 상징하는 서곡으로 받아들여졌다. 닭이 주력(呪力)을 갖는다는 전통적 신앙도 그 여명을 하는 주력 때문일 것이다. 밤에 횡행하던 귀신이나 요괴도 닭 울음소리가 들리면 일시에 지상에서 사라져 버린다고 민간에서는 믿고 있었다.

무속신화나 건국신화에서 닭 울음소리는 천지개벽이나 국부(國父)의 탄생을 알리는 태초의 소리였고, 흰 닭의 울음소리는 나라를 통치할 인물이 탄생했음을 알리는 소리, 시계가 없던 시절에는 밤이나 흐린 날에는 닭의 울음소리로 시각을 알았다. 수탉은 정확한 시간에 울었으므로 그 울음소리를 듣고 밤이 깊었는지 날이 샜는지 알 수 있었다. 예고의 내용이 빛이기 때문에 태양의 새라고 한다.

(1) 존재양식의 이중성 : 날개를 가지고 있음에도 지상에서 생활하는 방식, 어둠과 밝음을 경계하는 새벽의 존재로서의 상징이다.

(2) 동국세시기 : 귀신을 쫓는 축귀능력이 있다고 한다.

(3) 닭 울음소리 : 다가올 일을 미리 알리는 예지의 능력, 천사의 강림으로 간주하여 독수리나 어린 양과 함께 그리스도의 표상으로 여겨졌다.

(4) 닭의 금빛 깃털과 불타는 듯한 볏 : 불의 새로 인식되었다.

(5) 집안의 잔치나 혼례, 새해음식, 폐백 등 : 길조의 상징이다.

(6) 수탉 : 장부의 기개를 상징하는 것으로 이상적인 남성상, 많은 암탉을 거느린다는 속성에서 왕성한 정력을 상징, 제우스, 아폴로, 아르테미스 신들과 동일시되며 태양과 달의 신으로 숭상을 받음. 망령의 인도자로서 죽은 자의 영혼을 기리고 새 탄생을 가능하게 하는 역할을 한다.

(7) 유교적 입장 : 닭의 머리 위에 볏을 달고 있는 모습을 보고 관을 썼다고 하여 학문 정상의 표시이며 벼슬을 하는 것으로 보아 입신출세와 부귀공명의 상징이다.

(8) 불교 : 닭 울음소리에 일체의 분별력이 떨어진다 하여 상서로운 동물로 상징된다.

(9) 도교 : 여명이 시작되는 곳이다.

(10) 중국 : 장례식 때 악귀가 들끓는 길을 말끔히 치우기 위해 흰 수탉을 관 위에 놓는 풍습이 있다.

(11) 일본 : 고대로부터 가축 중에서 가장 사람과 친근한 것의 하나로 생각하고, 민간에서는 신앙의 대상이라고 해서 지방의 신사에 모셨다.

(12) 프랑스 : 수탉은 자부심의 상징, 화폐에 수탉을 새겨 놓을 만큼 국가의 표상이다.

13) 개구리 : 풍요, 다산, 정욕, 생명의 소생과 부활 상징

개구리는 풍요, 다산, 정욕을 나타낸다. 연못이나 늪에서 나타나는 생물로서 생명의 소생과 부활을 뜻하며 죽음의 건조함에 대립하는 생명의 촉촉한 피부를 가졌기 때문에 생명의 부활을 상징한다.

(1) 힌두교 : 우주를 떠받치는 큰 개구리는 암흑의 미분화 상태에 있는 제1질료를 상징한다. 개구리는 물이며, 시원적인 점액이다.

(2) 켈트 : 개구리는 대지의 주인, 치유력을 가진 강의 신과 연관된다.

(3) 중국 : 달에 속하는 음의 원리로 우물 안의 개구리는 시야가 좁고 이해력에 한계가 있는 사람을 가리킨다.

(4) 기독교 : 개구리는 양면 가치적이어서 부활을 의미하는 동시에 죄의 불쾌함을 상징한다. 악, 이단, 세속적인 쾌락에 대한 집착, 질투, 탐욕을 뜻한다.

(5) 이집트 : 나일 강가에 사는 녹색 개구리는 새로운 삶과 다산을 뜻한다. 개구리는 풍부, 풍요, 자연의 재생력, 장수, 약함에서 나오는 강함을 나타낸다. 또한 개구리는 강의 잉태력을 상징하며, 어미나 신생아의 보호자인 헤크트의 상징이며 이시스 여신의 표지이기도 하다.

(6) 그리스 로마 : 아프로디테/베누스 여신의 표징으로 풍요, 성적 방종, 연인의 화합을 뜻한다.

(7) 힌두교 : 우주를 떠받치는 큰 개구리는 암흑의 미분화 상태에 있는 제1질료를 상징한다.

14) 두꺼비 : 악, 혐오스러움, 죽음, 부활 상징

두꺼비는 나타나거나 사라지는 동물로서 달에 속하며, 동시에 부활을 상징한다. 또한 악, 혐오스러움, 죽음을 나타낼 수 있다. 뱀과 마찬가지로 두꺼비도 머릿속에 보석을 가지고 있다고 한다.

(1) 연금술 : 두꺼비는 자연의 어두운 면, 자연계의 낮은 쪽을 나타내지만 비옥한 침전물을 나타내며, 지상적인 물질의 상징이다.

(2) 아메리카 인디언 : 두꺼비는 달의 바다인 '어둠의 마니토'-어둠과 악의 신령이며 '위대한 마니토'에 의해서 극복된다-를 나타낸다.

(3) 안데스 : 두꺼비는 비, 대지, 부를 나타낸다.

(4) 켈트 : 두꺼비는 악의 힘으로서 종종 뱀을 대신한다.

(5) 중국 : 두꺼비는 달에 속하는 음의 원리를 나타낸다. 손에 넣을 수 없음, 장수, 부와 축재의 상징이다. 달에는 다리가 세 개 달린 두꺼비가 사는데 이 세 개의 다리는 달의 세 가지 모습을 상징한다.

(6) 기독교 : 두꺼비는 악마 사탄을 상징한다. 악마가 들린 자의 육체에는 두꺼비가 들어간다. 두꺼비는 탐욕의 상징이다.

(7) 그리스 : 두꺼비는 신 사바지오스의 부수물이다.

(8) 이란 : 두꺼비는 악령 아흐리만, 악, 질투, 욕심, 탐욕의 상징이며 또한 풍요를 의미한다.

(9) 오세아니아 : 두꺼비는 죽음의 상징이다.

15) 코끼리 : 힘, 충성, 인내, 지혜, 행복한 결혼생활, 내면의 높은 요구 상징

코끼리는 높은 지력을 사용하여 원시림에서 일하며 인간을 돕는다. 인도에서 코끼리 부타의 전설에 나오기 때문에 신성하다. 또 코끼리는 구제자의 모습을 한 전의식적인 동물형을 구현화한다.

(1) 불교 : 코끼리는 부처의 성수(聖獸)다. 흰 코끼리는 부처의 어머니인 마야부인의 꿈에 나타나 이 세상을 구원할 왕의 탄생을 알려주었다. 흰 코끼리는 '삼보(三寶)'의 하나인 '법', 보살의 탈 것, 동정, 사랑, 친절을 상징한다. 코끼리는 아축여래(阿閦如來)의 탈 것이다. 코끼리의 가죽은 무지의 상징이다.

(2) 중국 : 힘, 총명, 사려, 활력, 지고의 통치권을 뜻한다.

(3) 기독교 : 코끼리는 뱀의 적인 예수의 상징이므로 발밑에 뱀을 밟고 있는 모습으로 묘사된다. 또 정결, 자비의 상징이다.

(4) 그리스·로마 : 지성을 나타내는 신 헤르메스/메르쿠리우스의 부수물이다. 플리니우스에 의하면 코끼리는 신앙심이 돈독한 동물로 태양과 별을 숭배하며 초승달이 뜨면 강에서 몸을 씻어 정결히 하고 천국을 부른다고 했다. 로마 미술에서는 장수, 불사, 죽음에 대한 승리를 상징한다.

(5) 힌두교 : 지혜의 신 가네샤(Ganesha)가 타는 것이다. 보통 가네샤의 모습이 코끼리이고 탈 것은 쥐로 되어 있다. 신성한 예지의 힘, 사려, 왕위, 무적의 힘, 장수, 지성을 뜻한다. 동쪽의 수호자인 인드라 신은 코끼리 아이라바타를 타고 있다. 세계는 코끼리가 떠받치고 있다.

16) 악어 : 본능의 억압, 부정적인 모성애의 상징

악어는 무섭고 공격적이며 사람을 집어삼킬 것 같은 외모를 하고 있다. 악어는 물속과 육상에서 살 수 있기 때문에 이것은 무의식의 의식에로의 통합을 표현하고 있는 것이다.

융은 『리비도의 변용과 상징』 299항에서 신의 상징에 대해 서술하고 있다. 이 상징은 항상 무의식적으로 리비도가 표현될 때 나타나며, 이는 일반적으로 무의식에 속해 있거나 본능의 억압을 가리키거나 둘 중의 하나라고 했다. 또 본능의 억압은 생명의 기초 즉 일반적으로 생명의 법칙이다. 본능의 억압에 의해 야기된 퇴행은 항상 심리적 과거 즉 유아기로 가게 한다. 여기서 결정적인 지배력이 되는 것은 대개 혹은 부분적으로 양친인 것이다.

마음에도 없이 흘리는 위선자의 거짓눈물을 흔히 '악어의 눈물'이라 한다. 악어의 눈물이란 표현은 이집트 나일 강에 사는 악어가 사람을 보면 잡아먹고 난 뒤에 그를 위해 눈물을 흘린다는 고대 전설에서 유래한다. 셰익스피어가 『햄릿』, 『오셀로』, 『안토니오와 클레오파트라』 등 여러 작품에서 이 전설을 인용하면서 더 유명해졌다.

(1) 이집트 : 나일 강의 악어를 파라오의 권력의 상징으로 생각, 신령한 동물로 귀하게 여겼다.
(2) 성경 : 유일하게 레위기에 등장, 정결과 부정에 관한 가르침 중에서 육지 악어를 부정한 동물로 분류, 새 성경에서는 이 구절에 나오는 악어를 용이라고 번역, 성경에서 가장 포악한 괴물인 레비아탄을 개신교에서는 '악어'로 번역하기도 했다.
(3) 이스라엘 사람 : 악어는 유쾌한 동물은 아니었다.

17) 페리칸 : 모성애의 상징

동물과 인간과의 관계는 수백 년도 더 내려온 진정한 우정의 시작이라고 볼 수 있다. 페리칸은 모성애의 상징이다. 고대 후기의 전설에 의하면 페리칸은 새끼들에게 먹일 것이 없을 때 자기의 가슴을 부리로 쪼아 그 피를 새끼들에게 먹인다고 한다. 페리칸이 나타내는 의미는 소년이 '모자일체성'의 보호 아래 무의식적으로 내적 평화를 기대하고 있다는 것이다.

페리칸은 또한 자기의 가슴을 부리로 쪼아 그 피를 새끼들에게 먹인다는 이유로 예수님의 희생제물 되심 또는 성체를 상징한다.

18) 소 : 부, 재산, 힘, 근면, 우직, 충직을 상징

소띠 해는 여유와 평화의 한 해이다. 농경 사회인 우리 민족에게 소는 농사일을 돕는 일하는 짐승으로 부와 재산, 힘을 상징한다. 소의 성격은 순박하고 근면하고 우직하고 충직하다. 소는 비록 느리지만 인내력과 성실성이 돋보이며 묵묵함은 유유자적의 여유와 한가로운 대인(大人), 은자(隱者)의 마음이라는 이미지를 수반한다. 소의 모습에는 긴장감이나 성급함을 찾아볼 수 없으며, 순박한 눈동자는 보는 이로 하여금 평화롭고 자적한 느낌을 갖게 한다.

영양을 공급하는 소는 모친의 상징 중 하나이다. 우유를 공급하는 모성적 동물로서의 소는 이미 고대 문화 속에서-메소포타미아, 이집트, 중국, 인도, 그리고 오늘에 이르기까지-영양을 공급하는 모친의 상징 중 하나이며, 이 때문에 우리의 작품에서 풀을 뜯는 소의 영역은 모성적 영역을 나타낸다.

한국 문화에 나타난 소의 모습은 고집 세고 어리석은 측면도 있지만, 풍요, 부, 길조, 의로움, 자애, 여유 등으로 축약된다.

(1) 농사 신으로서 부·풍요·힘의 상징이다.

(2) 희생·제물·축귀의 상징이다.

(3) 고집·어리석음·아둔함의 대명사이다.

(4) 유교 : 호랑이와 싸워서 주인을 구한다.

(5) 아프리카 남부 : 들소에 사냥꾼의 영혼이 깃들어 있다고 믿는다.

(6) 일본 : 성수(聖獸)로 여긴다.

(7) 무속 : 제사장에게 바치는 제물이다.

19) 물고기 : 풍요를 상징

물고기는 많은 알을 낳으므로 풍요를 상징한다. 또한 물고기는 그리스도의 상징이다. 그리스도는 그리이스어로 물고기라는 단어이며 이것을 구성한 글자는 예수 그리스도의 의미를 지닌다. 즉 신의 아들 구세주 예수 그리스도라고 불렸다. 중세에 그리스도교가 박해받았을 때 신자들이 그리스도 대신에 이 암호를 사용하였는데 그리이스어의 첫 글자를 따서 물고기가 된 것이다.

융은 이 이유를 물고기는 그리스도의 역사적 모습과 인간의 정신적 천성 사이를 잇는 다리의 표현이며 여기에 구세주의 원형이 깃들어 있다고 말했다.

중세에 그리스도교가 박해받았을 때 신자들이 그리스도 대신에 이 암호를 사용하였는데 그리이스어의 첫 글자를 따서 물고기가 된 것이다.

20) 백조 : 밝은 전망을 알림. 고독, 은둔, 은혜, 사랑, 청순함을 상징

융은 『변용의 상징』 607항에서 백조는 '태양'과 '소리'와 깊은 뿌리를 가지고 있으며 '재생'과 '신생활'의 의미를 지닌다. 백조는 태양의 새로서 밝음 즉 빛을 구현화하고 있으므로 의식을 확대하는 일 즉 내적 가능성을 실현하는 것을 암시한다.

고독, 은둔을 나타내며 시인의 새도 된다. 백조의 흰 몸은 성실의 상징이다. 백조가 죽을 때 부르는 노래는 시인의 노래이다. 그리고 상징으로서의 백조와 거위는 종종 호환성을 가지게 되었다.

(1) 중국 : 백조는 태양에 속하는 양이다.

(2) 천주교 : 백조는 청순함과 은총의 상징이며, 성모 마리아를 나타낸다. 죽음에 임박해서 노래를 부르는 백조는 순교자, 천주교 신자로서의 체관을 나타낸다. 백조는 스코틀랜드의 성 쿠스베르트, 링컨의 성 휴, 성 루드게르스의 표지다.

(3) 켈트 : 백조의 신들은 태양에 속하며 인간에게 은혜를 내린다. 백조의 신들은 태양과 샘의 치유력을 갖추고 있으며, 태양의 전차와 연관되어 은혜, 사랑, 청순함을 상징한다. 백조의 노래는 마력을 가진다. 머리에 금이나 은의 사슬을 쓴 백조는 신의 초자연적인 모습이다.

(4) 그리스·로마 : 백조는 신 제우스/유피테르가 레다를 유혹했던 모습, 애욕의 상징, 여신 아프로디테/베누스의 성조이며 태양에 속하는 것으로서 태양신 차폴론/아폴로의 새다. 행복한 죽음의 상징이기도 하다.

(5) 힌두교 : 두 마리의 백조는 '위대한 것'의 마음에 살며 연꽃과 같은 예지의 꿀을 먹고 살아가는 새하얀 함사(Hamsa)는 생명의 쌍이다. 백조 함사의 모습은 사원에 새겨져 있으며 이 영조는 '하늘'의 신적 존재가 그곳을 지향하며 날아서 떠나는 완전한

통일(범아일여)의 상징도 된다. 브라흐마 신은 백조, 거위, 공작 등을 타고 다니며 백조나 거위를 표지로 한다. 백조는 바다에 '우주란'을 낳는 성조이며, 이 황금알에서 브라흐마가 탄생한다. '최고의 함사' 파라마함사는 우주의 근원, 아트만이다.

21) 부엉이, 올빼미 : 무의식에 속하는 지혜, 직관, 인식력, 슬픔, 쓸쓸함, 적막함 상징

무의식에 속하는 지혜, 직관(달과 관련되는 여성의 직관), 또는 무의식의 인식력(부엉이는 어둠 속에서도 볼 수 있다)을 상징한다. 어둠의 새이기 때문에 양면적 가치를 지니고 호랑이와 마찬가지로 신성하고 외경스러운 특질을 가지고 있으며, 또한 모든 신성한 것들과 마찬가지로 양가적이다. 즉 부엉이는 선하기도 하고 악하기도 하다. 그러므로 부엉이는 무의식 또는 무의식을 향한 방향지시를 나타낼 수 있다. 동양에서는 부엉이를 고양이 얼굴을 지닌 매라고 하여 '묘두웅'이라고 불렸다.

(1) 아메리카 인디언 : 지혜, 예언을 상징한다.

(2) 안데스 : 밤, 죽음, 저승을 상징한다.

(3) 켈트 : 지하에 속하며 '밤의 마귀', '썩은 고기를 먹는 새'로 불린다.

(4) 중국 : 악, 죄, 죽음, 공포, 은혜를 모르는 어린아이(올빼미는 제 어미를 먹는다고 함)를 상징한다.

(5) 기독교 : 사탄, 어둠의 영, 고독, 죽은 자에 대한 애도, 황량, 나쁜 소식, 올빼미의 울음소리는 '죽음의 노래'이다.

(6) 이집트 : 밤, 죽음, 추위를 상징한다.

(7) 그리스·로마 : 지혜의 상징으로 아테나/미네르바 여신의 성조이다.

(8) 유대교 : 맹목의 뜻이다.

(9) 힌두교 : 죽음을 관장하는 야마(염라)신의 표상이다.

(10) 일본 : 죽음, 흉조를 상징한다.

(11) 멕시코 : 밤, 죽음을 상징한다.

(12) 신화 : 다른 세계와의 비밀 통로이다.

(13) 무속, 민속 : 죽음, 욕심, 한밤중에 우는 부엉이는 흉조와 죽음을 상징, 부엉이는 재물을 상징한다.

(14) 풍습 : 어리석음, 재물, 어리석어서 이해타산이 분명하지 못한 셈을 '부엉이 셈'이라고 하고, 또한 자신도 모르게 부쩍부쩍 느는 재물을 '부엉이살림'이라 한다.

(15) 종교 : 불효, 유교의 기본 덕목인 효의 관점에서 가장 혐오시 되는 새다.

(16) 동양문화(중국) : 불효, 어미 잡아먹는 불효조, 흉조, 재앙. 부엉이는 인간의 혼을 빼앗아가고 그 울음은 죽음의 전조를 상징한다.

(17) 역사·문학 : 죽음, 추한 여자, 음산함을 상징한다.

(18) 현대·서양 : 어둠, 죽음, 예고, 지혜, 절망, 악마를 상징한다.

22) 까마귀 : 죽음, 시체, 불길함을 상징

신의 사자이며 고독 속에 살아가는 인간 각각에 구원을 가져온다. 성서에서 시편 147편 9절, 욥기 38장 41절에 까마귀는 신의 새로 묘사된다. 즉 위급할 때 새끼 까마귀가 신을 부르자 그 소원이 이루어지는 것이다.

인디언 족에서는 까마귀가 빛을 가져오는 사람이라는 의미를 가진다. 빛은 어둠이 가장 짙은 곳에서 가장 밝게 빛난다. 그러므로 자기의 창조적 측면을 밝혀줄 빛을 내면에서 찾아내기 위해 무엇보다도 너무나 합리적인 의식의 영역에서 빠져나올 필요가 있다.

(1) 까마귀의 검은색 : 죽음, 시체, 불길함을 상징한다.

(2) 연금술 : '대작업'의 제1단계인 흑화(黑化)를 뜻한다.

(3) 아메리카 인디언 : 어떤 부족에서는 데미우르고스(조물주)의 역할을 한다.

(4) 중국 : 악, 악의, 불운, 수지가 맞지 않는 흥정을 뜻하고 붉은색이나 금색으로 그려진 까마귀는 태양, 효도를 뜻한다. 태양과 연관되어 그려진 까마귀는 오히려 수탉으로 여겨지는데 그것은 양식화된 동물 그림은 혼돈되기 쉽기 때문이다. 다리가 3개인 까마귀나 수탉은 태양에 산다. 검은 까마귀와 흰 따오기는 음과 양을 상징한다.

(5) 기독교 : 고독을 뜻한다. 까마귀는 눈을 파먹는 새로서 사람을 눈멀게 하여 죄를 저지르게 하는 악마다.

(6) 이집트 : 한 쌍의 까마귀는 결혼의 행복을 나타낸다.

(7) 그리스 : 예언능력을 가지고 있다고 생각해서 예언의 신 아폴론과 여신 아테나의 새다.

(8) 유대교 : 썩은 고기, 시체를 뜻한다.

(9) 힌두교 : 바루나신의 싱징물이다.

(10) 일본 : 보통 흉조, 불운을 뜻하지만 신도의 까마귀는 신들의 사자로서 성스러운 새다. 신사와 연관되며 태양의 앞쪽에 그려지기도 한다.

23) 뱀 : 생과 사, 빛과 어둠, 선과 악, 영적 재생과 육체적 재생을 상징

뱀은 겨울잠을 자기 때문에 일시적으로 나타났다가 사라지고 성장할 때 허물을 벗는다. 이것이 죽음으로부터 매번 재생하는 영원한 생명을 누리는 불사, 재생, 영생의 상징으로 무덤의 수호신, 지신(地神), 죽은 이의 새로운 재생과 영생을 돕는 존재로 인식했다. 또 많은 알과 새끼를 낳는 뱀의 다산성은 풍요와 재물, 가복(家福)의 신이며, 뱀은 생명 탄생과 치유의 힘, 지혜와 예언의 능력, 끈질긴 생명력과 짝사랑의 화신으로 문화적 변신을 하게 된다.

뱀과 용은 호환성을 가지며 다의적이며 남성과 여성, 자기를 창조하는 것으로 여긴다. 살인자로 죽음과 파괴의 상징, 똬리를 튼 뱀은 현현의 순환을 나타낸다. 태양과 달에 속하며 생과 사, 빛과 어둠, 선과 악, 예지와 맹목적 정념, 치유와 독, 보존자와 파괴자, 영적 재생과 육체적 재생을 나타낸다. 남근의 상징이며 창조력, '모든 여성들의 남편'이며 뱀의 모습은 보편적으로 수정, 수태와 연관성을 띤다.

(1) 치료의 신 : 그리스 신화 아폴론의 아들 아스클레피오스는 '의술의 신'이다. 민간 의료의 약용으로도 쓰이며 약용으로 쓰는 뱀은 주로 살모사, 구렁이, 칠점사, 독사, 독뱀 등이다. 뱀은 정력강장 작용을 하고 고혈압 내담자에게 혈압 하강작용을 하며, 일체의 허약성으로 오는 질환에 사용된다고 알려졌다.

(2) 지하에 사는 뱀 : 명계와 접촉하며, 죽은 자가 가지는 전지의 힘이나 마력을 사용할 수 있다.

(3) 원초의 본능 : 지식, 힘, 간계 음험, 교활, 암흑, 악, 부패, 유혹자의 상징이다.

(4) 우주론 : 만물이 나와서 다시 회귀하는 대해, 태고의 미분화한 혼돈을 나타낸다. 세계를 지배하고 유지하거나 또는 현현과 재흡수의 순환의 상징인 우로보로스로서 세계를 감싸는 두루마리이다.

(5) 아프리카 : 왕의 표지, 불사의 용기, 죽은 자의 혼을 받은 육체이다.

(6) 연금술 : 막대기 위에 있는 뱀은 활동력의 지배를 나타내고, 흙을 꿰뚫는 뱀은 연금술적 용해를 나타낸다.

(7) 아메리카 인디언 : 벼락에 속하는 동물로서 번개이며, 비를 가져오는 자이며, '천둥신의 새'의 적이다. 마력을 뜻하며, 전쟁신의 투창(投槍)이고, 영원의 상징이며, 죽음의 예고이다. 뿔이 있는 뱀은 토지를 비옥하게 하는 물의 힘을 나타낸다. 인간과 하계의 중개자이다.

(8) 안데스 : 머리가 두 개인 뱀이나 흑백의 두 마리의 뱀이 한 쌍이 되어 가뭄과 홍수를 표상한다. 적당한 비는 이런 뱀의 힘의 균형에서 나온다.

(9) 오스트레일리아 원주민 : 남성원리이며 번개이다. 뱀이 나타나는 것과 여성이 임신하는 것 사이에 관계가 있다.

(10) 불교 : '존재의 바퀴'의 중앙에 무분별한 세 마리의 동물 중의 한 마리로 뱀은 분노를 나타낸다. 역병과 기근을 치료하기 위해 변신한 부처와 연관된다. 생명의 윤회를 나타낸다.

(11) 켈트 : 치유의 샘, 우물, 풍요와 남성적 활력의 신 케르눈노스를 나타낸다.

(12) 중국 : 해악, 파괴, 기만, 교활, 아첨, 추종, 숭배의 대상, 인류 창조 신화의 등장을 나타낸다.

(13) 기독교 : 예지의 상징, 유혹자, 신의 적, 인간을 타락시키는 자, 악의 힘, 파괴, 묘지, 간계, 숙련된 솜씨, 인간이 극복해야 할 마음 가운데 악의 힘을 나타낸다. 십자가나 기둥에 걸린 뱀은 세계의 구제를 위해서 생명의 나무에 걸린 예수의 원형, 십자가 아래에 있는 뱀은 악의 상징, '악마라고도 하고 사탄이라고도 하는 오래된 뱀, 큰 용'이다(요한 계시록 12장 9절).

(14) 이집트 : 코브라 우라에우스는 지혜와 힘의 상징이며 지식과 황금을 나타낸다. 아포프는 안개의 뱀, '어둠의 악령' 불화와 파괴 자체이며 가뭄을 가져오는 태양의 악한 면을 상징한다. 태양 원반의 곁에 있는 뱀들은 여신이며 왕의 뱀으로서 태양신 라의 적을 몰아낸다. 대조되는 두 마리의 뱀은 '누스'와 '로고스', 머리가 사자인 뱀은 액을 막아주는 힘, 뱀의 여신 부토는 코브라의 모습, 뿔이 있는 독사는 성스러운 뱀 세라스테스의 표지이다.

(15) 그노시스주의 : 후광이 둘러져 있는 뱀은 '세계의 빛'을 나타내며 예지와 천계를 상징한다.

(16) 그리스 : 지혜, 생명의 탄생, 부활, 치유를 상징한다. 아스클레피오스, 히포크라테스, 헤르메스의 상징물, 선한 영, 생명의 원리, 지혜의 신 아테나에게 바치는 제물, 아폴론 신에게 바쳐지는 제물이다. 지혜의 신 아테네의 상징물, 후에 논리학의 상징이 되었다.

(17) 유대교 : 악, 유혹, 죄, 성욕을 나타낸다. 모세의 구리뱀은 '비슷한 것은 비슷한 것을 치료한다'라는 동종요법을 상징한다(민수기 21장 4-9절).

(18) 힌두교 : 샤크티, '자연' 우주의 힘, 혼돈, 모양이 없는 것, 비현현의 상징, 베다의 불의 신 아그니의 현현, '공포스러운 뱀'으로도 불린다.

(19) 코브라가 신 비슈누를 태우고 다니는 것 : 지식, 지혜, 영원을 나타낸다.

(20) 서로 몸을 감은 비슈누의 두 마리의 뱀 : 수태한 바다를 나타낸다.

(21) 뱀의 왕이며 천의 얼굴을 가진 아난타 : '무궁하다'는 의미로 무한, 풍요의 상징이다.

(22) 각각 위아래로 향하는 뱀 : 브라마 신의 밤과 낮의 성스러운 잠과 성스러운 각성을 나타낸다.

(23) 잉카 : 뱀과 새는 케찰코아틀의 좋은 면을 가리킨다.

(24) 이란 : 악령, 암흑의 뱀, 허위를 나타낸다.

(25) 이슬람교 : 단순한 생명이 아니라 생명원리를 나타낸다.

(26) 일본 : 폭풍우의 신, 수(須)좌(佐)지(之)남(男)명(命)이 육화한 모습이며 신의 부수물이다.

(27) 마니교 : 예수의 상징이다.

(28) 마오리족 : 세속의 지혜, 연못을 다스리는 자, 관개(灌漑)와 성장을 상징한다.

(29) 미노아 문명 : 크레타 섬에서는 자연신 숭배 이전에 뱀의 숭배가 있었다.

(30) 오세아니아 : 천지의 창조자, 임신과 관련, 지하에는 우주 뱀이 살고 있으며 세계는 궁극적으로 이 뱀에 의해서 파괴된다고 생각한다.

(31) 로마 : 구제의 신들과 연관, 여신 살루스처럼 풍요와 치유의 신들과 연관, 지혜의 여신 미네르바의 부수물이다.

(32) 북유럽 : 미드가르트 뱀은 깊은 바다의 무한의 소용돌이에서 세계를 감싸고 있다.

(33) 한국 : 불사, 재생, 영생, 풍요, 다산, 업, 혐오, 불명확한 태도, 수호신을 상징한다.

(34) 불사 : 뱀의 신성을 상징한다.

(35) 민속신앙 : 재물의 풍요를 상징한다.

(36) 여자 속옷을 입고 나타나는 것은 남근으로 상징되고, 뱀 머리가 삼각형인 것은 여근을 상징한다.

(37) 북아메리카 전통부족 : 지상세계와 지하세계를 오가는 영혼의 사자이다.

(38) 이집트의 여신 이시스의 올리브 잎 머리 사이의 뱀 : 태양을 상징한다.

(39) 그리스도교 : 아담과 이브를 타락시킨 뱀은 간계와 교활의 상징이다.

(40) 인도 : 시바신의 음경을 상징하는 링카는 코브라의 수호를 받는다.

(41) 융 : 길들인 뱀과 길들여지지 않은 뱀이 겨루는 지팡이 그림에서 진환치료의 원리

를 읽을 수 있다고 했고, 생명을 상징한다고 했다.

(42) 태평양 제도 : 세상의 창조자로서 수태와 관련된다.

(43) 브라질의 원주민 : 아나콘다는 조상으로 숭배된다.

(44) 고대 그리스와 이집트 : 자기 꼬리를 계속 먹어 들어가는 우로보로스는 끝나지 않는 생명의 순환을 상징한다.

24) 용 : 보호, 공포 상징

전설에 등장하는 괴물이다. 영어 단어 드래건(dragon)의 원래 의미는 큰 뱀(바다뱀)을 의미했다. 용의 형상은 예로부터 다양했다. 용은 보호하고 공포를 유발하는 특질을 갖고 있을 뿐만 아니라 외형상으로도 멋이 있었기 때문에 일찍부터 호전적 상징으로 사용되었다.

모든 동물들의 왕으로 여겨졌으며, 용의 형상은 제국의 신성한 힘을 상징하는 것으로 역대 중국 황실의 문장으로 사용되었다. 중국과 한국·일본에서 용은 하늘을 나는 능력을 갖고 있다고 여겨졌지만 날개를 갖고 있지는 않았다. 용은 도교사상에 등장하는 신성한 자연력의 하나였다.

(1) 물의 신 : 용은 못이나 강, 바다와 같은 물속에 살며, 비나 바람을 일으키거나 몰고 다닌다고 여겨져 왔다. 용은 물과 불가분의 관계를 지닌다. 용은 물의 신이면서 우사의 성격도 지닌다.

(2) 시조의 어버이 : 신화 속의 수신인 용과 혼인을 통해 국조, 군주, 씨족조 등 귀인의 어버이로 나타난다. 석탈해는 용성국 왕과 적녀국 왕녀 간의 소생이고, 고려 태조 왕건은 작제건과 용녀의 소행인 용건의 아들이다.

(3) 호국 호법의 신 : 용은 수신으로 호법신 또는 호국신의 역할을 한다. 삼국유사에 많은 이야기가 있다.

(4) 제왕(임금) 왕권 : 천후(天候)를 다스림이 절대적으로 요청되는 농경 문화권에서 군왕과 용은 자연스럽게 결합된다. 그래서 군왕과 관련되는 사물이나 비범한 인물에게까지 용은 상징적으로 작용한다. 임금의 얼굴은 용안, 임금의 평상은 용상, 임금의 옷은 곤룡포, 임금의 즉위는 용비(龍飛)로 나타낸 것이 그것이다.

(5) 풍농과 풍어를 기원하는 민간신앙의 대상 : 용은 민간신앙에서 비를 가져 오는 우사이고, 물을 관장하는 수신이며, 사귀를 물리치고, 복을 가져다주는 벽사의 착한 신이다.

(6) 천지조화·상서·풍운조화 : 용은 모습을 마음대로 바꿀 수 있는 능력을 가지고 있고, 자유자재로 모습을 보이기도 하고 숨기기도 한다. 용은 뭇 동물이 가진 최상의 무기를 갖추고 있으며, 구름과 비를 만들고, 땅과 하늘에서 자유로이 활동할 수 있는 능력을 지닌 존재로 믿어져 왔다.

(7) 그리스도교 : 고대의 유익한 뱀 신과 사악한 뱀 신들을 구별 없이 정죄한다.

(8) 극동지역 : 용이 유익한 존재로 여겨졌고 큰 위세를 지녔다.

(9) 중국의 용 : 신화에 나오는 거대한 동물로 강·호수·바다 등에 살며 하늘을 떠돌아다닌다.

(10) 고대 중국의 창조 신화에 의하면 4가지 유형의 용이 있었다고 한다.

(11) 우리 문헌 : 예시예언자·수신(水神)·호국·호법(護法)을 상징한다.

(12) 중국인 : 우주 창조와 관련해서 '음(陰)과 양(陽)'이라는 영원한 그리고 상호 보완적인 두 가지 요소의 율동적인 결합에서 만물이 태어났다고 이야기한다.

(13) 동양의 용 : 여의주로 상징, 여의주는 태양을 상징한다.

(14) 서양의 용 : 날카로운 발톱과 날개가 달린 커다랗고 몸집이 큰 뱀으로 표현된다.

25) 호랑이 : 조급, 용맹, 보은의 상징

단군신화(조급, 패배)의 범은 곰과 함께 사람이 되고자 원했으나, 조급하여 금기를 지키지 못해 실패했다. 고려 태조의 5대조 '호경이야기'에서 범은 영웅들의 보호자이자 양육자이며 국조(國祖)의 조력자이다.

(1) 무속(산신, 산신의 심부름꾼) : 범 숭배 신앙은 산악숭배 사상과 융합되어 범이 산신 또는 산신의 사자를 상징한다. 각 지역에서 신봉하는 산신을 모신 산신당의 산신도에는 범이 그려져 있다.

(2) 벽사 : 병기나 사귀를 물리치는 힘이 있다(범 그림, 범호자 부적).

(3) 권세·관직·군대의 상징 : 호랑이의 용맹성은 군대를 상징한다(백호, 맹호부대).

(4) 보은 : 호랑이는 인간의 효행에 감동하여 인간을 돕거나 인간의 도움을 받으면 은혜를 갚는다.

(5) 까치 호랑이 그림 : 가장 흔한 호랑이 그림은 까치 호랑이 그림이다. 여기서 소나무는 장수를, 까치는 기쁨을, 범은 보은을 상징한다.

(6) 유교 : 효행에 감동하여 인간을 돕거나 인간의 도움을 받으면 은혜를 갚는다.

(7) 범 숭배사상 : 산악 숭배사상과 융합되어 산신의 사자를 상징한다.

(8) 중국 : 산 짐승의 왕이다.

(9) 고대 : 제사 대상, 남성적인 양(陽)의 동물, 백호는 서방과 가을을 상징, 여성의 음(陰)을 상징한다.

(10) 그리스 신화 : 디오니소스와 관련, 용맹, 강력한 조절자, 종교적 본능, 신령, 희생과 헌신의 아니마, 신성한 인도자, 매개자, 강력한 지배욕, 탐욕, 파괴적 본능, 부정적 아니무스, 지하계의 어두운 세력, 밤의 배회자, 암흑을 상징한다.

26) 공룡 : 상상력의 보고, 호기심 자극, 공격성의 상징

공룡은 '상상력의 보고'이고 호기심을 자극하는 동물이다. 공룡은 본능과 다른 정신의 영역으로 보기도 하고, 공룡을 에너지의 산실이며 그 에너지가 목적지까지 도달하도록 도와주는 또 다른 힘으로 받아들여진다. 또한 현실세계에 존재하지 않은 이유로 호기심 많은 아동들에게는 공룡이 '엄청나게 크다', '힘이 세다', '다른 동물들보다 멋지다'는 상징성을 갖게 하기도 한다. 공룡의 일종인 어룡은 땅 위에서 두려운 것이 없게 지음을 받았고, 교만의 왕이며, 사탄의 상징으로 받아들여지기도 한다. 또한 공격성의 상징으로도 해석된다.

1981년 영국의 고생물학자 오언이 이름을 붙였으며 그리스어로 '무서운'이란 뜻과 '도마뱀'의 합성어이다. 공룡은 개나 거북, 사람처럼 사지동물의 기능을 수행하도록 신체구조가 만들어진 전형적인 척추동물이다. Jung은 동물의 상징성을 '시각화된 무의식적 자기의 모습'이라고 하면서 원시적인 동물일수록 보다 깊은 무의식의 자기를 대변한다고 했다.

(1) 케라토사우르스 : 쥐라기 공원, 둘리에서 귀여운 공룡의 녹색의 케라토사우르스인 아기공룡 둘리는 초능력의 재주꾼으로 아이들이 좋아하는 친숙한 캐릭터이다.

(2) 티라노스싸우루스 : 매우 활동적인 사냥꾼. 이 공룡을 거대한 근육이 발달한 강한 동물로 묘사했다.

(3) 보통 성인들 : 거대한 몸집을 가진 특이한 모양의 괴물로 각인되어 있다.

동물은 있는 그대로의 행동을 보여주지만 인간은 동물의 그러한 행동들도 어떤 의미를 지니고 있다고 생각하였다. 동물들이 갖고 있는 본질적인 상징성은 차이가 있기도 하고, 비슷한 유형을 지니기도 한다. 예를 들면, '제비가 낮게 날면 비가 온다'는 날씨를 예측하여 신의 의지를 읽어내는 동물로 이해되기도 한다. 쥐는 창고의 곡식을 축내기 때문에 나쁜 인식을 갖기도 하지만, 번식력이 강해 재물의 확대 존재로 이해된다. 이렇게 인간들은 동물에 대한 이해에 있어 의미와 상징을 부여하고 이를 개인적, 집단적 문화의 배경으로 활용하였다. 동물은 이처럼 인간의 속성이나 내면을 상징하는 데 많이 사용된다.

① 동물들이 가지고 있는 속성, 즉 외형, 형태, 능력들이 인간 이상의 힘을 발휘한다고 하였다. 동물은 변형과 재생의 신비적 속성을 가지고 있거나, 다산과 풍요를 촉진하는 능력이 있는 것으로 보거나, 보다 높은 신령들과 결부되어 그 신령의 상징으로 관념화되는 경우도 있다고 보았다.

② 동물들은 재생과 변형의 신비적인 능력, 미래를 미리 예견하는 초자연적 능력을 가졌고, 대부분 동물들의 감각은 사람을 초월한다. 곰, 뱀, 개구리 등은 겨울잠을 자다 봄에 깨어나고, 철새는 한 계절 어디론가 사라졌다가 다시 나타난다.

③ 친밀감이나 효용성과 감사를 바탕으로 동물숭배가 이루어질 수도 있다. 소는 농경사회에서 가축의 의미를 넘어 한 가족처럼 생각되어 왔다.

④ 신성성이 부여되는 동물로는 소, 돼지, 양이 대표적인 희생물로 각종 제의에 등장하며 주술적 목적으로 사용되었다.

⑤ 동물의 다산은 풍요와 풍년을 촉진하는 능력이 있는 것으로 보아 풍요의 신, 재물의 신 등을 상징한다.

⑥ 바다와 육지에서 동시에 살 수 있는 각 동물은 생태적 다양성과 이중성으로 속계와 영계를 드나드는 영매 또는 신의 사자로 인식된다.

- 출처 : 천진기(2001), 「한국 띠 동물의 상징체계 연구」, 박사학위논문.

4. 동물상징의 적용

(1) Jung은 내담자의 사고, 감정, 행동을 추동하는 역동성과 패턴을 상징적으로 생각하고 이해할 능력을 강조하였다. 이러한 패턴은 내담자의 꿈, 증상, 환상 등에서 상징적이거나 간접적 형태로 나타날 수 있다. 치료자가 이러한 심리적 숨은 의미를 이해하는 능력은 우리의 문화적 저장고인 신화, 동화, 예술작품, 문학, 종교 등에서 발견되는 많은 상징들을 이해함으로써 향상될 수 있다고 했다.

(2) Jung은 『인간과 상징』에서 '동물의 주제는 보통 인간의 원시적이고 본능적인 성질을 상징한다. 문명인도 본능적인 난폭함과 무의식으로부터 분출하는 자율적인 감정

앞에서 무력함을 자각하여야 한다. 이것은 의식이 고도로 성장하지 못하고, 격한 감정을 극복하는 데 준비가 잘 되어 있지 못한 원시인의 경우에 더욱 그러하다'고 했다.

(3) 동물의 상징은 자기의 파괴적인 면을 포함한 자기의 본능적인 면을 상징하는 데 적합하다. 이를 가볍게 보는 학자도 있으나, 동물의 상징은 본능의 건설적인 힘을 나타내기도 하고, 인간의 초현실적 크기로 거대한 파괴를 묘사하기도 하며 정신성, 순결, 인간의 영혼 속에 있을 수 있는 현명한 근면성을 나타내기도 한다(Rolins, 1983; 이봉우 역, 2002).

(4) Jung(1964)은 인간과 오랜 기간 동안 함께 살아온 많은 동물들의 상징이 동물에 대한 인간의 동일시나 함께 체험한 이미지를 공식화할 수 있는 제의(祭儀), 주술, 신화 등 개념화 과정을 통한 집단적 상징으로 표상화된 것이 원형이라고 하여 집단 무의식의 중요한 핵심으로 인간의 전체성, 통합성을 나타나게 하는 하나의 원천이라고 했다.

(5) Jung의 동물상징 이론에 의하면 내담자들이 선택한 동물은 내담자의 무의식이 의식으로 표현된 것이라고 할 수 있다. 예를 들면, LMT(풍경구성법)에서 표현된 동물은 내담자 자신을 상징하는 것이며, 동물가족화에서도 등장한 동물들은 각 가족 구성원의 성격과 특징을 상징하는 것이다. 내담자가 선택한 동물이나 작품 속에 나타난 동물상징을 통해 내담자의 감정과 성격, 내적 욕구와 기분, 정신역동이 작품에 어떤 형태로 표현되는 것인가를 알 수 있고, 작품에 나타난 동물상징의 의미를 내담자와 치료자가 함께 공유하면서 내담자의 내적 세계를 더 깊이 이해할 수 있다.

(6) 동물이 내담자에게 어떻게 표현되고 어떤 의미를 부여하는지 알기 위해서는 동물상징에 대한 다양한 의미를 이해하고, 동물상징은 각 개인마다 의미가 달라지고 상황에 따라 다르게 적용된다는 것을 이해해야 한다.

제2장

동물매개치료의 이해

1. 인간과 동물

1.1. 인간과 동물의 상호성

최근 연구들에 의하면 반려동물과의 동반은 주인들의 건강을 증진시키는 것으로 밝혀지고 있다. 인간과 동물의 유대는 사람이 가장 먼저 가축화한 개와 가장 먼저 이루어졌을 것으로 추측된다. 오늘날 인간과 동물의 유대는 개와 고양이 같은 반려동물들뿐만 아니라 말이나 야생동물과 같은 다양한 동물 중에서도 사람과의 접촉이 가능한 동물과 이루어지고 있다.

1.2. 인간과 동물과의 유대

(1) 인간과 동물의 유대(Human-Animal Bond, HAB) : 인간과 동물은 오랜 역사 가운데 함께 노력하면서 생활하여 왔다. 사람과 동물이 자연과 함께 어울려 생활하던 그 시대에는 그렇게 화제가 되지 않았다가 근래에 와서 동물과의 관계와 만남이 주목받기 시작하였다. 그 이유는 지구 환경이 악화되어 가면서 자연과 동물과 만날 기회가 점차 사라지면서 사람의 영육에 위험을 느꼈기 때문이라고 본다.

(2) 인간과 동물의 유대는 사람과 동물과의 상호작용을 통해 정신적, 신체적으로 생기

는 좋은 효과를 인식하고 사람과 동물의 행복과 복지를 증진할 수 있다.

(3) 1970년대부터 세계 각국에서 사람과 동물과의 유대를 중요시하는 활동이 시작되었다. 이러한 활동이 중심이 되어 수의사나 정신과 의사들이 1978년 워싱턴 주립대학에서 제1회 회의를 개최하였다.

(4) 이를 계기로 하여 세계각지에서 활동을 추진하는 모임이 탄생하였다. 그중에서도 세계적인 활동을 주도하는 미국의 델타 소사이어티는 1970년대 초에 동물을 인간의 중요한 동료로 인식하는 전문가의 작은 그룹, 델타 파운데이션으로 발족하여 1981년 공익법인으로 하여 전미사무국을 가져 인간과 동물의 상호작용에 관하여 세계적인 정보 센터로서 프로그램의 입안과 실천, 조사연구, 교육과 봉사, 정기간행물의 발행 등의 활발한 활동을 하며 미국, 캐나다, 호주에 지부를 갖고 있는 단체이다.

(5) 인간과 동물의 유대란 인간과 동물 간의 상호교감을 말한다. 인간은 사육하는 동물과의 상호교감으로부터 많은 이로운 반응들을 얻을 수 있다. 최근 인간과 동물의 유대에 대한 체계적인 연구가 활발히 수행되고 있으며, 이를 이용한 사람의 치료, 즉 동물매개치료가 수행되고 있다. 인간과 동물의 유대감과 관계에 대한 많은 연구들과 애완동물이 인간에게 주는 이점들에 대한 많은 연구들이 있다.

(6) 많은 전문가들은 동물들이 사람의 사회성을 증가시키고 통증을 잊게 해 준다고 하였다. 또한 동물이 인간의 삶의 질을 향상시킨다고 보고하고 있고, 동물 매개치료 프로그램을 통하여 내담자의 건강을 향상시킨다는 보고들이 많이 있다.

2. 동물매개치료 관련 정의

2.1. 인간과 동물과의 유대(Human Animal Bond, HAB)

HAB는 사람과 동물과의 상호작용에서 생기는 사람과 동물 쌍방에 정신적, 신체적으로 생기는 좋은 효과를 인식해 사람과 동물 쌍방의 행복을 증진시키고 양자의 복지를 증진시키는 것을 목적으로 한다.

2.2. 동물매개활동(Animal Assisted Activity, AAA)

사람과 동물과의 상호작용을 통하여 사람들의 정서적인 안정과 심리적인 안정, 신체적인 발달을 촉진시켜 삶의 질을 향상시키는 것이다. 즉 전문적인 치료활동이라기보다는 반려동물과 함께 즐거운 시간을 보내는 정도의 오락적, 교육적, 예방적 기능에 중점을 두는 활동이다.

1) 수동적 매개활동

수동적 활동은 동물들을 특별히 훈련시킬 필요가 없고 활동에 특별한 능력이나 기술이 필요하지 않다. 이런 경우 동물의 역할은 수동적이며 사람들은 동물을 직접 만질 수 없으나 동물들의 몸짓이나 노래 소리를 보고 들으면서 효과를 얻게 된다.

2) 상호작용적 매개활동

이 활동은 사람들이 직접 동물과의 상호작용을 통하여 동기를 유발시키고 신체적 활동의 증가와 사회성 등을 향상시키는 적극적인 동물매개활동이다.

2.3. 동물매개치료(Animal Assisted Therapy, AAT)

치료도우미 동물이 중재되어 대상자의 심리상담 또는 재활치료 효과를 얻기 위해 전문가인 동물매개심리상담사가 프로그램을 계획하고 운영하며 효과를 평가하는 전문적인 보완대체의학적 치료 행위이다.

3. 동물과의 유대에 의한 이점

3.1. 동물과의 관계형성이 주는 이점

1) 인간과 동물의 상호반응에 대한 신체적 반응

(1) 인간과 개의 상호반응이 이루어내는 긍정적 활동 후 약 15분 정도에 옥시토신, 도파

민, 프로락틴, 페닐틸라민, 베타엔돌핀과 같은 감정에 이로운 신경화학물질 분비에 변화가 일어난다. 여러 연구가들이 동물과의 상호반응이 인간의 혈압을 낮추는 효과가 있다고 보고하고 있다. 인간이 그들의 애완동물을 귀여워하는 행위로 인간과 동물의 유대감이 형성되고 결과적으로 확장기와 수축기 혈압이 낮아진다는 것이다.

(2) 스트레스를 받으면서 수학 문제를 푸는 상황에서 그들의 애완견이 있을 때와 없을 때의 혈압을 비교하였을 때 애완견이 있는 경우가 혈압이 낮아지는 것을 알 수 있었다.

(3) 인간과 동물의 만남이 관상동맥 질환 내담자들에게 혈압과 스트레스를 감소시켜주어 결과적으로 생존율을 1년 높여준다고 한다. 이러한 현상은 다른 그룹에서도 동일한 연구결과가 나타났다. 애완동물은 나이든 성인들의 신체적인 건강을 향상시키는 데 도움을 준다.

(4) Anderson 등(1992)은 애완동물을 키우는 것이 확장기 혈압 저하, 트리글리세라이드 및 콜레스테롤의 감소에 효과가 있다고 보고하였다.

(5) Lago 등(1989)은 애완견 소유가 의욕(morale)을 높이고 결과적으로 건강을 향상시킨다고 보고하였다.

(6) 애완동물을 키우는 것이 인간과 동물의 유대감에 의한 정신적 이로움뿐 아니라 신체적 운동의 증가로 인간의 건강 향상에 큰 도움을 주며, 소규모의 제한된 임상 환경인 동물매개치료 또는 방문 활동에서도 이러한 이로운 결과를 얻어낼 수 있다고 한다.

(7) 예를 들면, 물고기가 수영하는 비디오테이프를 보도록 한 참여자보다 수족관을 설치하여 수영하는 실제 물고기를 보게 한 참여자들이 더 큰 이완반응을 받는 것으로 보고되고 있다. 또한 치료견 방문 프로그램에 참여한 그룹이 그렇지 않은 그룹보다 확장기와 수축기 혈압이 감소되었다.

2) 인간과 동물의 유대에 의한 정신과학적인 반응

(1) 다양한 연령 그룹에서 애완동물은 스트레스 경감, 위안, 정신적 지지(support)를 제공한다고 한다. Trienenbacher(1998)은 5학년 미만의 초등학생들을 대상으로 조사한 결과 대다수가 방과 후 집에 돌아갈 때 그들의 애완동물을 보고 기뻐하며 애완동물이 자신의 말을 알아듣고 사랑을 주는 것으로 생각한다고 보고하였다.

(2) 젊은 여성들 중 가족들과 함께 생활하는 경우보다 혼자 사는 경우에 애완동물을 가족의 일부로서 느끼는 경향이 강하다. 복지시설에 거주하는 노인의 경우에도 애완동물은 즐거움과 의지와 이완 효과를 준다. 그들은 자녀가 있거나 없는 것에 상관없이 애완동물을 자식처럼 생각하는 것으로 보고되었다.

(3) 요양소에 방문치료한 결과도 애완동물의 방문이 자기의식의 향상, 사회경쟁력, 흥미, 정신사회적 기능, 삶의 만족, 개인적 청결도, 정신적 기능을 개선하고 우울감을 감소시킨다고 보고되었다. 다른 연구에서도 요양소의 노인들과 치매(dementia) 내담자에서 개와 반응을 통하여 사회적 상호반응이 증가된 것으로 나타났다.

3.2. 동물매개심리치료를 통한 정신과 신체치료

1) 정신치료

(1) 내담자를 치료하는 데 치료의 종류가 다양하지만 정신치료는 많은 내담자들이 회복되는 데 매우 중요한 형태의 치료이다. 상해를 당한 내담자, 또는 수술 후 스트레스를 받고 있는 내담자는 감정의 변화를 겪게 된다. 많은 내담자들, 특히 화상을 당한 내담자들은 자기존중감의 상실을 겪게 된다. 많은 내담자들이 다른 사람들을 만나는 것을 꺼리고 불편하게 생각할 수 있다. 거울을 통하여 달라진 자신의 얼굴과 신체 모습을 보면서 정신적인 스트레스를 받게 된다.

(2) 정신치료는 전문치료사 또는 가족, 친구들의 도움을 통해 수행된다. 정신치료는 내담자들이 겪는 고립감, 구금으로부터 오는 스트레스와 수술 후 스트레스 등에서 오는 정신적 상처로부터 자기존중감과 정신 건강을 회복할 수 있도록 돕는다(mental, Emotional, 1998).

2) 신체치료

(1) 장기간의 신체 치료는 장기간 입원을 필요로 하는 내담자들에게 적용된다. 많은 내담자들이 근육이나 뼈의 손상으로 운동이 어렵거나 호흡기 또는 투석기와 같은 것을 부착하여 거동이 어려운 경우가 있다. 이러한 상황은 내담자들의 근육을 위축시키고 힘을 소진하게 된다. 내담자들에게 운동의 필요성을 느끼게 하고 운동량이 증가하도록 유도하는 것이 필요하다.

(2) 동물매개심리치료(animal-assisted therapy, AAT)는 신체치료와 정신치료를 함께 병행할 때 치료의 상승효과가 높다(Therapet, 2001).

(3) 치료도우미동물은 신체치료 또는 정신치료에 모두 도움을 줄 수 있다. 내담자에게 치료도우미 동물을 만지고 함께 운동을 하는 것을 통하여 신체치료에 도움을 준다. 유사하게 치료도우미 동물과 함께하는 프로그램을 통하여 스트레스를 줄여 AAT는 정신치료에도 도움을 준다. 많은 연구결과 AAT가 다른 치료법들과 함께 수행될 때 가장 효과가 좋은 것으로 보고하고 있다(Modlin, 2000).

(4) 동물은 어떤 상황에 있는 내담자이든지 조건 없는 사랑을 주고 기쁨과 좋은 감정을 불러일으킨다. 연구에 의하면 관상동맥질환, 심근경색, 협심증 등으로 입원한 내담자들 중 개를 소유한 내담자들에게서 생존율이 유의성 있게 높게 나왔다(Miller, 2000; Modlin, 2000).

(5) AAT 프로그램에 참여한 사람들이 보고하는 일화 중 치료도우미동물에 의해 얻는 이점들에 대한 보고들이 많다. AAT 프로그램은 의사, 간호사, 수의사, 치료도우미 동물, 펫파트너 등의 다양한 전문가들이 참여하는 협동 치료 프로그램이다(Johnson & Meadows, 2000).

(6) AAT의 성공적 수행을 위해서는 기본적으로 적합한 치료도우미동물의 선정과 훈련, 이를 수행하는 활동전문가들의 전문성, 참여하는 내담자들의 적합성 및 참여도, 프로그램 수행을 보조해 주는 직원들의 이해도, 프로그램 결과 해석을 위한 정신과적 평가 전문가의 참여, 인수공통전염병의 예방적 차단을 위한 전문 수의사의 활동과 같이 복합적 역할 분담이 조화롭게 잘 이루어져야 하는 종합적인 과정을 포함하고 있다.

3.3. 동물매개치료 이점

(1) 동물들이 인간과 동물의 유대감을 이용하여 질병을 가진 사람의 임상적 치료 영역에 하나 또는 두 가지 방식으로 활용될 수 있다. 방문치료가 가장 흔한 형태의 동물매개치료방법이다. 치료동물을 데리고 병원이나 요양소와 같이 내담자가 있는 곳을 방문하는 방법(visiting program)이다. 다른 하나는 치료동물이 있는 기관에 거주하는 프로그램(residential program)으로 동물매개치료가 이루어지는 것이다. 동물매개치료의 효

과에 대한 연구가 가장 많이 이루어지는 기관은 장기요양시설이다. 일부 소수 보고들에 의하면 거주프로그램보다 방문프로그램이 더 효과적이라고 한다. 그러나 알츠하이머 병동의 노인 내담자를 대상으로 한 다른 연구에 의하면 방문프로그램과 거주프로그램 모두 내담자의 사회 행동의 개선을 가져왔고 그 효과 면에서 두 방법 간에 차이는 보이지 않았다고 한다.

(2) 거주프로그램에 의한 동물매개치료는 참여한 노인과 스텝 직원들에게 긍정적인 결과를 얻는 것으로 보고되고 있다. Winkler 등(1989)은 간호스텝직원들과 노인 내담자 간에 치료 동물의 존재로 보다 사회적 상호반응이 증가하였다고 한다. 유사한 보고가 Brickel(1979)에 의하여 이루어졌는데 두 마리의 치료 고양이와 노인 내담자의 만남이 내담자의 활동성을 증가하고 보다 편안한 마음을 가지게 한 것으로 보고하고 있다.

(3) 방문프로그램 또한 장기요양시설과 같은 시설과 병원의 환자에게 적용되어 건강의 향상을 가져온다. 가장 많은 보고들은 장기요양시설의 노인들에게 방문 프로그램이 사회적 상호반응을 증가시킨다는 것이다. 이러한 결과는 매우 가치 있는 것이다. 요양시설의 가장 큰 문제점이 고립감과 사회 상호반응의 감소인데 방문프로그램에 의한 동물매개치료는 이러한 문제점을 해결함으로써 내담자들의 건강 회복을 가져올 수 있다.

(4) 동물매개치료의 치료동물의 종류는 다양한데 가장 흔히 사용되는 개 이외에 고양이, 수족관 물고기 등이 있는데 연구 수가 적고 통계적 유의성에 대한 검증 또한 필요하다.

(5) 이 외 다양한 집단의 환자군에서 동물매개치료에 대한 효과 연구가 수행되어야 한다. 암환자, AIDS내담자, 어린이 내담자 등의 연구가 적은 편이고, 향후 다양한 집단의 특성에 맞는 다양한 프로그램의 개발과 전염 관리 방법 등의 지침서 개발이 필요하다.

1) 신체적 이점

(1) AAT의 신체적 이점을 뒷받침하는 대부분의 연구들은 AAT가 내담자들에게 혈압과 심박 수 감소 및 이완반응(relaxation)을 증가하는 것으로 보고하고 있다. 1992년에 호주의 멜버른에 있는 무료진료소에서 심혈관질환 검사 프로그램에 참여한 5,741명의 내담자들을 대상으로 애완동물의 사육 여부를 조사하였다. 결과는 애완동물을 키우는 사람들이 트리글리세라이드 수준과 혈압이 키우지 않는 사람보다 유의하게 낮았다.

2001년 30명의 남자와 30명의 여자를 대상으로 애완견 소유와 고혈압의 상관관계에 대한 연구가 수행되었다. 참여 대상자들의 평균 혈압은 145/92mmHg이었다. 연구를 위한 대상자들을 두 그룹으로 나누었다. 한 그룹은 유기견 보호소로부터 개를 분양받아 키우도록 하였고 다른 그룹은 고혈압에 대한 약물 처방을 받도록 하였다. 정신적인 스트레스 테스트가 가해진 후 대상자들의 혈압, 심박 수를 연구를 시작하는 날과 3개월 후에 각각 검사하였다. 연구를 시작하는 시점에서 스트레스 테스트를 가한 후 혈압 수준이 두 그룹 모두에서 유의하게 상승하였다. 3개월 후 두 그룹 간에 놀라운 차이가 나타났다. 약물처방을 받는 그룹의 대상자들은 활동기간에 혈압의 유의한 변화가 없었으나 개를 키우는 그룹은 일상혈압의 유의한 감소가 나타났다.

(2) AAT를 위한 과학적 기초를 확립하기 위한 시도로 1999년 18명의 사람과 18두의 개를 이용한 연구에서 사람과 동물이 서로 상호반응을 한 뒤 동맥압과 신경화학물질을 참여한 사람과 동물에게서 각각 측정하였다. 이 연구에서 사람과 개의 상호반응은 스트레스를 감소하는 활성을 가지고 있음이 증명되었다. 이 연구는 옥시토신, 프로락틴 및 엔도르핀 수준을 측정하여 스트레스 감소 효과를 직접적으로 증명하였다.

(3) 동물을 이용한 재활프로그램의 사례 보고들은 AAT의 다른 이점들을 보여주고 있다. 예를 들어, 뇌졸중을 가진 내담자가 개를 키우면서 개의 브러시질을 하면서 팔목의 힘과 근력이 증가되었다.

2) 감정적 이점

(1) 대부분의 사람들은 동물들과 상호반응을 하면서 즐거움을 얻는다. 일부 연구 보고들에 의하면 이러한 동물들과의 상호반응이 정신병적인 이점을 가지고 있다고 한다. Barak 등은 정신분열증(schizophrenia)을 가진 노인과 내담자를 대상으로 1년간의 AAT 연구를 수행하였다. 참여자들은 12개월 동안 1주일에 4시간을 개와 고양이와 만남을 가졌다. 다른 그룹은 최근 뉴스를 읽거나 토론하는 10명으로 구성되었다. 결과적으로 AAT 그룹의 참여자들은 사회 활동의 증가, 1일 활동의 증가 및 충동 억제력 증가 등을 뉴스 그룹의 참여자들보다 유의하게 보였다.

(2) Conner와 Miller는 AAT의 여러 정신과적인 이점에 대하여 보고된 문헌들을 검토하고 연구하였다. 그 결과 AAT는 스트레스 수준의 감소, 자기 가치에 대한 감정의 증가, 신체의 변화에 대한 적응력 증가를 가져온다고 한다. Barker와 Dawson은 치료레크리에이션

활동을 받은 그룹에 비교하여 AAT를 받은 그룹의 참여자들은 불안(anxiety) 척도에서 2배로 감소되었다.

(3) 교도소들 중에 죄수의 행동 변화 프로그램으로서 또한 모범 행동에 대한 보상으로서 동물 상호반응을 이용하였다. 죄수들이 동물들을 훈련하는 프로그램을 만들었고 이 프로그램은 참여한 죄수들이 자기를 존중하는 마음을 증진시켰다.

3) 접촉의 이점(Benefits of touch)

(1) Stanley는 애완동물과의 접촉과 관련된 연구를 수행하였다. 10명의 내담자에게 AAT를 수행하기 전과 수행 후의 내담자의 감정을 평가하였다. 내담자들은 매일 5분 정도 개를 쓰다듬고 안아주는 것에 의해 개와 상호반응을 하였다.

(2) 결과적으로 참여 내담자들은 분노, 적대감, 긴장, 근심의 감소를 가져왔다.

※ 알고 가기 <AAT 효과 보고 자료>

① 보고된 AAT 효과들에 대한 연구들의 대부분은 정신질환 성인 내담자 또는 노인들에 국한되어 있다.

② 연구에 의하면 AAT는 장기보호시설에 입원한 내담자들의 외로움을 감소시킨다고 한다(Banks & Banks, 2002). AAT는 분열증을 가진 노인 내담자에게 사회성 향상 및 1일 활동성을 증가시키고 전반적으로 건강을 향상시키는 것으로 보고되었다(Barak, Savorai, Mavashev & Beni, 2001).

③ Alzheimer 질병을 가지고 있는 내담자들에서 영양섭취의 증가와 체중증가의 효과가 보고되었다 (Edwards & Beck, 2002). 또한 정신질환 내담자들에게 전기충격 치료요법 이전에 공포를 줄여 주는 효과도 있다(Barker, Pandurangi & Best, 2003). 다양한 정신질환을 가진 입원 내담자들에게 근심을 줄여주는 효과도 보고되고 있다(Barker & Dawson, 1998).

④ 아동의 AAT 효과에 대한 연구는 성인의 AAT 효과 연구에 비하여 적은 편이다. 사회성향상장애 (pervasive development disorder)를 가진 아동들에게 공, 봉제 강아지 인형, 살아있는 강아지 접촉의 3개 그룹으로 나누어 수행한 연구 결과, 살아있는 강아지와 프로그램을 수행받은 아동들이 더욱 집중하고 활동성 증가와 사회 환경에 대한 인지도도 향상되었다(Martin & Farnum, 2002).

⑤ 정신병원에서 청소년 내담자를 대상으로 수행한 연구에서 내담자(환자) 소식지, 설문지, 간호수첩 등으로부터 정성적인 자료를 수집하고 분석한 결과, AAT는 내담자들에게 상호반응의 촉매작용을 하는 것으로 보고되었다. 내담자들은 그들의 개에게 훈련을 가르치고, 다른 사람들에게 그 결과를 보여주거나 그에 관한 이야기를 하면서 사회성이 향상되고, 또한 개에게 사료를 주거나 미용을 시키면서 활동성이 증가하게 된다(Bardill & Hutchinson, 1997).

3.4. 동물매개치료의 특징

1) 살아있는 생명체를 매개로 한다

(1) 동물매개치료는 다른 심리 상담과 달리 살아 움직이는 생명체인 동물을 활용하여 대상자를 치료하는 특수한 심리상담의 한 방법이다. 동물에게는 우리 사람과 똑같이 생명이 있고 또한 따뜻한 체온이 있다. 그러므로 도움을 필요로 하는 대상자(내담자)와 생명이 있는 동물(치료도우미동물), 그리고 이들의 관계를 도와주고 치료적인 개입을 하는 동물매개심리상담사의 관계가 형성되는 것이다. 성공적인 치료환경을 위해서는 대상자와 동물매개심리 상담사의 관계형성이 중요하지만 매개동물은 대상자와의 친밀감뿐만 아니라 동물매개심리상담사와 대상자의 관계형성에도 중요한 역할을 한다.

(2) 그러므로 동물매개심리상담사는 대상자와 매개동물이 원만한 관계를 유지하고 발전시켜 나갈 수 있도록 조정자의 역할을 해야 하며 그러기 위해서는 대상자인 인간 심리와 가지고 노는 놀이기구나 장난감이 아닌 생명체인 매개 동물의 행동이나 심리에 대한 깊은 이해와 응용기술이 필요하다.

2) 감정을 갖고 있어 상호역동적인 작용을 한다

(1) 동물매개치료는 생명이 있고 따뜻한 체온과 사람과 같은 감정을 갖고 있는 동물과의 생활이나 상호작용에 의해서 이루어진다. 동물은 내담자가 잘 보살피고 애정을 갖는 만큼 잘 따르고 재롱도 부리며 사람들과의 감정교류가 가능하다. 그렇기 때문에 내담자의 행동이나 반응에 따라 매개동물의 반응도 다르게 나타나며 내담자와 언어적, 비언어적, 신체적 교류가 상호 간에 이루어질 수 있다. 그러므로 동물매개치료는 내담자의 신체적, 정신적, 심리적 효과가 매우 크고 빠르게 나타날 수 있다.

(2) 또한 동물매개치료는 살아있는 동물을 매개로 하기 때문에 내담자의 친구로서, 생활의 동반자적인 역할을 할 수 있다. 매개동물과의 상호작용과 보살핌, 접촉을 통해 동료의식과 생명존중, 공동체의식을 갖게 되어 타인에 대한 이해와 사회화를 촉진할 수 있다.

3) 동물은 대상자를 차별하지 않는다

(1) 동물은 사람들에 대해 성별이나, 생활수준, 외모나 장애 등에 관계없이 비판적이지 않고, 무조건적으로 수용하고, 옛날이나 지금이나 항상 타고난 모습 그대로 순수함을 유지하고 있다. 대상자들은 이런 동물과의 관계를 통하여 상실되어가는 인간 본연의 모습을 되찾을 수 있다. 동물은 사람들과 같이 상대방을 다른 사람과 비교하거나 비판하지 않고 차별하지 않는다. 어떤 사람이나 자신을 대하는 정도에 따라 공평하게 있는 그대로 받아들인다. 그러므로 대인관계에 어려움이 있거나 마음의 문을 열지 못하는 사회정서적인 문제가 있는 장애인, 소외계층의 사람, 범법자 등의 사회 심리적 재활과 회복에 효과적이다.

(2) 동물은 대상자가 어떤 행동과 관심을 보이느냐에 따라 동물의 행동이나 반응도 달라지기 때문에 대상자들은 이런 동물의 행동과 반응에 적응해가면서 바람직한 대인관계의 방법과 사회성, 그리고 조건 없는 사랑과 친화성을 배우게 된다.

4) 다학제적인 전문분야이다

(1) 동물매개치료는 심리상담의 한 분야로서 동물을 매개로하여 상담자가 의도적이고 계획적인 활동을 통하여 대상자를 심리적, 인지적, 정서적, 사회적, 교육적, 신체적인 발달과 적응력을 향상시킴으로써 육체적인 재활과 정신적인 회복을 추구하는 전문적인 분야이다.

(2) 동물매개치료는 내담자, 치료도우미동물, 동물매개심리상담사의 구성요소를 갖게 된다. 이 중에서도 치료의 주체는 동물매개심리상담사라고 할 수 있다. 그러므로 상담자는 대상자의 심리재활을 위한 심리학, 상담학, 정신병리, 복지학, 재활의학, 인간 행동과 사회 환경 등의 심리 상담에 관한 전반적인 지식뿐만 아니라, 매개동물의 생리와 심리, 행동, 관리, 훈련, 위생과 활용하고자 하는 동물의 특성 등에 대한 전문적인 지식과 응용기술이 있어야하고, 상담자의 개인적인 자질은 물론 상담자로서의 윤리적, 전문가적 책임을 가진 치료자에 의해서 이루어지는 다학제적인 전문분야인 것이다.

3.5. 치료도우미동물

(1) 동물매개치료에서 가장 많이 이용되는 동물은 개이다. 이외에도 고양이, 새, 토끼, 기니피그, 햄스터, 설치류, 염소, 오리, 말, 소, 닭, 미니돼지, 파충류도 치료도우미 동물로 이용되고 있다.

(2) 사람과 동물이 서로 신체적인 접촉을 할 수 있는 동물은 기니피그, 토끼, 양이나 염소이고, 개나 고양이도 안아주거나 쓰다듬기 등 상호 접촉성이 좋은 동물이다. 사람과 동물이 친밀감을 느낄 수 있고 서로 감정을 주고받을 수 있는 동물은 개, 고양이, 말 등이다.

(3) 동물이 사람에 대한 공격을 하지 않아 안전한 동물은 물고기, 새, 기니피그, 토끼 등이며 원숭이는 사람에게 공격을 할 수 있어서 조심해야 한다. 동물과 사람이 함께 운동할 수 있는 동물은 개, 말, 돌고래 등이며 물고기나 파충류, 새 등은 함께 운동하기는 어려운 동물이다.

(4) 사람과 동물이 함께 어울리는 것을 좋아하고 사람도 즐겁고 동물도 즐거워할 수 있는 동물은 개와 고양이이다. 동물의 질병이 사람에게 전염될 수 있는 동물은 사람과 유사한 질병을 가지고 있는 원숭이류를 제외하고는 대부분의 동물들이 안전한 편이다.

(5) 동물매개치료에 활용되는 동물의 선택은 대상자에 따라서 선호도 다르고, 알레르기 등이 있어 특정한 동물을 기피하는 경향이 있지만 대상자에 의해서 선택되는 것이 아니라 동물매개심리상담사에 의해서 이루어지는 것이다.

(6) 동물매개심리상담사는 다양한 동물에 대한 지식과 응용기술이 필요하다. 한국에서는 대부분 개나 고양이, 말(승마치료)을 이용하고 있으며 앞으로 다양한 동물이 동물매개치료나 활동에 활용될 전망이다.

■ 개

① 치료도우미동물 중에서 가장 많이 동물매개치료와 활동에 활용되는 것이 개다.

② 일반적으로 소형견 중에서는 시츄, 말티즈, 코카스파니엘 등이 많이 활용되며 중·대형견에서는 라브라도 래트리버, 골든 래트리버 종들을 많이 활용하는 편이다.

■ **고양이**

① 치료도우미 고양이로서는 침착하고 낯선 사람이 고양이를 안거나 만지더라도 공격을 하거나 두려워하지 말고 안정되어야 하며 많은 사람과의 접촉에도 인내하며 스트레스를 받지 말아야 한다.

② 일반적으로 고양이는 활동적이기보다는 내담자의 무릎 위에 조용히 앉아 있을 수 있어야 한다.

■ **토끼**

① 치료도우미 토끼로 활용하기 위해서는 어렸을 때부터 사람과 자주 어울리고 안아주어 사람이 토끼를 안았을 때 얌전히 있을 수 있도록 훈련하는 것이 필요하다.

② 어린 아동이나 거동이 불편한 어르신들에게 활용할 수 있다.

■ **햄스터**

① 햄스터는 야성의 습성이 남아있어 치료도우미로 활용하기 위해서는 사람들과 친해지고 거부감을 갖지 않도록 시간을 갖고 훈련을 해야 한다.

② 우선 햄스터에게 사람을 신뢰할 수 있도록 하는 것이 필요하다. 사람과 충분히 친해지고 손위에서 먹이를 받아먹고 안심하고 놀 수 있을 때 치료도우미로 활용할 수 있을 것이다.

■ **새**

① 장애아동이나 어르신들이 생활하는 시설이나 내담자들에게 새장 속에 가두어진 새를 사육하게 하거나 새를 데리고 방문하여 새들의 노는 모습을 보도록 하는 방법도 있고 길들여진 새를 활용하여 새들을 직접 만지고 먹이를 주면서 새들과 함께 어울리는 시간을 갖도록 할 수도 있다.

② 간혹 알레르기가 있는 사람들에게는 새의 비듬이나 먼지 등이 문제가 될 수 있다.

■ **관상어(물고기)**

① 물고기를 이용하는 것은 동물매개치료 중에서 수동적 매개치료의 대표적인 예이다.

② 이 수동적 동물매개활동은 동물의 털에 대한 알레르기가 있거나 동물을 싫어하는 대

상자들에게 적당하며 질병과 기생충 감염의 위험이 적고 비교적 관리가 쉬운 장점이 있다.

■ 동물원을 이용한 동물매개치료

동물원 동물매개치료 프로그램의 효과로 아래 내용을 들 수 있다.

① 동물원 동물들을 그냥 보고 즐기는 것이 아니고 실제 관리 등에 참여하도록 함으로써 교육의 효과를 높인다.

② 과제 수행을 적절히 조정하고 성과에 대하여 격려를 해 준다.

③ 다른 사람의 도움을 받던 환경에서 다른 생명을 돌봄으로써 본성적인 만족감과 자존감을 느낄 수 있다.

④ 친숙하지 않은 동물과의 접촉으로 생기는 두려움을 감소시키고 자신감을 갖게 해준다.

⑤ 동물사육의 기술을 습득하여 양육능력을 길러준다.

⑥ 동물을 만지고 상호작용을 통하여 다른 사람들과의 사회성 향상과 감정 표현의 능력을 향상시킨다.

⑦ 여러 동료들과 함께 함으로써 협동심과 사회성을 배운다.

⑧ 본능적으로 행동하는 동물의 행동을 관찰함으로써 관찰력과 긍정적 사고력을 갖도록 한다.

⑨ 체험활동 내용을 기록하고 발표하도록 함으로써 문제를 정리하는 능력과 발표력의 향상을 기대할 수 있다.

⑩ 동물과 자연 환경에 주의를 기울임으로써 문제를 감소시키는 기회를 가질 수 있다.

⑪ 만지며 말하는 대화법으로 동물에 대한 애정 표현력을 키워준다.

■ 말

① 말을 이용한 치료는 승마요법(hippotherapy), 승마 치료(riding therapy), 재활 승마(riding for rehabilitation), 도약(vaulting)과 같은 4가지로 분류된다.

② 향상된 균형과 팔 다리 근육의 공동작용 그리고 증가된 근력, 이동성, 자존감, 주의 집중 기간, 그리고 극기 등의 이점을 제공한다.

■ 농장 동물

농장 동물과의 교류로 얻어진 긍정적인 결과에는 향상된 의사전달, 증가된 가치 의식, 그리고 필요한 존재 의식 등이 있다.

■ 돌고래

돌고래 AAT는 전통적인 치료의 신선한 대안을 제공하고, 동기, 주의집중 기간, 대근육과 소근육 운동 기술, 그리고 말하기와 언어 등의 증가 등을 기대할 수 있다.

※ 알고 가기 <돌고래 매개치료>

① 국내에는 없지만 해외에서는 신체장애나 자폐증 아동을 돌고래로 치료하는 사례가 많다. 물속에서 돌고래와 함께 노는 것이 돌고래매개치료인데 가장 보편화된 지역은 호주다. 물은 아이의 스트레스를 줄여주고, 운동 능력을 높인다. 유연성이 좋아지고 통증도 줄어든다.
② 돌고래는 사람처럼 사회적 유대를 형성하고 행동하는데, 이런 특성은 장애를 가진 아동과 함께 할 때 더욱 강하게 나타난다. 1991년에 벨기에서 4년간 시행한 자폐 아동의 학습에 대한 돌고래매개치료의 효과에 대한 연구결과를 보면, 돌고래치료 그룹이 교실치료 그룹보다 더 짧은 시간에 더 많은 양을 학습했다. 다른 연구에서는 심각한 신체·정신장애가 있는 아동에게 1년 이상 돌고래 매개치료를 한 결과, 치료 아동의 가족 활동 참여도, 눈 마주침 유지 능력, 언어치료, 인사하기 등이 높아졌다.

※ 알고 가기 <수족관을 이용한 동물매개치료>

① 기존 보고들에 의하면 관상용으로 사육되는 금붕어를 이용한 AAT로서 fish therapy는 인지자극과 흥미 및 반응성을 유발하는 것으로 알려져 있다. 치과수술을 앞둔 내담자들에게 fish therapy를 한 결과 마음의 안정수준이 높아진 것으로 보고되었고, 5~94세의 남·여 대상으로 fish therapy를 한 결과 혈압 강화, 여가만족의 증가, 이완반응이 증가되었다.
② 시애틀, 워싱턴에 있는 한 유명 호텔에서는 고객에게 작은 금붕어 수족관을 제공하는 것으로 알려져 있다. 그 목적은 고객에게 동반자를 제공하는 것으로 일부 고객은 제공된 금붕어에 이름을 지어주고 금붕어를 보기 위하여 다음 방문 때 이 호텔을 방문하게 하는 것이다.

※ 알고 가기 <재활승마를 이용한 치료>

재활승마는 발달·정서 장애 치료에 효과 있는 것으로 밝혀졌다.

① 말은 개와 더불어 많이 활용되는 치료 도우미 동물이다. 승마치료는 말 먹이주기, 쓰다듬기, 말 고삐 잡고 걷기, 말 타기 등으로 이루어진다. 말은 운동성이 뛰어나 장애아동의 신체 재활 치료에 많이 쓰인다. 말타기는 말의 걸음걸이가 치료대상자의 신경과 근육을 자극해 운동효과를 낸다. 비정상적인 근육 긴장, 평형감각 장애, 의사소통장애, 자세 비대칭, 자세 조정 불량, 운동성 저하 등을 개선하는 데 도움이 된다.

② 말과 교감하면서 관계 형성하는 법을 배우고, 위기 상황을 극복하는 법도 배운다. 말의 체온을 느끼면서 교감하기 때문에 정서적 안정도 느낄 수 있다. 세브란스병원 소아정신과 송동호 교수는 "재활 승마 강습 후 발달장애 아동의 우울과 불안 등 부정적 정서가 뚜렷하게 좋아졌다"는 연구 결과를 지난해 발표했다.

③ 재활 승마가 아동·청소년의 정서장애에 도움이 된다고 알려지면서 교육 프로그램이 개설되고 있다. 한국마사회에서는 승마 힐링 센터를 열어 정서장애 아동·청소년에게 전문 상담과 승마치료를 하고 있다. 심리 상담 후 인지학습 치료, 언어치료, 놀이치료, 감각치료, 예술치료, 두뇌훈련, 전문가 멘토링 등 심리치료를 진행한다. 승마치료는 승마치료사가 맡는다. 인천과 시흥 2곳에서 운영한다.

3.6. 치료 목적에 따라 치료 도우미 동물 선택

(1) 동물매개치료 과정은 심리 상담, 치료 도우미 동물 선택, 치료 활동 순으로 진행된다. 동물은 전문교육을 받은 동물매개심리상담사가 치료목적에 맞게 선택한다. 동물을 활용하는 이유는 살아 있는 동물에게서 체온을 느낄 수 있고, 동물과의 상호작용을 통해 자연스럽게 감정을 표현할 수 있으며, 동물이 사람과 빠르게 상호작용 하는 효과가 있기 때문이다. 동물은 사람에 대한 편견 없이 사람이 어떤 행동과 관심을 보이느냐에 따라 다른 반응을 보인다.

(2) 치료도우미 동물은 치료 과정에서 중요한 역할을 하므로 일정한 자격을 갖춰야 한다. 미국 델타협회는 치료에 적합한 동물의 기준을 정하고, 기준에 부합한 동물에 '치료 도우미 동물' 자격을 준다. 치료에 활용하는 동물의 범위가 따로 있는 것은 아니지만, 사육사나 조련사에게 잘 조련된 동물이어야 한다. 예방주사나 주기적인 건강 검진은 필수다.

(3) 일반적으로 동물 중에서 개가 치료에 가장 많이 활용된다. 그 이유는 개는 사람에

길들여져 있어 사람이 만지는 것에 거부 반응이 없기 때문이다. 수의학 연구가 많이 이루어져 질병을 유발하는 병원체를 철저히 차단할 수 있는 것도 장점이다.

(4) 토끼나 햄스터, 새, 물고기 등도 활용된다. 새는 신체 활동에 직접 도움을 주기는 어렵지만 예쁜 소리를 내고, 앵무새는 말을 해서 즐거움을 준다. 물고기는 말기암이나 알츠하이머처럼 신체 활동이 어려운 내담자에게 삶의 활력을 주는 정도로 활용되고 있다.

(5) 개나 고양이, 새 같은 동물은 동물매개심리상담사가 데리고 오거나 동물 주인인 자원봉사자가 동행하기도 한다. 치료실이나 병원 등 시설에서 동물을 기르기도 하는데, 치료에 이용되는 동물과 치료사의 유대를 높여 치료 효과를 높일 수 있다. 말과 돌고래 등 이동이 어려운 동물은 내담자가 찾아간다.

3.7. 치료 대상

(1) 동물매개치료 대상은 관절염처럼 신체 기능 장애가 있거나 자폐증 같은 발달장애, 정신장애가 있는 사람 등이다. 동물과 함께 활동하면서 재활치료를 병행한다. 그러나 격리 병동에서 치료받거나 면역력이 저하된 암환자(내담자) 등은 활동에 참여하기 어렵다.

(2) 동물매개치료 시 주로 이뤄지는 활동은 다음과 같다.

① 한쪽 손을 잘 못 쓰는 내담자에게 도우미 견의 목줄을 끌게 하거나 과자를 주게 하고, 쓰다듬게 한다.

② 자폐증 내담자에게 동물을 만지고 보듬어 친밀감을 느끼고 감정을 표현하도록 한다.

③ 치매 노인에게 동물의 이름을 반복해서 부르게 해 기억력 향상을 유도한다.

④ 매우 아픈 치료를 받는 내담자가 동물의 재롱을 보고 웃음으로써 고통을 잊어버리고 평온한 마음을 가질 수 있게 한다.

3) 한국동물매개심리치료학회장인 김옥진 교수는 "아동이나 청소년은 동물매개치료 효과가 빨리 나타난다. 치료 대상이 어릴수록 동물을 친구로 생각하는 경향이 강하고, 감정이입을 통한 상호교감이 잘 되는 것 같다"고 말했다. 원광대 동서보완의학 대학원 연구팀은 동물매개치료와 관련해 '국내 자폐아동의 사회성 증가, ADHD의 정서 치료효과, 폭력 아동의 폭력성 감소, 발달장애 아동의 학습효과 증대' 등을 연

구했다. 연구결과, 치료 대상자는 동물과 어울리고 교감하면서 불안과 스트레스가 감소되고, 동물에게서 정서적, 사회적 지지를 얻어 자존감이 높아졌다.

4. 동물매개치료의 국내외 현황

동물매개치료는 인간과 동물의 유대에 의해 일어나며, 지구상에 인류가 출현한 구석기 시대부터 개와 같이 길들여진 동물들과의 교감에 의해 자연스럽게 사람의 정신적 위안과 재활 치유가 유도되었다고 볼 수 있다. 따라서 동물매개치료의 역사는 인류의 역사와 같이 한다고 볼 수 있으며, 동물매개치료의 역사는 현대 인류의 탄생 시기까지 거슬러 올라 갈 수 있을 정도로 오랜 역사를 가지고 있다고 할 수 있다. 9세기에 벨기에에서는 벌써 재활치료의 방법으로 농장 동물을 돌보는 방법을 적용하였다고 한다.

(1) 동물매개치료는 1962년 미국의 소아정신과 의사인 레빈슨(B. Levinson)이 자신의 진료를 받기 위해 대기실에서 기다리던 아동들이 자신의 애견 "징글"과 놀면서 아무런 치료를 받지 않고도 이미 치료가 되어있는 것을 발견하고 본격적으로 연구하기 시작하였다.

(2) 그 후 동물매개치료는 심리치료의 한 분야로서 생명과 감정 그리고 따뜻한 체온이 있는 동물과의 생활이나 상호작용을 통하여 정신적으로 지치고 힘든 사람들에게 정서적, 심리적, 신체적, 사회적, 정신적 도움을 주어 심신의 재활과 회복, 치료를 할 수 있다는 것이 그동안 많은 실험과 연구로서 입증되었다. 미국 국립보건원은 1987년 동물매개치료법을 공식 치료법으로 인정했고, 현재 미국 내 병원 600여 곳에서 동물매개치료를 하고 있다. 선진국에서는 어린이에서 노인에 이르기까지 다양한 영역에서 대체치료의학으로서 활용되고 있고, 우리나라에서도 요즘 들어 동물매개치료에 대한 관심이 높아지면서 대학을 비롯하여 사회복지실천 현장이나 학교, 병원 등에서 교육과 동물들을 이용한 동물매개치료 서비스가 실시되고 있으며 학문적인 연구도 활발히 진행되고 있다.

(3) 레빈슨은 그의 책 '애완동물과 인간의 개발' 프롤로그에서 "애완동물은 나이를 먹어가면서 얻는 고통이나 사회의 모든 질병에 대한 만병통치약이 아니지만 애완동물은 사회의 재인간화의 표시와 도움이 된다. 사회가 그들을 만나기 위한 적절하지

못한 준비를 했기 때문에 아마도 더 나은 방법으로 그 필요를 채우도록 도움이 될 것이다. 그때에 동물은 도움, 기쁨, 편안, 휴식을 주고 인간의 근원을 깨닫게 한다"고 말했다. 자기중심적 문제를 가진 내담자도 애완동물로 다룰 수 있다고 했다(레빈슨, 1969).

(4) 사람과 동물과의 상호관계는 사람과 동물과의 상호작용에서 생기는 효과를 인식해, 사람과 동물 쌍방의 행복을 증진시키고 양자의 복지를 목적으로 한다. 사람과 동물 간의 종속관계가 아니라 동물을 하나의 상호적인 복지를 목표로 동물의 정당한 가치와 역할을 인정하여 자연과 인간과 동물이 건강한 관계를 유지해야 함을 뜻한다. 자연과 인간과 동물의 삼각관계가 건강하여야 사회가 건강하고 인류가 건강하다는 이념을 기초로 하고 있다.

4.1. 외국 동물매개치료 발전의 역사

1) 초창기 : 1700년대~1800년대
(1) 1792년. 영국 퀘이크 상인 : 정신 장애인 수용소에서 토끼나 닭을 키우게 함.
(2) 1867년. 독일에서 간질 내담자에게 새나 고양이, 개, 말 등을 돌볼 수 있게 함.

2) 도입기 : 1900년대~1950년대
(1) 1901년. 영국의 헌트와 선즈가 재활승마 치료
(2) 1912년. 프로이드(지그문트 프로이드, 정신분석학자). 심리 상담에 애견 조피 활용
(3) 1919년. 미국 래인이 정신 질환을 앓는 군인의 치료에 개를 활용
(4) 1942년. 파울링 공군요양병원 부상 병사 치료-농장동물 프로그램을 적용
(5) 1952년. 헬싱키 올림픽에서 덴마크의 하텔이라는 소아마비 승마선수 우승
(6) 1958년. 영국에서 장애인 조랑말 승마단체가 설립

3) 발전기 : 1960년대~1970년대
(1) 1962년대 미국 소아과 의사인 레빈슨 박사가 애견 징글을 치료매개로 활용
(2) 1964년. 유럽지역 재활승마 단체 간 협력 위원회 결성
(3) 1966년. 노르웨이의 베이토스톨런 장애인 재활센터에서 말 치료요법 적용

(4) 1969년. 영국 재활승마협회(RDA, Riding for the Disabled Association) 결성

4) 성장·보급기 : 1970년대 이후

(1) 1970년대 맬런은 발달 및 정서·행동장애아의 '치료농장 프로그램' 운영

(2) 1973년. 미국 파이크스 피크지역의 '이동 애완동물 방문프로그램' 적용

(3) 1975년. 오하이오 주립대학의 코손은 반려동물을 이용해 양로원 내담자를 치료

(4) 1976년. 영국에서 미국으로 이주한 스미스는 국제치료견협회(TDI)를 설립

(5) 1977년. 미국에서 델타협회(Delta Society)가 발족

(6) 1990년. 국제인간동물상호작용연구협회(IAHAIO) 발족(22개국 30단체)

(7) 1980년. 세계장애인승마연맹(FRD) 창립

4.2. 국내 동물매개치료 역사

1) 국내동물매개치료 활동 연혁

(1) 1990년. 한국동물병원협회. '동물은 내친구' 반려동물 활동 시작

(2) 1994년. 삼성화재 안내견 학교 설립

(3) 2001년. 삼성재활 승마단 발족

(4) 2002년. 삼성 치료도우미견센터 발족

(5) 2002년. 일산 '디오지에스 클럽' 홀트아동복지회 연계 치료견 활동

(6) 2005년. 한국동물개개치료연구회 발족.

(7) 2006년. 한국애완반려동물학회. HAB 분과 설립

(8) 2008년. 원광대학교 동물매개치료 대학원 설립

(9) 2008년. 한국동물매개심리치료학회 설립

(10) 2009년. 전국 동물매개치료 유관기관 모임 개최

(11) 2012년. 한국동물매개심리상담학회지 창간

2) 국내 동물매개치료 연구소 현황

(1) 대구 푸른나무 아동심리연구소

(2) 일산 이보연 아동가족상담 센터

(3) 원광대학교 동물매개치료연구소

3) 국내 동물매개치료 교육활동 현황

(1) 2005년. 서정대학 애완동물학과 동물매개치료학 과목 개설

(2) 2007년. 원광대학교 애완동식물학과 동물매개치료학 과목 개설

(3) 2008년. 원광대학교 동서보완의학대학원 동물매개치료학 전공 신설

(4) 2009년. 서울호서전문학교. 동물매개복지 전공 신설

4) 국내 동물매개치료 시설 활동 현황

(1) 대구광역시 재가노인복지 센터, 가정방문 동물매개치료 사업 실시

(2) 경기도 장애인복지관. '해피플레이' 동물매개활동

(3) 에바다 장애인복지관. 동물매개치료 활동

(4) 익산시 장애인복지관. 동물매개활동 프로그램 운영

5. 보완과 대체요법으로서의 동물매개치료

5.1. 동물매개치료의 활용 범위

치료와 치유를 위한 방법으로써 동물의 도움을 받는 동물매개치료의 활용이 점차 늘어
가고 있는 실정이다(Cole과 Gawlinski, 2000).

1) 급만성질환 내담자

(1) 개, 고양이와 토끼를 포함한 많은 종류의 동물들이 급만성 질환 내담자의 치료에 사
용이 더욱 늘어가고 있다. 치료의 목적은 스트레스를 줄이고 내담자의 신체 상태를
개선하는 것이다. 치료동물은 성격에 대한 평가를 받아야 되고 복종과 행동 훈련을
받아야 한다.

(2) 1859년 나이팅게일(Florence Nightingale)은 "애완 소동물은 내담자에게 특히 만성질환
내담자에게는 훌륭한 동반자이다"라고 말하였다. 그녀는 내담자들이 동물들을 돌보

는 것이 내담자의 회복에 도움을 준다고 생각하였고, 내담자들이 동물들을 돌보도록 권장하였다(Nightingale, 1969).

(3) 동물들은 수천 년 동안 여러 환경에서 내담자의 치료 목적으로 사용되어 왔고 최근에는 병원, 요양소, 정신병원 등에서 사용되고 있다. 신체 및 정신과적인 많은 이점들은 내담자들이 동물들과 활동하는 동안 얻어질 수 있다. 이러한 이점들로는 혈압, 심박 수와 스트레스 수준 감소 등이 있다. 감정조절 및 사회성의 개선 효과도 동물을 이용한 치료로 얻어질 수 있다(Jorgenson, 1997).

2) 소아과 내담자

(1) AAT는 소아과부터 노인병학 영역까지 모든 내담자들에게 적용될 수 있는 보조치료법으로서 또한 각종 요양소에서 적용되고 있다(Triebenbacher, 1998).

(2) AAT는 지각 능력 및 사회성 향상을 비롯한 신체 및 정신에 끼치는 이점을 가지고 있으며, 내담자에게 집중력 및 가동성, 대화능력, 감정조절 능력을 향상시키고 상황을 바르게 인식하는 능력인 정위력(orientation)을 개선하는 것으로 알려져 있다.

(3) 많은 연구 보고들이 이러한 AAT의 효과를 설명해주고 있다(Triebenbacher, 1998; James, 1998; Batson 등, 1995). 따라서 AAT는 간호 및 치료 분야에서 AAT의 과학적 기초자료를 바탕으로 내담자의 삶의 질 향상과 건강의 향상을 위한 의료 행위로서 받아들여지고 있다.

3) 이완반응

(1) 이완반응은 감소된 교감신경계 활성과 증가된 부교감신경 활성으로 특징되어진다. Hess는 이완반응을 스트레스 반응으로부터 보호하는 작용으로 언급하였다(Barker와 Dawson,1998).

(2) 이완반응을 이끄는 보고된 기술로는 명상, 심상, 최면, 자율훈련법, 진행성 근육 이완이 있다. 모든 기술들이 반복적인 정신 집중과 수동적 태도로 구성되어 있다(Wilson, 1991). 여러 연구보고들에 의하면 AAT는 혈압강하, 심박 수 감소, 호흡 수 감소와 같은 이완반응의 신체적 반응들을 이끌어 낸다(Fila, 1991; Mugford와 M'Comsky, 1975).

4) 정신건강

(1) 애완동물의 소유가 신체와 정신 건강에 끼치는 이점에 대하여 여러 연구 결과에 기초한 자료들이 보고되고 있다(Raina, 1999; Allen와 Blaskovich, 1996; Friedmann와 Thomas, 1995; Serpell, 1991; Anderson 등, 1992). 예를 들면, Anderson 등(Raina, 1999)은 애완동물을 소유하지 않은 성인 남성보다 애완동물을 소유한 성인 남성이 혈압, 콜레스테롤 수준이 유의하게 낮은 것을 보고하였다. 또한 40세 이상의 여성의 경우에도 애완동물을 소유하지 않은 여성보다 애완동물을 소유한 여성의 혈압이 유의하게 낮은 것을 보고하였다.

(2) 심부정맥억압증 I과 II에 해당하는 환자들을 대상으로 수행한 다른 연구 결과에 의하면 심근경색을 가진 내담자 중에 애완견을 소유한 내담자(n=87; 1death)가 애완견을 소유하지 않은 내담자(n=282; 19death)보다 1년 생존율이 유의하게 높았다(Allen과 Blaskovich, 1996). 이 연구결과로부터 애완견 소유가 내담자의 심리적 상태와 신체 상태에 독립적으로 내담자의 생존율 향상에 변수를 주는 요인으로 작용하는 것을 알 수 있었다(Allen와 Blaskovich, 1996). 995명의 성인을 대상으로 조사한 또 다른 연구에서 애완견 소유가 1년 안에 사회성 향상과 삶의 질을 향상시킨 것으로 보고되고 있다(Anderson 등, 1992). 이 보고에 의하면 애완동물을 소유하지 않은 사람은 1일 활동량이 감소되었다(Anderson 등, 1992).

(3) 다른 연구에서는 정신질환을 가진 입원 내담자들(n=230)에게 활동견이 참여한 AAT를 받은 경우와 치료레크레이션에 참여한 경우로 나누어 그 효과를 비교하였다(Riddick, 1985). 이 연구에 따르면 AAT에 참여한 정신질환을 가진 그룹이 치료 레크레이션에 참여한 경우보다 통계적으로 유의한 개선 효과를 가지는 것으로 보고되었다(Riddick, 1985).

5.2. 치료와 방문

동물매개활동(animal-associated activity; AAA) 또는 동물매개방문활동(animal-assisted visitation)과 동물매개치료(animal-assisted therapy; AAT)에는 차이점이 있다.

1) 동물매개활동(animal-assisted activity; AAA)

동물매개활동 또는 동물매개방문활동은 자격을 갖춘 동물을 데리고 내담자와 가족들을 방문하여 만나는 것이다. 동물매개활동의 목적은 불안감소, 접촉에 의한 자극의 증가, 자기 존중감의 개선이다. 불안 감소는 설문지 평가 이외에도 심박 수와 혈압의 감소로 평가될 수 있다. 동물매개방문은 내담자의 활동성을 증가시키고 병원 치료 과정에 관하여 낙관적인 태도를 갖게 한다.

2) 동물매개치료(animal-assisted therapy; AAT)

AAT는 1대 1로 수행되며 훈련된 전문가들에 의해 수행된다. AAT의 목적은 활동성, 기억력, 평형감, 근력, 언어구사력의 증가 등이다. 이러한 목적이 치료도우미동물의 매개로 내담자의 운동성 증가에 초점이 맞춰져 있다. 예를 들면, 거동이 불편한 부분 마비 내담자들이 치료견을 빗질하고 공을 던져 함께 노는 등의 활동을 통하여 근력과 평형감, 운동성을 개선할 수 있다. 실어증(aphasia) 내담자의 경우 치료견의 신체 부위 이름을 부르거나 치료도우미견의 털을 부는 등의 행동을 함으로써 안면근육의 운동이 증가되고 언어구사력이 향상될 수 있다.

5.3. 내담자의 적합성

(1) AAT에 참여하는 스텝 직원과 AAT 진행 담당자는 내담자가 AAT 프로그램 참여에 적합한지를 평가하여야 한다. 격리 병동에서 치료를 받거나 면역저하 내담자의 경우는 AAT참여가 어렵다. 동물매개심리상담사는 예방접종 프로그램에 따라 최근 계획된 예방접종을 받아야 되고 결핵 검사를 매년 실시하고 다른 활동성 전염병이 없어야 한다.

(2) 치료활동이 수행되는 병원의 참여 스텝 직원들은 방문과 치료활동에 대하여 기록되어야 한다. 예를 들어, 한 병원의 경우 월 2회 방문과 방문 시 종양과, 심장과, 소아과, 집중치료실의 내담자들을 방문 치료한다.

5.4. 의료적 이점

(1) 최근 연구 보고들에 의하면 애완동물을 소유하는 것에 의해 또는 동물과의 만남을 가질 수 있는 것에 의해 내담자들은 아래와 같은 건강상의 여러 이점을 얻을 수 있다(Miller, 2000).
- 혈압감소
- 콜레스테롤 수치 감소
- 생존율 향상
- 고독감의 개선
- 의사소통의 향상
- 신뢰의 증진
- 인지기능의 향상
- 신체적 상태의 향상
- 내담자에게 빠른 회복에 대한 동기 부여
- 수술 등에 대한 두려움 회복
- 간질 내담자의 임박한 발작에 경보를 제공
- 내담자와 가족들에게 스트레스와 불안을 감소
- 주의력 분산으로 통증에 대한 약물처방의 필요성 감소
- 조건 없는 사랑을 치료동물이 보여줌으로써 화상과 같은 신체 변화 내담자에게 사회성 향상

(2) 의학적 연구보고에 의하면 동물을 예뻐하는 행위가 혈압을 낮추고 심박 수를 낮추며, 체온을 낮출 수 있다고 한다(Gerhardt, 2000). 또한 애완동물을 키우는 사람이 더 오래 생존한다고 하고(Miller, 2000) 심장질환에 대한 위험이 낮아지고 에너지와 정신적 건강이 증진된다(Wilson, 1998). 치료동물의 활동은 우울증이 개선되고 근심이 덜어지며 통증 내담자의 예와 같이 주의를 분산시킴으로써 약물처방을 줄여줄 수 있다(Miller, 2000).

(3) 동물들은 내담자에게 혈압을 감소하고 콜레스테롤 감소, 스트레스 수준 감소, 정신건강개선과 일에 대한 집중력 증가를 도울 수 있다(Miller, 2000). 많은 사람들, 특히 어린이들은 부드럽고 안락한 물체를 좋아한다. 많은 어린이들은 좋아하는 부드러운

이불 그리고 봉제 동물 인형을 가지고 있다(Buchanan, 2000). 이런 부드러운 물체에서 느끼는 감정은 동물을 귀여워하면서 쓰다듬고 만질 때 느낌과 유사하다. 동물을 쓰다듬으면서 사람들은 차분해지고 정신적으로 안정감을 얻을 수 있다(Miller, 2000). 이러한 차분한 안정감은 근육이완반응을 나타내게 된다. 근육이완은 혈관을 이완하게 되고 이완된 혈관은 혈액이 보다 잘 흘러갈 수 있도록 한다. 혈액 흐름의 저항이 줄어듦으로써 심장의 부담이 줄어들고 결과적으로 혈압이 낮아지게 된다(Vander, 2001). 사람이 이완되었을 때, 주변 환경에 대한 스트레스를 덜 받게 되고 이러한 현상은 다른 불필요한 일들에 신경 쓰는 것으로 줄여주고 일에 대한 집중력을 향상시키는 효과를 불러일으킨다(Wilson, 1998).

5.5. 인수공통전염병

(1) 인수공통전염병에 대한 염려로 많은 의료 전문가들이 병원, 장기요양시설 등의 의료시설에 치료동물의 반입을 반대하나 연구결과 인수공통전염병에 대한 염려는 비과학적이고 비합리적임이 증명되었다. Serpell(1986)은 동물에 의해서보다는 사람에 의해서 감기나 다른 질병이 내담자에게 옮겨진다고 하였다.

(2) Stryler-Gordon 등(1985)은 284곳의 애완동물을 키우는 요양소를 대상으로 12개월 동안 동물 유래 문제점에 대해 연구한 결과, 100,000명 당 1건이 애완동물 유래 문제 발생이었고 506건이 애완동물과 관련 없는 문제 발생이었다.

(3) 인수공통전염병에 대한 염려는 수의사에 의한 치료동물의 정기적인 예방접종, 월 1회 내부기생충 구충, 정기적으로 외부기생충 예방 및 검사, 알레르기 감소 물질 함유 샴푸로 정기적 목욕 등의 지침서 내용을 따르면서 최소화될 수 있다.

제3장

상담의 방법과 진행과정

1. 상담의 기본방법

상담에서 취하는 상담이론의 종류, 내담자의 문제, 상담목표에 관계없이 공통적으로 사용되는 기본적인 면담기법으로 경청, 개방형 질문, 바꾸어 말하기, 요약, 반영, 명료화, 직면, 해석 등이 있다.

면접의 기법에는 비지시적 면담법과 지시적 면담법이 있다. 비지시적 면담법이란 상담자가 내담자의 언어적 흐름을 방해하지 않고, 따라가는 방법으로 '경청, 요약, 바꾸어 말하기, 반영'을 말한다. 지시적(개입적) 면담법이란 상담자의 의견을 전달하려는 것으로 '직면, 해석'을 말한다. 면접기법을 사용하기 전에 가장 중요한 것은 상담자는 다양한 기법을 연습해 보고 자신에게 잘 맞는 면담법을 찾아야 하며 기법보다 중요한 것은 내담자를 향한 상담자의 마음과 태도이다.

1.1. 경청

경청이란 내담자가 말하는 흐름을 따라가며 잘 듣는 것이다. 상담자가 내담자의 말을 경청할 때 내담자는 상담자가 자신에게 온전히 관심을 기울이고 있음을 알게 된다. 경청은 내담자로 하여금 생각이나 감정을 자유롭게 표현할 수 있도록 북돋아 주며, 자신의 방식으로 문제를 탐색하게 하며, 상담에 대한 책임감을 느끼게 한다.

1) 경청에 대한 표현

(1) 시선을 통한 접촉

눈과 눈 사이, 눈의 근처, 얼굴 주변에 시선이 머무르는 것이다.

(2) 자세 및 몸짓

이완된 자세로 내담자 쪽으로 약간 몸을 기울이거나 고개를 끄덕이는 것이다. 뒤로 몸을 젖히거나 팔짱을 끼는 자세는 주의해야 한다.

(3) 언어

'음', '예', '그렇죠' 등의 추임새를 말하며 내담자의 진술을 방해하지 말아야 한다.

1.2. 질문

중요한 사항에 대한 적절한 질문은 상담자가 경청하고 있음을 전달해주고, 내담자의 자기탐색을 촉진한다. 개방적 질문과 폐쇄적 질문이 있다.

1) **개방적 질문** : '당신은 동생을 어떻게 생각하나요?'
2) **폐쇄적 질문** : '당신은 동생을 좋아하는 것 같은데 그렇죠?'와 같이 '예', '아니요'의 한정된 답을 요구하는 질문이다.

1.3. 반영

(1) 내담자의 말과 행동에서 표현된 기본적인 감정, 생각 및 태도를 상담자가 다른 참신한 말로 부연해주는 것으로 내담자로 하여금 자기가 이해받고 있다는 인식을 받게 된다.

(2) 상담자는 내담자의 말 속에 흐르는 주요 감정을 전달해주어 내담자가 자신의 감정을 파악하도록 돕는다.

(3) 상담자의 감정반영은 내담자에게 감정표현의 모델이 될 수 있고, 내담자로 하여금 이해받는다는 느낌을 주어 신뢰할 수 있는 상담관계를 촉진할 수 있다.

(4) 예를 들면, '~때문에 ~ 를 느끼는 군요, ~게 느끼시는 것 같네요, ~게 들리는데요, 달리 말하면 ~게 느끼고 계신다는 말씀인가요?, ~라고 이해가 되는데요, 정말 ~한 가 보네요.'

(5) 내담자가 말로 표현하는 것뿐 아니라 자세, 몸짓, 목소리의 어조, 눈빛 등의 비언어적 메시지에서 표현되고 있는 것도 반영해주어야 한다.

(6) 내담자의 말을 중간에 끊을 경우 내담자의 감정의 흐름을 놓칠 수 있으므로 내담자가 충분히 말을 한 다음에 반영하는 것이 좋다. 그러나 의미 있는 것에 초점을 맞추기 위해 때때로 내담자의 말을 중단시킬 수 있다.

1.4. 명료화

(1) 내담자의 말 속에 내포되어 있는 뜻을 내담자에게 명확하게 말해주는 것이다.

(2) 내담자가 애매하게만 느끼던 내용이나 자료를 상담자가 말로 표현해주면(명료화) 내담자는 자기가 이해받고 있으며 상담이 잘 진행되고 있다는 느낌을 받는다.

1.5. 직면

(1) 직면은 내담자가 모르고 있거나 인정하기를 거부하는 생각과 느낌에 대해 주목하도록 하는 상담자의 언급(또는 지적)이다.

(2) 직면은 내담자의 변화와 성장을 촉진시킬 수도 있는 반면, 내담자에게 심리적 위협과 상처를 줄 수 있으므로 상담자는 직면의 적절한 시기를 고려해야 한다.

(3) 직면은 새로운 변화에 도전할 수 있게 하고, 자신을 수용하여 보다 새롭고 적응적인 사고와 행동을 하도록 안내할 수 있다.

(4) 예를 들면,

① 말과 행동이 불일치 할 때 : "당신은 좋은 성적을 내고 싶다는 말은 늘 하고 있지만 대부분의 시간은 잠자는 데 쓰고 있으시군요."

② 두 가지 행동 간에 모순이 있을 때 : "당신은 입 모양은 웃고 계시지만 이를 악물고 계시네요."

③ 두 가지 감정이 불일치할 때 : "당신은 동생이 밉다고 말하면서 동생의 문제를 많이

걱정하고 계시네요."

(5) 직면을 위해서는 경청, 반영, 명료화 등의 기법이 주가 되는 수용적이고 담아주는 과정이 필요하다. 충분히 신뢰를 형성한 후 내담자가 그것을 받아들일 수 있는 준비가 되어 있는지를 먼저 고려해야 한다.

(6) 직면은 내담자에 대한 상담자의 좌절과 분노를 표현하는 수단으로 사용되어서는 안 된다. 내담자가 준비되지 않았을 때는 자신에 대한 비난이나 비판으로 받아들이고, 저항과 분노를 느낄 수 있다.

(7) 직면은 내담자가 자신의 한계를 깨닫도록 하는 것이 목적이 아니라, 미처 깨닫지 못했거나 사용하지 않은 능력과 자원을 지적하여 주목하도록 하는 것이 중요하다.

※ 알고 가기 <내담자의 내면세계에 접근하는 깊이의 정도>

경청 → 반영 → 명료화 → 직면 → 해석의 순이라고 할 수 있다. 내담자가 인식하지 못하는 의미까지 지적하고 설명해 준다는 면에서도 해석이 가장 어렵고 무의식에 관한 분석적 전문성을 요하는 것이다.

※ 알고 가기 <반영·명료화·직면 및 해석의 비교>

내담자 : 지난밤에 저는 꿈에 아버지와 사냥을 갔어요. 근데 제가 글쎄 사슴인 줄 알고 쏘았는데 나중에 가까이 가 보니까 아버지가 죽어 있었어요. 그래서 깜짝 놀라 잠을 깨었지요. '디어 헌터'라는 영화를 본 지 며칠 안 되어서 그런 꿈을 꾸었는지 모르겠어요.[6]
① 반영 : 그런 끔찍한 꿈을 꾸고 마음이 몹시 당황했겠군요.
② 명료화 : 꿈이었겠지만 총을 잘못 쏴서 아버지를 돌아가시게 한 죄책감 같은 것을 느꼈는지도 모르겠군요.
③ 직면 : 너무 권위적이고 무관심한 아버지가 혹시 일찍 사고로 세상을 떠났으면 하는 생각이 마음 한구석에 있었는지도 모르겠군요.
④ 해석 : 부모에게 효도해야 한다는 동양 사상에서 볼 때 그런 꿈을 꾸었다는 것이 당신의 마음을 심란하게 했겠군요. 또 한편으로는 권위적인 존재에 대한 적개심을 간접적으로나마 인정하고 표현했다는 점도 중요하겠지요.

---

6) 이장호, 『상담심리학』, 2011, 박영사, p.111.

1.6. 해석

(1) 통찰로 이끄는 가장 직접적인 방법이고, 내담자에게 어떤 의미를 전달하고자 하는 상담자의 시도라고 볼 수 있다.

(2) 내담자로 하여금 과거의 생각과는 다른 각도에서 자기의 행동과 내면세계를 파악하게 하는 것이다.

(3) 초기 면접에서는 상담에 대한 잘못된 기대와 미온적인 태도를 해석해야 할 필요가 있다. 해석을 통해 내담자가 앞으로 유의해서 노력해야 함을 제시해 주는 것이다.

(4) 처음에는 내담자가 미처 자각하지 못하고 있는 것들을 설명해 주며 상담이 진행됨에 따라 방어기제와 태도들의 어떤 측면이 효과적이고 비효과적인지를 구체적으로 해석한다.

(5) 상담의 중반기에는 내담자 자신이 스스로 해석할 수 있도록 북돋아주기 위해서 일반적인 내용을 해석하면서 해석의 횟수를 줄인다. 이와 같이 해석의 대상과 내용은 상담 과정의 단계에 따라 달라진다.

(6) 내담자의 성격 및 문제의 배경을 파헤쳐 새로운 통찰을 제공할 수 있으며, 상담자의 이론적 입장이나 관심사에 따라 다른 해석을 제공할 수 있다.

(7) 내담자의 생각과 행동에 대해 좀 더 다른 시각, 넓은 시각으로 바라보게 유도한다. 즉 자신의 말과 행동의 의미를 깨닫고 더 큰 틀 속에서 바라볼 수 있게 한다.

(8) 해석의 제시방법

① 직접적인 형식은 권위적 · 위협적일 수 있고, 상담자의 사고를 강요하는 느낌을 줄 수 있다(~은 ~이다).

  예를 들면, '당신이 이런 증상을 느끼는 것은 어머니에 대한 증오 때문입니다.'

② 가설적인 형식은 직접적인 방식보다 덜 부담을 줄 수 있고, 상담자의 사고를 강요하는 느낌을 덜 준다(~할 것 같은데요, ~인지 궁금합니다, ~이 ~과 관련이 있을 것 같습니다).

  예를 들면, '당신은 늘 실패할까 봐 두렵다고 하셨는데, 이것은 어머니를 실망시키지 않고 기쁘게 해 드려야 하는 것과 어떤 관련이 있는 것 같은데요'

③ 질문 형식은 덜 위협적이므로 가설적인 형식과 질문형식을 주로 사용하여 가능한 협력적이고 부드러우며 위협적이지 않은 방식으로 전달해야 한다(~이지 않을까

요?).

예를 들면, '아버지와 사이가 좋지 않다는 것만으로 당신을 가치 있는 사람이 아니라고 생각하는 건 아닌가요?'

(9) 해석은 내담자가 받아들일 준비가 되어 있다고 판단될 때 조심스럽게 해야 한다. 즉 내담자가 깨닫고는 있으나 확실하게 개념화하지 못하고 있을 때 해석을 해 주어야 가장 효과적이다.

(10) 준비가 되지 않은 상황에서 내담자에게 직면이나 해석을 제시할 경우 심리적인 균형이 깨져 불안을 느끼거나 저항이 나타나거나 중도탈락(Drop)이 될 수 있다.

※ 알고 가기 <해석의 적절한 표현양식>

"이 생각에 찬성하는지요?"
"이렇게 말하는 것이 옳을까요?"
"당신은 ~라고 생각하는 것 같군요."
"곧이곧대로 말한다면"
"당신은 이것이 유일한 해결책이라고 느끼는군요."

<해석의 부적절한 표현 양식>

"나는 당신이 ~게 해야 한다고 생각합니다."
"당신이 꼭 해야 할 것은~"
"내가 당신이라면 ~게 하겠는데요."
"나는 당신이 ~하기를 원합니다."
"만약 ~하지 않는다면, 당신은 후회할 거예요."

---

2. 첫 면담

2.1. 첫 면담의 정의

(1) 내담자가 상담실을 방문하면 제일 먼저 이루어지는 것이 첫 면담이다. 다른 말로 '초기 상담'이라고 한다. 새로운 사람을 만나면 첫인상이 중요한 것처럼 상담에서

첫 면담은 매우 중요하다.

(2) 첫 면담은 내담자의 현재 문제, 일반적인 삶의 상황, 대인관계에 대한 정보를 수집하기 위해 내담자와 함께 작업하는 단 한 번의 만남이다. 심한 정서장애가 있는 사람들의 경우에는 첫 면담에서 '정신상태 조사'를 한다. 정신상태 조사는 현재의 행동과 인지 기능을 평가하는 구조화된 면접에 따라 이루어진다.

(3) 상담자는 첫 면담에서 9가지 특별한 정보를 평가한다.

① 내담자의 외모

② 행동/심리동작 활동

③ 상담자에 대한 태도

④ 정서와 기분

⑤ 말과 생각

⑥ 지각장애

⑦ 현실에 대한 방향성과 의식

⑧ 기억과 지능

⑨ 신뢰성과 판단력을 평가한다.

2.2. 첫 면담의 제한점

(1) 상담자와 내담자 간에 신뢰와 협력관계가 형성될 시간도 없이 민감하고 고통스러운 정보를 나누어야 한다. 내담자는 정기적으로 만날 상담자가 선정되면 다시 자신의 이야기를 반복해서 해야 한다.

(2) 상담자는 적극적 경청기술을 사용하고, 감정과 비언어적 행동에 주의함으로써 내담자를 가능한 편안하게 해야 한다.

(3) 첫 면접(초기 상담)에서 수집된 자료가 완전하거나 적절한 것이 아닐 수 있으므로 선정된 상담자는 일단 신뢰관계가 확립된 후 내담자의 탐색이 시작되면 초기 상담에서 파악된 내용들을 재조사해야 한다.

2.3. 상담자가 첫 면담에서 파악해야 할 주요한 정보

1) 내담자에 대한 기본정보

성별, 생년월일, 주소 또는 연락처, 종교, 신체, 정신적 질병에 관한 정보, 투약하고 있는 약이나 영양제, 신체적 결함, 치료경험, 신청경로 등에 대해서 알아본다.

2) 외모 및 행동

내담자의 옷차림, 두발상태, 표정, 말할 때의 특징(예 : 말이 매우 빠르고 가끔 더듬는다), 시선의 적절성, 면접자와 대화할 때의 태도, 행동, 예절 등에 관한 면접자의 관찰을 적는다.

3) 호소문제

내담자가 상담을 받으려는 이유, 상담소에 찾아온 목적이나 배경 등을 듣는다. 문제가 발생한 시기, 상황적 혹은 생물학적 배경, 문제가 발전한 경로, 현재의 상태와 심각성 등이 여기에 해당된다.

4) 현재 및 최근의 주요 기능상태

내담자의 환경적, 심리적, 생화학적 변화가 최근에 급격히 발생했을지도 모르며, 그런 변화가 내담자 문제와 직결되었을 가능성도 높다. 기능수행 정도에 관한 정보는 '현재 기능이 어떠한가?'와 '지난 1년간 어떠했는가?'의 두 가지로 파악하는 경우가 많으며, DSM-IV의 '전반적 기능 평가'(GAF)를 유용한 자료로 활용할 수 있다.

5) 스트레스 원인

내담자에게 스트레스를 주는 원인에 대한 기록은 초기 면접자의 분류체계나 용어를 사용하는 것보다 내담자의 말과 표현방식에 의거해서 기록하는 것이 바람직하다.

6) 사회적 지원체계

사회적 지원이 없거나 극히 빈약한 사람은 상담자에게 더 의존하거나(혹은 그 반대일 수 있다), 위기를 극복할 능력이 더 떨어지거나, 대인관계기술이 극히 부족한 사람일 가능성이 높으므로 초기 상담자(접수면접자)와 상담자는 특별히 신경을 써야 한다. 지원체계가 적당히 있는 사람은 문제가 생겼을 때 그를 도와줄 수 있는 자원이 풍부하므로 그만큼 '예후'가 좋다고 예상할 수 있다.

7) 호소문제와 관련된 개인사 및 가족관계

내담자에게 "전에 이와 비슷한 문제로 고민해 본 적이 있으세요?", "전에는 같은 문제가 생겼을 때 어떻게 대처했나요?"와 같은 질문들은 호소문제와 관련된 개인사를 얻어내는 데 도움이 된다. 가족관계에 대해서도 호소문제와 관련시켜서 정보를 수집하는 것이 바람직하고, 호소문제와 관련하여 질문하는 것도 효과적이다.

2.4. 첫 면담의 중요성

(1) 내담자가 상담에 대한 긍정적인 기대를 갖도록 하는 것이 중요하고, '참 오기를 잘했다'라고 생각할 수 있다면 성공한 것이다.
(2) 상담자에 대한 인간적·전문적 신뢰 여부를 판단하므로 상담자는 "믿을만한 사람?, 상담을 받으면 효과는 있다"라는 신뢰감을 주어야 한다.

2.5. 첫 면담의 목표

(1) 내담자로 하여금 자기가 말하고 싶은 것을 안심하고 이야기할 수 있는 분위기를 조성한다.
(2) 내담자로 하여금 상담자가 경청하고 있고, 그의 말을 이해하고 있음을 인식하도록 한다.
(3) 상담자는 첫 면접을 통해서 내담자의 문제 및 배경요인을 탐색하고, 적절한 상담계획을 수립하고, 상담에 대한 기대 및 동기를 형성해야 한다.

2.6. 첫 만남에서의 관계형성

첫 만남에서 가장 중요한 것은 관계형성이다.
(1) 솔직하고 신뢰할 수 있는 관계를 형성해야 한다.
(2) 내담자는 상담자의 전문적 숙련성·매력·신뢰성 등을 통해 상담효과에 대한 긍정

적 기대를 갖게 된다.

(3) 상담의 촉진적 관계를 형성하기 위해서는 상담자의 공감적 이해·성실한 자세·내담자에 대한 수용적 존중 및 적극적인 경청 등이 중요하다.

2.7. 첫 면접의 성공 여부를 평가하는 기준

상담자가 첫 면접의 성공도를 측정하기 위해 다음과 같은 질문형식의 기준을 생각해 볼 수 있다.

(1) 내가 이 면접에서 얼마나 편안했는가?

(2) 내담자는 이 면접에서 얼마나 편안하게 보냈는가?

(3) 내담자가 긴장을 느끼지 않는 것으로 보였는가?

(4) 내가 주의 깊게 경청하려고 노력했는가?

(5) 내담자가 말하는 것을 이해했으며, 이해했음을 내담자에게 전달해 주었는가?

(6) 내가 이해하고 있다는 것을 내담자가 나의 행동을 통해서 알았는가?

(7) 내가 내담자의 말을 잘 이해하지 못했을 때, 이해하려고 내담자에게 도움을 청했는가?

(8) 내담자 쪽에서 자기를 이해하도록 나를 도와주었는가?

(9) 내담자로 하여금 스스로 말하도록 하지 않고 혹시 심문식의 선도 반응을 하지는 않았는가?

(10) 내담자가 상담을 받으려는 동기를 보였는가? 그리고 내담자의 그런 욕구를 내가 만족시켰는가?

(11) 내담자가 자유로이 자기에 관해 이야기할 수 있도록 긴장이 되지 않는 편안한 분위기를 조성했는가?

3. 상담의 진행과정

상담은 내담자와 처음 만났을 때부터 만남이 종결되기까지의 여러 번의 면접을 거치는 하나의 과정이다. 한두 번의 면접으로 종결되든, 20회 이상의 장기상담이든 상담에는 단계가 있다.

3.1. 초기 단계

상담의 초기 단계란 상담자와 내담자 사이에 첫 만남이 이루어지는 순간부터 시작해서 이후의 몇 차례의 만남을 말한다. 초기 단계에서 가장 중요한 것은 상담의 기틀을 제대로 잡는 것이다. 상담의 기틀에는 내담자의 문제를 제대로 이해하고, 상담의 목표 및 진행방식에 대해 합의를 이루고, 촉진적인 상담관계를 형성하는 것이다.

1) 상담관계의 준비 및 형성

(1) 상담 초기 단계에서 내담자가 신뢰감이 생기지 않은 상담자에게 이야기하는 것은 어려운 일이므로 상담자는 "제가 어떤 점을 도와드리면 좋겠습니까?, 무슨 이야기부터 하고 싶으십니까?" 등을 통해서 내담자가 이야기를 시작하도록 도울 수 있다.

(2) 상담실은 가능한 편안한 분위기를 조성하도록 한다(예 : 의자, 테이블, 커튼 등).

2) 내담자 문제의 이해

(1) 상담의 가장 중요한 목표는 내담자가 호소하는 문제를 해결하는 것이다. 내담자에게 자신의 문제, 찾아 온 이유, 걱정거리를 말하도록 한다.

(2) 내담자들은 문제에 대한 책임감을 회피하고 남을 비난하거나 자신이 피해자라고 느끼기 때문에 전문적인 상담의 필요성을 느끼지 못하는 경우가 있다. 문제의 배경 및 관계요인을 나눈 후, 내담자가 상담과정에 적극적으로 참여하도록 해야 한다.

(3) 상담자는 내담자의 말을 주목하면서 그의 비언어적 행동을 관찰하고 문제가 무엇인지 파악해야 한다. 상담에 대한 내담자의 기대와 느낌을 명료화할 필요가 있다.

3) 문제의 발생배경 탐색

(1) 내담자가 어려움을 겪고 있는 문제, 상담에서 도움을 받았으면 하는 문제, 하필이면 왜 지금 여기에 찾아왔는가? 상담자는 내담자의 호소문제 탐색뿐 아니라 그러한 문제를 가지고 살아가다가 지금 이렇게 찾아오게 된 경위를 탐색하는 것이 가장 중요하다. 이를 통해 문제의 촉발요인을 알아낼 수 있다. 이 촉발요인은 문제를 해결하기 위한 상담자의 일차적인 개입대상이 된다.

(2) 과거에 비슷한 문제는 없었는가? 예전에도 비슷한 문제를 경험한 적이 있는지, 있다

면 구체적으로 어떤 문제였는지, 그때 당시에는 그것을 어떻게 해결했는지 등을 알아 봐야 한다. 과거에도 비슷한 문제로 고통받은 적이 있다면 현재의 일시적인 상황적 요인보다는 내담자의 성격이나 가족 상황 등과 같은 비교적 지속적이고 뿌리 깊은 문제들이 현재의 문제와 관련되어 있을 가능성이 있다. 이 경우 현재의 문제와 관련된 과거의 문제들 역시 상담의 초점이 되어야 한다.

4) 내담자의 잠재능력 및 심리치료적 요인

(1) 상담에 대한 동기가 클수록 치료예후가 좋다. 아동 및 청소년 내담자인 경우 비자발적인 경우가 많다.

(2) 내담자의 자아강도가 클수록, 지적 능력이 높을수록, 사회적 지지자원이 많을수록 치료예후가 좋다.

5) 상담의 목표정하기

상담의 목표가 분명할수록 상담이 순조롭게 진행되므로 상담 초기에 목표를 분명히 해야 한다. 상담의 최우선 목표는 내담자가 호소하는 문제의 해결이다.

(1) 1차적 목표

내담자가 상담을 받고자 하는 문제를 성공적으로 해결하여 내담자의 생활적응을 돕는 것이다. 이런 의미에서 일차적 목표는 '증상 및 문제 해결적 목표'라고 불린다.

(2) 2차적 목표

내담자가 내면적인 자유를 회복하고 자신이 가지고 있는 수많은 가능성과 잠재력을 드러낼 수 있도록 성격을 재구조화하여 인간적 발달과 인격적 성숙을 이루는 것이다. 이런 의미에서 이차적 목표는 '성장 촉진적 목표'라고 불린다.

6) 상담목표 설정 시 고려 사항들

(1) 상담목표는 구체적이고 명확해야 한다. 구체적이고 분명하지 못한 목표를 설정하게 되면 상담에서 목표를 달성했는지의 여부를 판가름할 수 있는 준거가 명확하지 않게 된다. 예를 들면, '친구들과 원만한 관계를 유지하기'라는 상담목표를 세웠을 경

우, 친구들과 관계를 어떻게 맺고 유지해 나가야 원만한 관계인지를 판가름하기 쉽지 않아 처음 설정한 목표를 얼마나 달성했는지를 확인하기 어렵다. 이 경우 상담목표는 '친구들과 같이 축구하기'라든가 '친구들과 같이 밥 먹으러 가기' 등과 같은 구체적이고 명확한 목표로 수정하는 것이 바람직하다.

(2) 상담목표는 내담자가 처한 환경에서 현실적으로 달성 가능한 것이어야 한다. 예를 들면, 학교 공부를 따라가기 힘들어 하는 학생에게 '전교에서 1등 하기'라는 상담목표를 설정하는 것은 현실성이 없다. 상담에서 비현실적인 목표를 설정하면 그러한 목표를 달성하지 못하는 데에만 그치는 것이 아니라 내담자에게 또 다른 심리적 좌절경험을 주게 된다. 따라서 상담자는 상담 초기에 달성 가능한 목표를 내담자와 함께 정하는 것이 필요하다.

(3) 내담자들이 호소하는 여러 가지 문제들을 몇 가지 주요 문제들로 압축한다.

7) 구조화 : 상담의 진행방식 합의

(1) 효율적인 상담진행을 위해 상담에서 내담자가 지켜야 할 사항과 상담의 기본적인 진행방식 등에 대해 내담자에게 설명하거나 안내하는 것이다. 다시 말해 '내담자 교육'이다.

(2) 상담이 효율적으로 진행되기 위해서는 먼저 상담자와 내담자가 얼마나 오랫동안 그리고 얼마만의 시간 간격으로 만날 것인지, 한 번 만났을 때 시간을 얼마 동안 지속할 것인지 등에 대해서 미리 합의해야 한다. 대부분의 상담은 일주일에 한 번씩 진행되며 한 번 만날 때마다 50분가량 대화를 나눈다.

(3) 상담을 얼마동안 할 것인지는 내담자가 호소하는 문제의 성질, 내담자의 심리적 상태, 내담자가 처한 생활환경 등에 따라 달라지나 상담자는 전체 상담기간에 대해 대략적인 기간을 알려주고, 기간은 변경될 수 있음을 알려 준다.

(4) 구조화는 상담 초기에만 하는 것이 아니고, 상담이 진행되는 동안에도 상담관계에 대한 재구성(재조정)을 할 필요를 느끼면 언제든지 할 수 있다. 내담자가 이해하고 실천하도록 하는 것이 중요하고, 구조화는 요점을 간단히 설명하는 식으로 해야 한다.

(5) 상담자는 내담자가 자신의 문제를 해결하기 위해 최대한 노력할 수 있도록 해야 한다. 상담자는 내담자의 문제를 해결해 주는 사람이 아니라, 내담자가 원하는 것을 스스로 해결할 수 있도록 도와주는 역할을 한다.

(6) 내담자는 상담과 상담자에 대해 비합리적인 기대를 할 수 있으므로 상담자는 상담 초기에 내담자가 어떤 기대를 가지고 있는지를 확인하고, 비합리적인 기대들은 합리적인 기대로 대치할 수 있도록 내담자와 충분한 대화를 나누어야 한다.

(7) 이 공간은 내담자가 원하는 무엇이든지 할 수 있지만, 기물파손이나 신체적 공격은 허용되지 않는다는 것을 알려주어야 한다.

8) 촉진적 상담관계의 형성

(1) 초기 상담의 목적 중 하나는 내담자가 자신의 관심사를 자유롭게 말할 수 있도록 편안하고 수용적인 분위기를 조성해야 한다.

(2) 상담의 진전과 성공에 영향을 주는 요소로는 내담자를 이해하려는 진지한 자세, 모든 것을 내담자 입장에서 생각해 보려는 내담자 중심적인 태도, 비난과 비판보다는 존중하고 수용하는 자세, 진솔하고 솔직한 태도, 내담자를 도와주고자 하는 인간적 자세 등이다. 상담 초기에 좋은 관계를 형성하는 것은 상담의 성공에 중요한 요인이 된다.

9) 상담자가 내담자의 이완을 촉진하고 억제를 감소시키는 방법

(1) 상담자가 먼저 긴장되지 않게 보여야 한다. 어조, 말하는 속도, 말의 유창함, 자세, 특히 눈과 입을 통한 안면표정, 시선의 초점 등을 통해 상담자의 상태를 볼 수 있다.

(2) 경청하고 주목한다. 중도에 말을 끊지 않고 스스로 말하고 싶은 만큼 말하도록 하고, 최대한 내담자의 말을 이해하고 있음을 전달한다.

(3) 상담의 초기 단계에서는 질문이나 요구를 하지 않고, 내담자의 행동을 평가하지 않는다. 내담자 자신이 자유롭게 이야기하는 것이 더 중요하다.

3.2. 중기 단계

1) 중기 상담의 특징

(1) 상담 초기 단계의 끝 무렵부터 시작해서 상담의 목표가 어느 정도 달성되기까지의 전체과정을 말한다.

(2) 상담 초기에 계획한 상담목표를 해결하기 위한 구체적인 상담 작업(본격적인 상담)

이 이루어지는 시기로 문제해결단계라고도 불리며, 다양한 상담기법과 접근이 사용되는 상담의 핵심적 단계이다.

(3) 내담자가 호소하는 문제를 해결하기 위해 여러 가지 상담기법이나 방법들을 사용한다.

2) 과정적 목표의 설정 및 달성

(1) 초기 단계에서 설정되었던 상담의 목표를 달성하기 위해서는 그러한 목표에 도달하기까지 어떤 중간 지점을 지나야 하는데 그러한 중간 지점을 상담의 과정적 목표라고 한다.

(2) 예를 들면, 학업 성적이 떨어져서 고민하는 학생과 상담할 때 그 학생의 학업성적을 올리기 위해서는 우선 학습동기를 높이고, 효율적인 학습방법을 익히도록 해야 한다. 그리고 학업을 방해하는 기타 요소(예 : 컴퓨터 게임을 하고 싶은 욕구, TV 시청 등)들에 대한 통제 능력도 길러주어야 한다. 이러한 세 가지의 과정적 목표를 달성해야 '성적 향상'이라는 상담 초기의 목표를 달성할 수 있다.

① 상담목표 : 학업성적 올리기

② 과정적 목표

　　㉠ 학습동기 높이기

　　㉡ 효율적인 학습방법 익히기

　　㉢ 학업 방해 요인에 대한 통제 능력 획득(예 : 컴퓨터 게임, TV시청 등)

※ 알고 가기 <문제해결의 노력과정>

- 문제에 대해 명확히 정의한다.
- 문제해결을 위한 방향과 가능한 방안을 정한다.
- 문제해결방안에 관련된 정보를 수집한다.
- 수집된 자료를 바탕으로 대처행동을 의논한다.
- 검사와 심리진단자료 등을 참고로 바람직한 행동절차 및 의사소통의 실제 계획을 수립한다.
- 계획된 것을 실제 생활에서 실천해 본다.
- 실천결과를 평가하고 행동계획을 수정·보완한다.

3) 저항의 출현과 해결

(1) 저항의 의미

① 사람들에게는 습관적으로 행하는 사고, 감정 및 행동 패턴이 있는데 이러한 패턴들은 그대로 지속되려는 경향이 있다. 이러한 패턴들을 변화시키려고 할 때 변화에 대한 반대 즉 저항이 일어나게 된다.

② 저항은 변화의 걸림돌로 작용하기 때문에 변화하기 위해서는 저항을 극복하지 않으면 안 된다.

③ 저항은 치료과정에 대한 방해가 아니라 저항 자체가 치료이다. 그러므로 저항을 치료 장면에서 다룸으로써 저항의 역동을 이해하고 내담자로 하여금 자신의 행동을 탐색하고 욕구와 바람을 자각할 수 있도록 도와야 한다.

(2) 저항의 표현행동

① '상담시간에 늦는 것, 시간을 잊어버렸다거나 현실적인 이유를 들어 취소하는 것, 약속 시간을 자꾸 바꾸는 것'은 외적인 저항이다.

② '말이 자주 멈추는 것, 말이 많아지고 갑자기 수다스러워지는 것, 잘 모르겠다고 하거나 생각할 수 없다는 말을 자주 사용하는 것'도 저항이다.

③ '증상에 대해 지루하게 같은 내용을 되풀이하며 끊임없이 반복하는 것, 상담받으러 오게 된 문제는 이야기하지 않고, 치료자에 대해 이야기하는 것'도 저항이다.

(3) 저항에 대한 상담자의 태도

① 내담자가 저항하고 있음을 알아차릴 수 있어야 하고, 상담 초기에 나타나는 상황에 따른 자연스러운 것인지, 치료적 과정에 대한 저항인지 판단해야 한다.

② 상담 초기에 나타나는 상황에 따른 자연스러운 저항일 경우에는 상황에 대한 정보를 제공하여 안심시킨다.

③ 치료과정을 심각하게 방해할 만한 강한 저항일 경우 다루어 주어야 하고, 그렇지 않을 경우는 적절한 시기를 기다리는 것이 좋다.

④ 저항으로 나타나는 행동에 대해 어떻게 생각하는지 말해 보도록 한다.

(4) 저항을 유발하는 상담방법

① 대부분의 상담과정에는 저항이 일어나며 저항은 어쩌면 피할 수 없는 일인지도 모른다. 저항이 불가피한 것이기는 하지만 상담자가 내담자의 강한 저항을 유발하는 상담방법들을 계속 사용하면 상담은 실패로 끝날 수밖에 없다.

② 따라서 상담자는 내담자의 저항을 줄일 수 있는 상담 방법들을 고안해 내야 한다. 저항을 유발하는 상담방법은 다음과 같다.

ㄱ 내담자의 입장을 고려하지 않는 상담자의 일방적인 지시나 통제

ㄴ 내담자를 배려하지 않는 비우호적인 상담 분위기

ㄷ 미처 준비도 되지 않은 내담자에게 너무 급격한 변화의 압력을 가하는 상담자의 행위

3.3. 종결단계

1) 종결은 언제 하는가?

내담자의 인간적 성장은 어느 한 시점에서 끝나는 것이 아니고 끊임없이 계속되는 과정이다. 따라서 어떠한 상담사례도 '이제는 필요 없다'거나 '완전히 해결됐다'는 의미로는 종결될 수 없다. 종결에는 성공적 상담종결, 비성공적 상담 종결, 상담관계의 한계로 인한 종결이 있다.

(1) 성공적 상담종결

내담자가 원했던 변화가 일어나게 되면 상담이 종결된다. 즉 우울과 불안이 상담에서 해결하고자 했던 문제라면, 우울과 불안이 현저히 완화되었을 때 상담이 종결되는 것이다.

(2) 비성공적 상담종결

모든 상담이 성공적으로 종결되는 것은 아니다. 초기에 설정했던 상담목표가 이루어지지 않는 경우도 있고, 내담자가 상담이 도움이 되지 않는다고 생각하고 상담을 거부하는 경우도 있는데 이 경우 비성공적 상담종결에 해당된다.

(3) 상담관계의 한계

내담자 및 상담자의 사정, 경제적 여건, 시간적 여건 등으로 상담을 더 이상 지속하지 못하는 것이다.

2) 종결 계획하기

(1) 상담 초기부터 치료목표와 함께 어느 정도 상담이 지속될 것인지 내담자와 이야기 함으로써 종결은 암시되어야 한다.

(2) 초기 상담목표가 달성되고 그 변화를 내담자가 스스로 지속시켜 나갈 수 있다고 판 단될 때 상담을 종결해야 한다.

(3) 상담을 종결할 때에는 치료과정에서의 경험을 요약하고, 상담성과를 확인하고, 치 료목표와 과정을 점검해야 한다.

(4) 종결 이후 내담자가 변화를 어떻게 지속시켜 나갈 것인지 다루어져야 한다.

3) 종결의 의미

(1) 심리적 재탄생으로서의 종결

상담을 통해 문제를 해결하고 삶에 대한 용기와 자유를 회복하게 되는 것이다.

(2) 타협 형성으로서의 종결

내담자나 상담자가 더 이상 상담을 지속하기 어려울 때 종결하는 것이다.

(3) 성과 다지기로서의 종결

① 종결은 급격히 이루어지기보다 일정한 과정을 거쳐 서서히 이루어지는 것이 바람직하다.

② 종결 3~5회기 전에 종결 날짜를 언급하고 준비해야 한다.

③ 회기의 시간간격을 점진적으로 늘려가는 것이 좋다.

4) 성공적인 종결의 조건

(1) 문제증상의 완화
내담자의 호소문제를 해결하는 것이 중요하다.

(2) 현실 적응력의 증진
문제증상 완화뿐 아니라 현실생활을 제대로 하기 위한 능력을 갖추도록 해야 하고, 인간관계 개선을 통해 사회적 지지자원을 확보하는 것이 중요하다.

(3) 성격 기능성의 증진
스트레스 자극에 대해 효과적으로 대처할 수 있는 성격 기능을 증진시키는 것이 중요하다.

5) 성공적인 종결을 하는 내담자의 태도 및 생각
(1) 모든 사람들은 문제가 있고 나도 그렇다. 나만 유난히 나쁜 것 같지는 않다.
(2) 나는 항상 죄책감 때문에 마음이 무거웠다. 상담을 통해 내 기준이 다른 사람들보다 훨씬 높다는 것을 알게 되었다.
(3) 그동안 나는 내가 세상의 중심이어야 한다고 집착했던 것 같다. 이제는 그것이 나에게 그다지 중요하지 않다.
(4) 지금까지는 무슨 일이 일어나든 다 부모님 탓이라 생각했다. 내 문제에 대해 부모님을 더 이상 비난할 필요가 없다. 이제 나에게 어떤 삶이 주어지든 과거를 탓하지 않고 앞을 보며 살 것이다.

6) 종결할 때 다루어져야 할 내용

(1) 상담에 대한 평가
다음의 질문을 통해 상담이 제대로 진행되었는지를 평가할 수 있다.
① 상담을 처음 받으러 왔을 때 당신이 도움 받기 원했던 문제는 무엇이었나요?
② 저와 상담을 해가면서 어떠한 도움을 받았고 변화가 있었나요?
③ 현재는 그러한 문제들이 어느 정도 나아지셨나요?

④ 아직 해결되지 않고 남아있는 문제들은 어떠한 것들이 있나요?

⑤ 평가도구를 사용하여 회기별 평가, 사전·사후를 측정할 수 있다(MMPI-2, BAI, BDI 등)

(2) 종결에 대한 감정 다루기

① 흔히 내담자들은 자신이 상담을 종결할 준비가 되어 있는지에 대해 확신을 가지지 못한다.

② 상담을 통해 변화된 것을 알고 있기는 하지만 종결 후 상담자의 도움을 받지 않은 상태에서 다시 문제가 재발할지 모른다는 불안감을 느낀다. 그러므로 상담자는 불안을 충분히 다루고, 상담으로 학습한 사고와 행동에 대해 재확인하고, 스스로에 대한 자신감을 가질 수 있도록 안내해야 한다.

③ 상담자 또한 내담자의 상담관계 종결에 대한 감정을 충분히 살펴보고 내담자에게 부정적인 영향을 주지 않도록 유의하면서 표현해야 한다.

④ 적절한 표현으로는 "시원하면서도 아쉽네요, 뿌듯하고 자랑스러워요. 보고 싶을 것 같아요" 등이다.

(3) 종결 후 상담효과를 지속시키기

상담효과를 지속시키기 위해서는 상담을 통해 얻은 행동들을 삶에서 어떻게 유지시켜 나갈 것인가를 내담자에게 묻고 대처 방법에 대해 미리 논의한다.

① '종결 후 내담자에게 닥칠 어려운 상황들을 미리 예견해 보고 그러한 상황을 어떻게 다룰 것인가?', '상담효과가 오래 유지되지 못하고 이전으로 돌아간다면 어떻게 하겠는가?'

② 위의 두 가지 질문에 대해 어떻게 대처할 것인지 내담자에게 묻고, 내담자와 함께 대처방법에 대해 미리 논의한다.

③ 상담자의 역할을 내담자가 자신에게 할 수 있도록 대안적인 생각 및 행동을 탐색하도록 안내해 주고, 수용해 주고 지지해 준다.

④ 종결되더라도 상담자가 어떤 방식으로든 도움을 줄 의사가 있음을 전달한다.

(4) 추후 면접계획

① 보통 상담을 종결한 후 일정기간(한 달 또는 3개월)이 지난 후 전화나 면담을 통해

이루어진다.

② 상담효과를 종결 이후에 재평가하고 종결 후에도 유지될 수 있도록 하기 위해서이다.

③ 상담종결 시 내담자에게 추후면접이 있음을 안내하여 동의를 구해야 한다.

④ 내담자에게 상담효과를 유지시키려는 노력을 하도록 강화하는 역할을 한다.

7) 종결 시 상담의 성공 여부를 결정하는 기준

(1) 시험기간만 되면 불안하여 안절부절 못하던 내담자가 시험기간이 되어도 긴장하지 않고 안정된 상태에서 공부한다고 하면 종결이 가능하다.

(2) 친구들과 어울리지 못하고 항상 집 안에서 혼자 있던 내담자가 친구들과 방과 후 축구도 하고 같이 어울리기 시작하면 종결이 가능하다.

※ 알고 가기 <종결상담>

① 상담의 성과에 대한 평가 및 종결은 주로 내담자와 상담자의 합의에 의하여 이루어진다. 내담자가 종결을 희망하더라도 아직 불충분하다는 판단이 들 경우에는 상담을 당분간 계속하도록 권유하는 것이 바람직하다.

② 종결 무렵에는 2주일이나 3주일의 간격을 두고 만나는 것이 바람직하고 종결에 앞서 그동안 성취한 것들을 상담목표에 비추어 평가하거나 목표에 도달하지 못한 이유를 토의해야 한다. 종결 후 문제가 생기면 다시 찾아올 수 있다는 추수상담의 가능성을 제시한다.

③ 상담결과가 만족스럽지 못한 경우에는 상담과 상담자의 한계에 대해서 명백히 밝히고, 필요하면 다른 기관이나 다른 상담자에게 의뢰하는 것이 바람직하다.

---

4. 집단상담

4.1. 집단상담의 구조

1) 집단상담의 정의

집단상담은 한 사람의 상담자가 동시에 몇 명의 내담자들을 상대로 각 내담자의 관심사·대인관계·사고 및 행동양식의 변화를 가져오게 하려는 노력이다. 다시 말하면, 집단 구성원 간의 상호작용적 관계(역동적 관계)를 바탕으로 내담자 개개인의 문제해결 및 변화가 이루어지는 '집단적 접근방법'이다. 따라서 상담의 3대 역할(예방, 교정, 발달 촉진) 중 특히 예방적인 역할이 강조된다고 할 수 있다.

(1) 구성

전문적인 훈련을 받은 한 명의 상담자(2명일 경우도 있음)가 4~10명의 내담자들과 대인관계를 맺게 된다.

(2) 대상문제

내담자들의 병리적 문제보다는 주로 발달의 문제를 다루거나 생활과정의 문제를 다루고, 대인관계에 관련된 태도·정서·의사결정과 가치문제 등에 초점이 맞추어진다.

(3) 집단원의 특징

비교적 '정상적인' 범위에 속하는 개인들로 하여금 보다 바람직한 자기이해와 대인관계를 갖도록 돕는다.

① 우울장애 내담자들을 대상으로 한 인지행동치료 집단프로그램
② 불안장애 내담자들을 대상으로 한 인지행동치료 프로그램
③ 정신분열증 내담자들을 대상으로 한 정서조절 프로그램
④ 특정 장애 내담자들을 대상으로 한 구조화된 집단프로그램 등이 있다.

(4) 1차적 목표

개개인으로 하여금 자기이해와 대인관계 능력을 향상시키고, 생활환경에 보다 건전하게 적응할 수 있도록 하는 것이다. 목표를 달성하기 위해서는 정서적인 차원에서의 개인의 문제가 먼저 다루어진다.

(5) 집단상담자

집단 상담에 대한 전문적인 훈련을 받은 상담자이어야 하고, 집단역동에 관한 광범위한 이해, 타인과의 정확한 의사소통 및 감정소통 능력을 갖춘 상담자이어야 한다.

2) 집단상담의 목표

집단상담의 목표는 집단이 근거하고 있는 이론, 집단의 형태, 집단구성원의 개인적 필요에 따라 달라진다. 일반적인 집단상담의 목표는 다음과 같다.

(1) 자신과 타인에 대한 신뢰감을 형성한다.

(2) 자기수용, 자신감, 자기존중감 증진과 자신에 대한 시각을 개선한다.

(3) 효과적인 사회적 기술을 학습한다.

(4) 타인의 욕구와 감정에 대한 민감성을 증진시킨다.

(5) 타인에 대한 배려와 염려를 바탕으로 하면서 정직하게 직면하는 방식을 습득한다.

(6) 타인의 기대에 부응하는 태도에서 벗어나서 자신의 기대에 맞게 사는 방식을 습득한다.

3) 집단상담의 장점

(1) 상담자가 집단 상담을 통해 많은 내담자와 접촉하는 것이 가능하다.

(2) 타인과 상호 교류하는 능력을 개발할 수 있다.

(3) 시간 에너지 및 경제적인 면에서 효과적이다.

(4) 현실적이고 실제생활에 근접한 사회장면을 제공할 수 있다.

(5) 집단참여자들의 공통의견을 받아들일 가능성이 높다.

(6) 문제해결적 행동을 보다 구체적으로 실현하는 것이 가능하다.

(7) 상담자의 지시나 조언 없이 참여자들 간의 깊은 사회적 교류를 경험할 수 있다.

4) 집단상담의 단점

(1) 특정 내담자의 개인적 문제가 충분히 다루어지지 않을 가능성이 있다.

(2) 참여자가 심리적 준비가 되기 전에 자기공개를 집단압력으로 받기 쉽다.

(3) 집단 상담에 적합하지 않은 내담자가 존재할 수 있다.

※ 알고 가기 <집단 상담에 적합하지 않은 내담자>

① 성격적 기능에 문제가 있는 내담자(자폐적 성향, 주의력 부족, 표현력 손상 등)
② 지나치게 심한 정서적 문제를 가진 경우(불안, 우울, 공포 등)

위의 내담자의 경우는 개인 상담을 통해 문제가 완화된 후 집단에 참여하는 것이 바람직하다.

---

5) 개인상담과 집단상담의 유사점

(1) 개인상담과 집단상담이 서로 상반되는 것이라고 생각하는 경우도 있으나 실제로는 그렇지 않다. 효과적인 상담이 되려면 상담자는 촉진적 조건을 조성해야 한다.

(2) 개인상담과 집단상담에서 공통적으로 갖추어야 할 기본적 조건들은 다음과 같다.

① 가치 있는 개인으로 수용되는 것이다.

② 자신의 행동에 대한 책임감을 갖도록 하는 것이다.

③ 인간행동에 대한 이해를 심화시키는 것이다.

④ 개인의 정서적 생활의 다양성을 탐색하고 충동적 정서를 통제하는 데 있어서 전보다 더 자신을 얻는 것이다.

⑤ 자신의 관심과 가치를 검증하고, 그 결과를 실제 생활과정과 행동계획에 통합시키는 것이다.

6) 개인상담과 집단상담의 차이점

(1) 개인상담은 1 :1이고, 집단상담은 1 :다수이다.

(2) 집단상담은 개인상담보다 과거나 집단 밖의 사건보다 '지금 여기'에서 일어나는 것에 보다 관심을 갖는다.

(3) 집단상담은 소속감 및 동료의식을 즉시적으로 발전시킬 수 있다.

(4) 다양한 구성원이 참여하므로 학습경험이 풍부하다.

(5) 집단 내에서 자신의 감정과 사고 등을 자유스럽게 표현하는 동시에 다른 사람들의 평가적 반응에 접하게 된다.

7) 개인상담이 필요한 경우

내담자에 따라서는 집단상담보다 개인상담이 더 잘 적용되는 경우가 있다.

(1) 내담자가 매우 복잡한 위기문제를 가졌을 때

(2) 집단원들로부터 수용될 수 없을 정도로 대인관계가 좋지 못한 내담자인 경우

(3) 집단 앞에서 이야기하는 것에 대한 두려움이 너무 큰 내담자인 경우

(4) 남의 인정과 주목에 대한 욕구가 너무 강하기 때문에 집단상황에 맞지 않는 경우

(5) 내담자 자신과 관련인물의 신상을 보호할 필요가 있을 때

(6) 폭행이나 '비정상적'인 성격행동을 취할 가능성이 있을 때

4.2. 집단상담의 준비 및 구성

1) 집단상담의 목표

(1) 집단의 목표는 구체성, 현실성, 개인적 특성이 반영되어야 하며 목표설정은 내담자 개인의 기대와 요구를 고려하여 상담자와의 사전협의 아래 설정되어야 한다.

(2) 집단상담의 과정 중에도 목표가 설정될 수도 있고, 필요에 따라 새 목표가 설정될 수도 있다.

2) 집단구성의 선정

(1) 성별, 연령, 과거의 배경, 성격차이

① 집단원 선정 시 성별, 연령, 과거의 배경, 성격차이를 고려해야 한다.

② 다양성이 집단의 경험을 더 풍부하게 할 수도 있기 때문에 반드시 비슷한 사람을 모을 필요는 없다.

③ 보편적으로 연령과 사회적 성숙도에 있어서 동질적인 편이 좋으나 성별은 발달수준에 따라 고려하는 것이 좋다. 아동의 경우에는 남녀를 따로 모집하는 것이 좋고, 청소년기 이상에서는 남녀가 섞인 집단이 더 바람직하다.

④ 학생들의 경우에는 같은 또래끼리 만나는 것을 더 편하게 생각하지만 성인들의 경우에는 다양한 연령층이 모임으로써 서로의 경험을 교환할 수 있는 이점이 있다.

(2) 효과를 얻을 수 있는 사람들을 선정하는 일반적 지침

① 상담자는 집단원이 되고자 하는 내담자들을 한 명씩 미리 면담하여, 집단의 목표에 내담자가 잘 적응할 수 있는지 또는 내담자들에게 가장 적합하도록 집단을 어떻게 구성할 것인지를 결정해야 한다. 그리고 예정된 집단상담의 목표가 무엇이며 집단원들에게 무엇을 기대하고 있는지를 알려 준다.

② 내담자는 반드시 도움받기를 원해야 하고, 자기의 관심사나 문제를 말해야 하며, 집단 분위기에 잘 적응하는 사람일수록 상담 효과가 증가된다.

(3) 집단원 선정 안내

① 집단에 대한 정보를 충분히 준 다음 구성원이 될 것인지 여부를 내담자 스스로 결정하게 한다.

② 집단원을 선정할 때에는 개인의 생활배경과 성격특성에 주의를 기울여야 한다.

③ 지나치게 공격적이거나 수줍은 사람은 집단상담 과정이 원활하지 못할 수 있고, 정직하게 자기노출을 하게 하려면 친한 친구나 친척들을 같은 집단에 넣지 않는 것이 좋다.

④ 집단상담의 목적과 기능에 따라 내담자들을 선정해야 한다.

3) 집단의 크기

(1) 집단의 크기를 결정할 때는 집단의 목표 등을 고려해야 한다.

(2) 적절한 집단 크기는 학자에 따라 주장이 다르나 일반적으로 6~7명에서 10~12명 수준이 보통이며, 보편적인 집단의 크기는 5~8명의 구성원이 바람직하다고 말할 수 있다.

(3) 집단 크기가 너무 작을 경우는 집단원들의 상호관계 및 행동범위가 좁아지고 각자가 받는 압력이 너무 클 수 있다.

(4) 집단 크기가 너무 클 경우는 내담자 중 일부는 집단상담에 실질적으로 참여할 수 없게 되고, 상담자는 각 개인에게 공평한 주의를 기울이기 어렵다.

(5) 집단지도 프로그램을 할 경우, 교육적인 성격을 띨 경우에는 집단의 크기가 클 수 있다(15~20명).

4) 모임의 빈도

(1) 보통 1주일에 한 번 또는 두 번 정도 만난다.

(2) 문제의 심각성이나 집단의 목표에 따라 모임의 빈도를 증감시킬 수 있다.

(3) 집단목표가 빠른 문제해결을 필요로 할 때는 어느 정도 진전을 보일 때까지는 매일 혹은 격일로 만날 수 있다.

(4) 경우에 따라서 격주 또는 그 이상의 시간 간격으로 만날 수도 있으나, 대체로 1주일 이상의 간격을 두고 만나는 것은 바람직하지 않다.

5) 모임의 시간

(1) 적절한 시간량은 구성원의 연령, 모임의 종류, 모임의 빈도에 따라 달라진다.

(2) 1주일에 한 번 만나는 집단은 1시간에서 1시간 반 정도로 지속하는 것이 바람직하다.

(3) 2주일에 한 번 만나는 집단이라면 한 번에 두 시간 정도가 바람직하다.

(4) 청소년의 경우라면 한 시간에서 한 시간 반 정도가 좋으나, 어린 아동일수록 시간은 줄어든다.

6) 물리적 장치

(1) 공간

① 너무 크지 않고 외부로부터 방해를 받지 않아야 한다.

② 효과적인 참여를 위해서 모든 집단원이 서로 잘 볼 수 있고, 잘 들을 수 있는 공간이어야 한다.

(2) 앉는 형태

원형으로 앉는 것이 일렬로 앉거나 장방형으로 앉는 것보다 효과적이다.

(3) 의자

등받이가 있는 것으로 집단원이 매 회기마다 자신의 의자를 골라 앉도록 한다.

(4) 책상

책상을 사용하는 것은 장·단점이 있는데 가능한 없는 것이 효과적이다. 둥근 책상에 둘러앉으면 보다 안정감을 느끼게 되지만, 자유스러운 상호작용을 하는데 방해가 된다. 미술작업을 할 때는 사각으로 된 책상이 좋다.

(5) 녹음 시설

녹음시설을 해 놓는 것이 좋다. 초심 상담자는 집단 상담의 녹음 자료를 들으면서 자신의 접근방법을 향상시키는 것이 좋다.

7) 폐쇄집단과 개방집단

집단의 목표에 따라 집단의 운영을 폐쇄형으로 할 것인가 혹은 개방형으로 할 것인가를 미리 정해야 한다.

(1) 폐쇄집단

① 상담이 시작될 때 참여했던 사람들로만 끝까지 밀고 나가는 것이며, 도중에 탈락자가 생겨도 새로운 구성원을 채워 넣지 않는다.
② 대개 학교에서의 집단상담은 이 형태를 취하고 있다.
③ 단점은 두 명 이상의 집단원이 도중에 탈락될 경우 집단의 분위기가 크게 위축될 가능성이 있다.

(2) 개방집단

① 집단이 허용하는 한도 내에서 새로운 사람을 받아들이는 것이다.
② 집단원 간에 의사소통이나 수용·지지 등이 부족해지거나 갈등이 일어날 수 있다.
③ 개방집단에서 새 구성원을 받아들일 때는 반드시 기존 집단 전체와 충분히 논의해야 하고, 집단의 기본적인 특성을 분명히 유지할 필요가 있다.
④ 새로운 집단원은 간혹 집단의 흐름을 방해하는 경우도 있으나 오히려 집단과정에 활기와 도움을 줄 수도 있다.

8) 집단참여를 위한 준비

(1) 집단상담을 시작할 때 내담자들을 적극적으로 참여시키는 노력이 매우 중요하다.
(2) 집단참여 동기를 높이기 위해 개별면담을 통해 비현실적인 기대와 불안을 줄이고 자발적이고 적극적인 자세를 취하도록 안내한다.
(3) 사전 면담은 상담자에게 집단원들을 미리 알고 집단구성의 균형을 맞출 수 있는 기회가 된다.
(4) 학교나 교정기관에서 '문제아'들을 지명하여 집단상담에 참여하도록 할 때 '왜 집단상담에 오게 되었는가'를 분명히 알려주는 것이 좋다.

9) 집단의 종류(집단치료와 집단상담)

(1) 집단상담

① 치료적 목적뿐 아니라 예방적·교육적 목적이 있고, 성장 지향적이다.

② 내담자들의 병리적 문제보다는 주로 발달의 문제를 다루거나 생활과정의 문제를 다루기 때문에 대인관계에 관련된 태도·정서·의사결정과 가치문제 등에 초점이 맞춰진다.

③ 비교적 정상적인 상태의 내담자에게 적용된다.

(2) 집단치료

① 집단치료는 한 사람의 치료자(상담자)가 동시에 4~5명 이상의 내담자들을 대상으로 심리적 갈등을 명료화하며 '문제행동'을 수정해 가는 것이다.

② 집단 상담에서 보다 더 심한 장애를 가진 사람을 대상으로 하며 보다 깊은 성격상의 문제를 다룬다.

③ 일반적으로 우울, 불안을 포함한 정서장애 및 정신장애의 특정 증상이나 심리적 문제를 완화시키는 것이 목표이다.

※ 알고 가기 <집단 치료의 4가지 특성>

① 집단은 주로 '치료적 목표'를 갖는다.
② 보다 나은 자기이해를 통해 심리적 긴장을 감소시킨다.
③ 치료자는 허용적이고 지지적 역할을 한다.
④ 비적응적 태도의 변화 및 심리적 문제해결에 직접적 관심을 둔다.

10) 집단의 종류(구조화와 비구조화)

(1) 구조화된 집단

① 매 회기 목표가 있고 프로그램화되어 있다.

② 주제범위는 스트레스 관리, 자기주장훈련, 대처기술 습득, 정서조절향상, 대인관계

능력 향상 프로그램, 진로탐색 프로그램 등 다양하다.

(2) 비구조화된 집단

매 회기에 무엇을 할 것인지 구체적으로 프로그램화되어 있지 않다.

4.3. 집단상담의 과정

집단상담에서는 보통 참여단계, 과도적 단계, 작업단계, 종결단계의 네 단계를 거친다.

1) 참여단계

(1) 주요특성

① 참여단계는 한 번의 모임으로 완료되는 경우도 있고 보다 어려운 집단에서는 5~6
   회 소요되기도 한다.
② 집단에 대한 오리엔테이션과 탐색이 이루어지는 시기이다.
③ 집단원들의 주요과제는 집단에 속할 것인가 아니면 배제될 것인가, 이 집단이 얼마
   나 안전하고 신뢰할만한 것인가에 있다.
④ 침묵이 많고 서로 어색하게 느끼지는 단계이다.

(2) 상담자의 역할

① 구성원으로 하여금 집단의 목표와 개인의 목표를 정하도록 돕는다.
② 수용과 신뢰의 분위기를 형성하여 집단원이 각자의 의견과 느낌을 나누도록 격려한다.

(3) 집단규범

집단상담의 '규범'을 안내한다.

2) 과도적 단계

(1) 주요특성

① 과도적 단계는 참여단계와 엄격하게 구분되지 않고, 참여단계에서 생산적인 작업단계로 넘어 가도록 하는 과도적 과정이라고 볼 수 있다.

② 저항이 다루어지는 단계로 주로 집단원의 불안감이나 방어적 태도가 두드러지며 집단 내에서 힘과 통제력을 놓고 갈등이 일어나는 단계이다.

③ 과도적 단계의 성공 여부는 상담자의 태도와 기술에 달려 있다.

(2) 주요과제

집단원들로 하여금 집단에 참여하는 과정에서 일어나는 망설임, 저항, 방어 등을 자각하고 정리하도록 도와주는 것이다.

(3) 갈등을 유발하는 집단원 유형

① 다른 사람을 관찰은 하지만 스스로의 진정한 참여가 없는 구성원은 집단 과정에서

'방해적 존재'가 된다.

② 방관자, 거부당하는 존재, 적대적인 집단원이 있다.

(4) 상담자의 역할

① 집단원들 자신의 불안감을 표현하게 하고, 갈등 자체를 건강한 것으로 인식하는 긍정적이고 개방적인 태도를 가져야 한다.

② 솔직하고 개방적인 태도로 접근하는 모델을 보여야 한다.

③ 집단원들 간의 진정한 느낌이 교환되도록 격려하는 데 노력을 집중해야 한다.

④ 집단의 진행과정에 대한 자신의 판단과 느낌이 있어도 먼저 집단 구성원들로부터 피드백을 듣는 것이 바람직하다.

⑤ 집단원들이 지도력을 보이기도 하여 지도자는 주로 '촉진자나 요약자'로서의 역할만 하면 되는 시기이다.

3) 작업단계

앞 단계들이 잘 조정되면 작업단계는 매우 순조롭게 진행되고, 지도자는 한 발 물러나서 집단원들에게 대부분의 작업을 맡길 수도 있다.

(1) 주요특성

① 집단상담의 가장 핵심적인 부분이다.

② 집단에 대한 응집력이 생기고 생산적인 활동이 이루어지는 시기이다.

③ 과도기 단계의 갈등과 저항을 효과적으로 처리한 집단에서 나타난다.

④ 집단원은 자신의 구체적 문제를 활발히 논의하며 바람직한 관점과 행동방안을 모색한다.

⑤ 집단원들이 자신을 위해 어떻게 집단을 이용하는지, 집단원들을 돕기 위해 자기의 생각과 기술을 어떻게 활용하는지에 대해 알게 되었을 때 작업단계에 들어섰다고 볼 수 있다.

⑥ 집단원 모두 지도력이 생기고 자유롭게 상호작용한다.

(2) 상담자 역할

① 집단원들이 대인관계를 분석하고 문제를 다루어 나가는 데 자신감을 얻도록 도와주

는 존재라고 할 수 있다.

② 집단의 응집력을 강화하고 직면과 공감 같은 적절한 반응에 대해 모델을 보인다.

③ 집단전체와 개인이 보이는 패턴에도 관심을 가지고 자신이 관찰한 것을 개방한다.

④ 문제해결방안을 제시하고, 지지와 격려를 보내야 한다.

4) 종결단계

(1) 주요특성

① 지금까지 했던 작업을 다지고 마무리하는 시기이다.

② 어떤 면에서는 새롭게 시작하는 하나의 '출발'이라고 볼 수 있고, 집단과정에서 배운 것을 미래의 생활에 어떻게 적용할 것인가를 생각하는 시기이다.

(2) 다루어야 할 내용

① 거부당했다는 느낌이 들지 않도록 종결에 대한 감정을 다루어야 한다.

② 집단상담을 통해 얻은 성과를 다루어야 한다.

③ 집단이 각자에게 주었던 영향과 서로에 대한 피드백을 해야 한다.

④ 집단종결 후 성과를 유지하는 방법을 다루어야 한다.

⑤ 앞으로의 행동방향 등에 대해서 다루어야 한다.

5. 상담에 영향을 미치는 요인들

5.1. 내담자 요인

1) 상담에 대한 기대

(1) 내담자들은 상담에 대해 각기 다른 기대를 갖는데 '상담이 도움이 될 거야'라고 기대하면 상담에 보다 적극적이고 참여적이다.

(2) 기대는 상담의 진행방향과 결과뿐만 아니라 첫 면접 이후 상담을 계속할 것인가 아닌가를 결정하는 데도 영향을 미친다.

(3) 내담자들은 경험이 많고 성실하며 신뢰할 수 있는 포용적인 상담자를 기대한다.

(4) 상담 초반에 내담자의 상담에 대한 기대를 탐색한다. 부정적인 기대를 가졌다면 보다 긍정적인 기대를 가질 수 있도록 상담자는 노력해야 한다.

2) 문제의 심각성

(1) 내담자의 심리적 문제가 심각할수록 투자된 시간과 노력에 비해 상담의 효과가 적다.

(2) 내담자에 대한 진단이 정신과적 문제가 심각할 경우는 약을 복용하면서 상담 및 심리치료를 병행해야 한다(정신분열증, 편집증, 우울증 등).

(3) 문제가 지나치게 가벼운 경우는 상담동기가 낮고 문제가 분명하지 않아서 상담의 진전이 늦을 수 있다.

3) 상담에 대한 동기

(1) 상담에 대한 동기가 클수록 상담효과가 높기 때문에 상담자들도 동기가 높은 내담자를 선호한다.

(2) 상담 초기에 상담에 대한 동기를 높이는 것이 성과에 큰 영향을 미친다.

(3) 상담에 대한 대가로 요금을 지불하는 것도 상담에 대한 동기를 증가시키기 때문에 결과적으로 상담효과를 높일 수 있다(상담료 지불, 상담에 대한 교육, 상담자의 전문성, 치료 예후 안내 등).

4) 지능

지능이 높은 내담자일수록 다음과 같은 특징이 있다.

(1) 상담자의 의도를 잘 파악한다.

(2) 문제를 분석하고 통합하는 능력이 높다.

(3) 자기이해가 빠르고 개입이 효과적이다.

(4) 상담효과가 높다.

5) 정서 상태

(1) 내담자의 불안이 클수록 변화에 대한 동기가 강하고 상담에 대한 준비가 되어 있을 가능성이 높으나 지나친 불안수준은 오히려 방해가 될 수 있으므로 불안수준을 낮

추는 개입을 먼저 해야 한다.

(2) 심한 불안, 우울증, 긴장 등을 경험하고 있는 내담자는 이런 정서 상태에서 벗어나기 위해 상담에 적극적으로 참여한다.

(3) 불편감 및 고통을 어느 정도 경험하고 있어야 동기가 높으며, 만성화되어 있는 경우는 동기가 낮고 상담성과도 낮다.

6) 방어적 태도

(1) 방어기제가 무너진 상태 : 내담자의 정서적 혼란이 심하면 자아의 적응 및 기능이 무너져 버린 상태에서 상담이 어렵다.

(2) 방어기제가 지나치게 강한 상태 : 불안 및 갈등의 원인을 근본적으로 탐색 또는 직면하지 않으려는 경향이 강하기 때문에 상담과정에서 저항하게 된다.

(3) 바람직한 자아방어 : 상담에서는 적절한 정도의 자아방어가 바람직하다.

7) 자아강도

(1) 자아강도가 높은 내담자는 불안이 심해도 상담효과의 전망이 좋다.

(2) 자아강도가 강하면 자기의 불안을 통제할 수 있으며 충동적인 감정을 함부로 발산하지 않는다.

(3) 문제해결과정에서의 어려움을 견딜 수 있다.

(4) 자아강도 수준이 높을수록 상담효과가 높다.

※ 알고 가기 <자아 강도란?>

· 자신을 버텨낼 수 있는 힘
· 불안과 불편감을 견디어낼 수 있는 힘
· 문제해결과정에 참여하고 어려움을 견딜 수 있는 힘

---

8) 사회적 성취수준과 과거의 상담경험

(1) 교육수준, 경제적 수준, 사회적 수준이 높은 내담자는 비교적 상담효과가 좋다.

(2) 과거에 상담을 받은 경험은 다음 상담의 효과를 촉진시키는 데 별 도움이 되지 않

을 수도 있다.

9) 자발적인 참여도
(1) 타인에 의해서 상담실에 오게 된 내담자와는 효과적인 상담이 어렵다.
(2) 비자발적인 내담자는 저항이 크고, 매우 방어적일 뿐만 아니라 상담자에게 적개심을 갖기도 한다.

10) 바람직하지 못한 내담자의 행동 및 태도
내담자의 행동상담과정에서 바람직하지 못한 내담자의 행동 및 태도는 다음의 여러 형태로 나타날 수 있다.
(1) 침묵
(2) 상담자에 대한 지나친 숭배, 순종 및 동조
(3) 상담에 대한 과잉기대
(4) 상담 필요성의 부정 및 의심
(5) 상담자를 속이는 언행

5.2. 상담자 요인과 상호작용 요인

1) 상담자 요인

(1) 상담자의 경험과 숙련성
① 내담자는 상담자가 경험이 많고, 숙련되어 있다고 지각되면 상담자를 신뢰하고 높은 기대를 갖게 된다.
② 상담자가 경험이 많으면 공감능력도 증가하고 상담과정에 대한 숙련도가 높아진다.
③ 숙련된 상담자와 미숙한 상담자의 차이는 내담자를 이해하거나 의사소통을 하는 능력에서 나타난다.
④ 상담을 오래했다고 해서 그렇지 않은 사람에 비해 상담을 잘하는 것이 아니다.
⑤ 상담에서 가장 강력한 치료적 도구는 상담자 자신이다.

(2) 상담자의 성격

① 기법보다 한 인간으로서의 상담자의 태도가 치료관계에 미치는 영향이 더 크다고 말할 수 있다.

② 상담자의 성격은 주로 활용하는 이론과 기법을 선택하고 사용하는 데 영향을 미친다.

③ 유능한 상담자는 자신을 긍정적으로 보고, 상담에 훨씬 적극적이고, 내담자에게 우호적이며, 독단적이거나 지배적이 아니다.

④ 모호한 상황을 참지 못하는 상담자는 지배성이 높고 자제력이 없거나 공격성이 강한 경우가 많다.

(3) 상담자의 지적 능력

① 상담자의 지적인 능력이 상담결과를 결정하는 것은 아니고, 공감능력도 지적인 능력에 따라 좌우되지 않는다.

② 상담자의 지적 능력은 의사소통과 밀접한 관련이 있고, 지적 능력에 따라 상담에 필요한 반응과 전략을 생각해 내고 적절하게 전달하는 능력도 다르다.

③ 상담자의 지적능력이 우수할수록 상담이론과 기법을 정확히 이해하고, 상담의 과정을 잘 파악하며, 내담자의 말과 행동의 의미를 더 잘 읽을 수 있다.

(4) 내담자에 대한 호감도

① 내담자에 대한 호감이란 내담자가 상담자의 마음에 든다는 뜻이다.

② 내담자에 대한 호감도가 높을수록 우호적인 상담분위기가 조성되기 쉽고, 내담자에게 보다 수용적이고 온정적인 태도를 보일 뿐 아니라 공감수준도 높아진다.

③ 상담자는 대부분의 내담자에게 호감을 갖고 우호적인 관계를 형성할 수 있다. 그러나 역전이로 인해 호감이 안 느껴지고, 충분히 노력했음에도 호감을 느낄 수 없다면 다른 상담자에게 의뢰하는 것을 고려해 봐야 한다.

2) 상호작용 요인

(1) 성격 측면의 상호유사성

① 사회적 신분, 관심, 가치관, 태도 등에서 상담자와 내담자의 상호유사성은 촉진적 관

계형성에 긍정적인 요인이 된다.

② 실제로 어떤 점이 유사하다는 것보다는 유사하다는 느낌이 생길 때 서로의 거리감이 줄어들고 친밀감과 애정이 증가한다.

(2) 상담자와 내담자의 공동협력(작업동맹)

① 상담자와 내담자 사이의 협력이 없으면 상담은 의미가 없다.

② 상담자와 내담자가 서로 협력하고 상담의 과정에 책임을 지려 할 때 상담효과가 높다.

③ 상담의 목표를 함께 정하고, 실천적인 노력과 최종적인 결정은 내담자 자신이 하며, 그 결과에 대해서는 함께 책임을 진다.

④ 변화는 내담자 자신이 참여하지 않으면 결코 일어날 수 없다.

⑤ 상담자와 내담자의 협력을 방해하는 커다란 장애는 부정적 자아개념과 의존성일 수 있다.

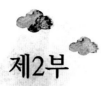

제2부

심리치료의 유형

제1장
동물매개치료

1. 동물매개치료의 정의와 기대효과

1.1. 동물매개치료의 정의

(1) 사람과 동물의 유대를 통하여 약물처치 없이 내담자의 질병을 개선하는 보완 또는 대체요업이다.

(2) 도움이 필요한 대상자(내담자)와 도움을 줄 수 있는 사람(상담사), 그리고 일정한 훈련을 받은 반려동물(매개 동물) 사이의 동반자적 생활과 매개활동을 통하여 인지적, 정서적, 사회적, 교육적, 신체적 발달과 적응력을 향상시킴으로써 육체적 재활과 정신적 회복을 추구하는 전문적인 학문이다.

(3) 동물매개중재는 동물매개치료(Animal-Assisted Therapy; AAT)와 동물매개활동(Animal-Assisted Activity : AAA), 동물매개교육(Animal-Assisted Education : AAE)의 3가지가 있다. 동물매개중재는 이러한 세 가지를 모두 포함하는 구어적 표현으로 사용된다 (Cirull et al., 2011).

1.2. 동물매개치료의 기대효과

1) 인지적 효과

(1) 지적 호기심과 관찰력 향상

반려동물과의 일상생활을 통해 동물의 관리와 응용 등 새로운 지식과 기술을 습득하고, 동물의 활동에 대한 지적 호기심과 예민한 관찰력이 생기게 된다. 주의력 결핍 과잉행동장애, 품행장애 등 다양한 유형의 장애를 가진 내담자와 부적응 행동의 예방과 치료에 효과가 있다.

(2) 어휘 구사능력 향상

동물매개치료활동 중에 동물과 자연스럽게 대화를 함으로써 어휘 구사능력이 향상되고, 의사소통이 원활해지며 대인관계가 증진된다. 따라서 우울증이나 대인관계에 어려움을 겪고 있는 내담자에게 효과적이다.

(3) 기억력 향상

치료동물의 이름 부르기, 규칙적이고 반복적인 관리(예 : 먹이주기, 목욕시키기 등) 등을 통해 기억력이 향상된다. 특히 노인성 치매 치료에 효과적이다.

(4) 집중력·판단력 향상

반려동물을 기르는 방법을 공부하게 되고 각종 관리계획 수립과 준비, 적기에 예방접종과 건강검진 등을 할 수 있는 지각능력이 함양됨으로 집중력과 판단력이 향상된다.

(5) 생명존중감 형성

① 살아 있는 동물을 돌보면서 내담자는 양육능력과 생명존중감을 키우게 되고 양육(관심과 사랑)받고 싶어 하는 자신의 욕구를 충족시킬 수 있다.
② 결손 가정에서 부모의 양육을 경험해 보지 못한 아동, 부모의 학대나 친구에게 따돌림을 받는 아동에게 생명존중감과 자아존중감을 향상시킬 수 있다.

2) 정서적 효과

(1) 심리적 안정 효과
반려동물이 곁에 있으면 심박 수와 혈압을 급격히 감소시켜 마음이 안정된다.

(2) 즐거움 선사
동물의 귀여운 모습과 익살스러운 행동이나 재롱을 보면서 즐거움을 느끼게 되고, 치료견과의 신체접촉이나 산보, 다양한 놀이 등을 통해 본능적으로 편안하고 즐거운 감정을 갖게 된다.

(3) 정신적 흥미유발
기분이 좋지 않거나 울적할 때 동물은 내담자에게 즐거움을 주어 사람들의 고독과 소외감을 경감시키는 데 많은 도움을 준다.

(4) 스트레스 해소
내담자는 반려동물과의 상호작용에서는 방어적이지 않고 솔직하게 자신의 생각과 감정을 표현할 수 있다. 솔직하게 자신의 내면을 표현하면서 스트레스를 해소할 수 있다.

(5) 기분 개선과 여가 선용
반려동물은 사람을 잘 따르고 정신적·신체적으로 장애가 있는 사람들과 같이 어울림으로써 기분 개선, 여가 선용, 심리치료 등을 도와줄 수 있다.

3) 사회적 효과

(1) 타인에 대한 이해심 향상
반려동물과 같이 생활한 내담자는 그렇지 않은 내담자에 비해 타인에 대한 이해심이 더 많아져서 대인관계를 갖는 데 도움이 된다.

(2) 사회적 지지와 사회화 촉진

반려동물과의 대화는 비밀이 보장되므로 부정적인 감정이나 생각까지도 안전하게 표현할 수 있는 효과를 얻을 수 있다. 따라서 반려동물과의 활동은 내담자가 타인과 더 많은 대화를 할 수 있는 촉매가 되어 사회화를 촉진시킨다.

(3) 외부에 대한 관심 증진

정신질환이 있거나 자신에 대한 자긍심이 부족한 내담자에게 동물은 주변 환경에 초점을 맞추도록 해 줌으로써 외향성을 증가시킬 수 있다. 사람을 기피하면서도 동물과는 대화를 할 수 있는 자기개방과 자기수용이 어려운 내담자에게 반려동물은 대인관계에서의 의사소통을 연습할 수 있는 중요한 상대역이 될 수 있다. 반려동물과의 의사소통은 대인관계에서의 의사소통 기술 및 사회성 기술 향상에 도움이 된다.

(4) 무조건적인 사랑과 친화력 습득

동물은 내담자의 외모나 장애에 상관없이 비판적이지 않고 무조건적으로 수용하기 때문에 동물을 통해 친화력을 배우게 된다.

(5) 공동체 생활터득

반려동물을 기르는 일을 분담함으로써 각자 자기가 맡은 역할에 대해 충실해지고 공동체 생활을 통해 서로의 권리를 존중하게 된다. 폐쇄적이고 고립된 생활에서 벗어나 더불어 살아가는 방법을 배울 수 있다.

(6) 긴장완화와 불안감소

반려동물과의 상호작용은 긴장감과 불안감을 감소시킨다. 수술대기 중인 내담자에게는 불안감과 긴장감을 덜어 주고 수술 후에는 통증을 완화시키고 회복이 빨라지게 한다.

(7) 고립감 해소와 사회적 접촉 확대

반려동물은 반려동물 소유자나 반려동물에 관심이 있는 내담자들이 서로 상호작용하면서 고립감을 해소하고 사회적인 접촉을 확대할 수 있도록 해 준다.

4) 신체적 효과

(1) 소근육 운동과 발달

반려동물과의 산책, 미용 관리, 쓰다듬기, 놀기 등의 활동을 통하여 아동이나 노약자의 소근육을 발달시켜 모든 근육운동 기술을 개선하고 발전시킬 수 있다.

(2) 대근육 운동과 발달

반려동물과의 조깅, 스포츠(어질리티, 프리스비, 썰매타기) 등을 통해 대근육이 발달된다.

(3) 근육계 및 평형감각의 재활

근육의 이완과 긴장, 평형감각의 자극 등으로 근육과 평형감각 기관의 치료에 효과적이다. 승마를 탈 경우 자세를 교정하고, 좌우의 균형을 유지하는 각 부분의 협동성 개선에 도움이 된다.

(4) 규칙적인 운동습관 형성

반려동물과 함께 놀이 및 산책을 하는 것은 내담자에게 규칙적인 생활을 할 수 있도록 도와주어 건강증진에 긍정적인 효과가 있다.

2. 상담이론과 동물매개치료적인 접근

2.1. 정신분석이론과 동물매개치료적인 접근

(1) 프로이드는 무의식의 고통이나 억압의 표출, 그림상징 분석, 무의식을 통찰하는 과정에서 자신의 통찰을 방해하는 저항이 일어난다고 보았다.

(2) 저항은 내담자로 하여금 무의식 세계를 다루지 못하게 하는 모든 방어적인 행동을 말하며, 치료관계를 형성하는 과정에서 자연스럽게 나타나는 현상이다. 이전의 상담경험, 치료사와 치료 과정에 대한 신뢰가 부족하거나, 자신을 드러내는 것에 대한 두려움, 수치 등과도 관련이 있다.

(3) 저항을 극복하기 위해서는 따뜻하고 친밀한 관계, 허용적인 분위기, 치료대상자의 존중, 치료사의 반영, 치료대상자의 수용 등이 있다.

(4) 치료목표는 성격구조를 수정하고, 자아를 강화하여 행동이 본능의 요구보다 현실에 바탕을 두도록 해야 한다.

(5) 치료과정은 무의식의 고통스러운 기억, 갈등과 불안을 자유연상이나 꿈의 해석을 통해 표출하고 의식화하는 과정에서 자신을 재경험하고 자아를 수용하는 것이다.

(6) 프로이드는 동물을 매체로 하는 심리치료에서는 동물의 상징성과 해석이 중요하다고 보았고 치료에서 극도로 피해야 할 것은 치료자의 역전이라고 하였다.

2.2. 분석심리이론과 동물매개치료적인 접근

(1) 융 학파의 동물매개치료의 목표는 '동물상징의 역할'을 통해서 개인 내부의 숨겨진 근원을 찾고, 개인의 이해와 성장과 변화를 증진시키고자 하는 데 있다.

(2) 언어보다 심상이 먼저 떠오르기 때문에 동물상징의 심상을 통해 잘 알지 못하는 정신세계를 깨울 수 있고 의식으로 가져올 수 있다. 심상을 단지 문제를 나타내는 것으로만 본다면 더 깊은 탐색의 가능성이 상실될 수 있다. 심상과의 대화는 다른 심상들을 보게 해 준다.

(3) 동물상징은 내담자와 치료사 간의 상호통찰과 이해의 자료이며, 내적·외적 실체에 대한 잠재적 통찰을 일으키는 합성물이고, 능동적 심상법이다.

2.3. 인간중심이론과 동물매개치료적인 접근

(1) 내담자는 동물이라는 매체를 이용한 창조적 과정을 통해 자기를 이해하고 성장하며 치유된다고 보았다.

(2) 이는 모든 사람들이 창조적일 수 있는 선천적인 능력이 있다는 믿음에 기초한 것이다.

(3) 동물매개치료는 단순히 현재 내담자가 직면한 문제의 해결뿐만 아니라 내담자의 성장과정을 돕는다.

(4) 내담자의 내적 준거 틀을 이해하게 함으로써 내담자의 내적 및 환경 내의 긍정적인 행동변화가 이루어지는 데에 목표를 둔다.

2.4. 개인심리학이론과 동물매개치료적인 접근

(1) 동물매개심리치료활동은 인간의 나약함을 보상하는 기능이다.

(2) 아들러는 결정주의보다는 자유의지를 더 신뢰했다.

(3) 모든 행동은 상호작용을 통해 이루어지는데 내담자가 타인과 상호작용이 안 되는 경우 동물과의 상호작용을 통해 상호작용능력이 향상될 수 있다.

(4) 공동체만이 생물학적인 유기체를 넘어서는 한 인간을 만들어낼 수 있는데 동물과의 공동활동을 통해 공동체에 적응하는 능력이 향상될 수 있다.

2.5. 게슈탈트이론과 동물매개치료적인 접근

(1) 동물이라는 매체를 통해 감각을 자각하고 자기 인식을 증가하게 한다.

(2) 치료자의 역할은 내담자들이 자신의 장애물들을 인식하고, 자신의 존재에 대해 충분한 경험을 하도록 돕는다.

(3) 과거의 미해결감정을 현재 경험과 접촉시키는 강력한 매개체 역할에 초점을 둔다.

(4) 내담자 스스로 해석과 진술, 의미를 발견하도록 한다.

(5) 동물과의 접촉을 통해 자기인식증가, 자신의 경험에 대한 주체가 자기라는 태도 형성, 자신의 욕구를 충족시키는 기술개발, 가치형성, 감각인식, 타인과 서로 도움을 주고받는 데 효과가 있다.

(6) 내담자로 하여금 전경과 배경을 분리시켜 그들의 행동이 특정 욕구와 동기에 영향을 미쳤음을 이해하게 한다.

2.6. 현상학적 이론과 동물매개치료적인 접근

(1) 동물의 상징은 현상의 창조, 의도성이다.

(2) 동물과의 접촉이 현상학적 통합, 미래의 대처능력과 설계능력을 향상시키는 데 도움이 된다.

(3) 내담자가 자유롭게 동물을 선택하고, 자유롭게 표현하는 과정을 통해 구조화된 시야로 동물을 바라보고, 현상학적 목표에 도달하는 것이다.

2.7. 행동치료이론과 동물매개치료적인 접근

(1) 내담자의 문제가 환경이나 내담자에 의해서 학습된 현상이라고 보았다.
(2) 행동수정 시 동물을 좋아하는 내담자에게 반려동물과 함께하는 활동을 강화물로 활용할 수 있다.
(3) 체계적 둔감법에서 불안을 일으키는 자극을 상상할 때 내담자가 좋아하는 동물을 안거나 옆에 앉혀서 동물의 손을 잡고 상상하게 하여 불안을 줄일 수 있다.
(4) 발달장애 아동, 문제성 행동을 지닌 성인, 특정 불안 증상을 치료하는 데 적합하다.

2.8. 인지치료이론과 동물매개치료적인 접근

(1) 인지는 아는 과정이다. 동물에 대한 관심과 관찰은 인지능력과 관련된다.
(2) 동물 기르거나 동물과 함께 하는 활동을 통해 지적 호기심, 어휘구사능력, 기억력, 집중력, 판단력이 향상될 수 있다.
(3) 동물과의 정서적인 상호작용으로 우울감이 감소되고 즐거움이 향상된다.
(4) 동물과의 상호작용으로 내담자의 사고나 감정이 자연스럽게 표출되는 과정에서 자신의 비합리적 사고를 인식하고 수정할 수 있다.

3. 동물매개심리상담사의 역할과 자세

3.1. 동물매개심리상담사의 역할

동물매개심리상담사의 역할은 전문적인 조력자로서의 역할이다.

1) 전문적인 조력관계 형성의 중요성

조력관계의 형성은 동물매개심리상담사와 내담자의 의사소통으로부터 시작된다. 의사소통을 통해 동물매개심리상담사는 전문인으로서 내담자의 다양하고 독특한 삶의 경험을 내담자의 입장에서 이해하여야 한다.

2) 조력관계 형성과정에서 주의할 점

(1) 내담자는 주호소문제에서 벗어나기 위해 도움을 요청하며 동물매개심리상담사와 내담자는 정서적·신체적·정신적·사회적 문제들을 해결하기 위해 매우 고통스러운 과정을 겪을 수 있다.

(2) 문제해결을 위한 조력관계는 내담자와 동물매개심리상담사 모두에게 힘든 경험일 경우가 대부분임을 명심해야 한다.

(3) 또한 동물매개심리상담사는 내담자의 고통이 감소되거나 문제가 해결되는 결과를 가져올 수 있는 조력관계를 기대하고 있어야 한다.

3) 전문적인 조력관계 형성의 요소

공감에 바탕을 둔 의사소통, 감정이입, 긍정적 존중, 온화함, 진솔성, 강점 및 가능성의 발견 등이 있다.

3.2. 동물매개심리상담사의 자세

1) 적극적 관심과 참여

내담자가 겪는 문제해결을 도우려는 의지와 관심이 있고 이를 위한 과정에 적극적으로 참여한다. 내담자의 변화 가능성에 대해 긍정적인 태도를 갖고, 내담자의 잠재력과 변화 가능성을 파악하고 적극 활용할 수 있도록 노력해야 한다.

2) 수용

수용은 어떠한 배경을 가진 내담자라 하더라도 그의 독특성을 인정하고 있는 그대로 받아들이는 것이다.

3) 대인관계기술

언어적·비언어적 의사소통기술, 말하기 기술(목소리·억양·말의 속도·얼굴표정·자세 등), 듣는 기술(경청기술·관찰기술·격려기술·기억기술 등), 자신의 경험을 노출하거나 한계를 설정하는 기술을 말한다.

4) 동물매개심리상담사의 자기인식

(1) 자신에 대한 이해와 함께 사회 전반에 관련된 기술, 지식, 가치 및 개인적 경험을 의도적으로 활용하여 자신의 업무를 향상시키며 내담자의 언어적·비언어적 의사소통에 대해 민감하게 반응하며 직관력을 갖고 있어야 한다.

(2) 내담자의 주변 상황을 파악하고, 타인을 수용하고, 내담자와 자신이 갖는 다양한 차이점을 이해하고, 차이점으로 인해 내담자를 비판하거나 판단해서는 안 된다.

(3) 내담자의 복지를 위협하는 사회제도나 규정 등에 대해 내담자를 대신해서 옹호, 원조, 지도, 격려 등을 수행하기 위해서는 분명하고 단호하게 자신의 주장을 펼 수 있어야 한다.

(4) 다양한 장소에서 다양한 사람들을 만나는 동물매개심리상담사는 자신의 언어적 표현, 비언어적 표현, 몸가짐을 조심스럽게 통제할 필요가 있다.

(5) 상담사는 생각, 본능적인 반응이나 느낌, 인상, 통찰력, 충동 혹은 추측으로부터 오는 여러 가지 막연한 의사소통의 형태를 직관적으로 이해해야 한다.

(6) 자기노출은 특정 상황에 효과적인 행동을 취하고자 할 때 상담사가 자신을 노출하는 기술이다. 동물매개심리상담사는 대상자에게 도움이 되지 않는 이상 절대 자신의 개인정보를 노출시켜서는 안 된다.

(7) 동물매개심리상담사는 특정 역할과 과업을 수행하는 데 있어 책임 있는 행동을 하는 것과 그렇지 않은 것을 구분하여 역할수행에 따른 분명한 지침을 숙지하고 있어야 한다.

(8) 자신의 역할, 임무, 책임을 분명하게 규정하여 그 이외의 영역에 관여하지 않는다.

3.3. 동물매개심리상담사의 개인적인 자질

(1) 부드럽고 온화한 성격
(2) 독창성과 자원(resource)의 풍부성
(3) 동기와 복잡성에 대한 민감성
(4) 책임감과 의무감
(5) 자신의 성격 특성에 대한 직관
(6) 개방성과 융통성

(7) 사람과 동물에 대한 사랑

(8) 진실성

(9) 인내력과 책임감

(10) 민감성에 대한 반응성

3.4. 동물매개심리상담사의 윤리적 책임과 전문가적 책임

(1) AAA/T 교류에 있어 그들의 역할과 책임감

상해를 방지하는 기술이 있어야 한다.

(2) 동물 스트레스에 대한 적절한 조치

동물의 신호(스트레스, 흥분 등)를 능숙하게 읽어내고 그에 맞추어 행동한다.

(3) 동물옹호자로서의 역할

동물의 요구를 보호하고 존중해 준다.

(4) 모든 상황에서 동물의 지지자로서 행동

동물과 상호작용을 할 수 있어야 한다.

(5) 치료도우미동물의 생명의 존엄성과 가치 인식

① 동물에게 적합한 사료의 급여와 급수, 운동, 휴식 등이 보장되어야 한다.

② 동물에게 가혹행위, 학대행위, 과도한 스트레스를 주어서는 안 된다.

(6) 동물의 건강상태 유지

동물에게 정기검진과 예방접종, 기생충구제 등으로 건강한 상태를 유지하도록 해야 한다.

4. 동물매개치료의 과정

4.1. 동물매개치료의 과정

동물매개심리상담사는 도움을 필요로 하는 내담자에게 의도적이고 계획적인 활동을 통해서 육체적인 재활과 정신적, 심리적인 회복을 추구해야 하기 때문에 동물매개치료 과정에서의 모든 일들을 단계적으로 수행해야 한다.

동물매개치료의 과정은 다음과 같다.

① 초기 단계 : 접수(Intake) 및 관계설정(Engagement), 사정(Assessment), 목표설정 및 계약

② 중간 단계 : 개입 실행

③ 종결 및 평가단계 : 이 과정에서 각각의 단계는 인간행동과 심리에 대한 이론과 지식을 적용하면서 실행된다. 물론 치료의 과정이 순서대로만 이루어지는 것은 아니다. 초기개입 동안에 사정과 개입이 동시적으로 수행되기도 하며 중간 단계에서 다시 사정이 이루어지기도 한다.

1) 초기 단계

도움을 필요로 하는 내담자와 도움을 주는 동물매개심리상담사와의 관계가 형성되는 시기이다. 상담사는 내담자와 라포(Rapport)를 형성하면서 내담자의 문제를 탐색하게 된다. 내담자에 의해 제시되는 주호소문제에 대한 검토로 시작하여 내담자의 전반적인 상황을 사정한다. 이 목표와 계획 등은 내담자와 치료사 간의 비공식적 또는 문서화된 상호계약에 포함된다.

2) 중간 단계

초기 단계에서 사정한 결과에 의하여 적절한 목표를 설정하고, 그 목표를 달성하기 위해 구체적인 계획을 세우고, 그 계획에 따라 동물매개치료의 치료적인 개입을 실행한다. 이 단계에서 내담자의 상황에 새로운 정보가 있거나 상황이 변하게 되면 계획을 변경할 수 있다.

3) 종결 및 평가단계

내담자의 목표성취 정도를 평가하고, 상담사와 내담자 사이의 관계종결과 관련된 사항을 정리해야 하며, 향후 내담자에게 나타날 수 있는 문제에 대한 후속적 계획도 세워야 한다.

〈표 2-1〉 동물매개치료의 과정

초기 단계	중간 단계	종결 및 평가 단계
접수, 관계형성, 사정(assessment) 치료계획수립 및 계약	계획에 의한 개입 실행	종결준비 목표에 대한 평가 종결 후 계획

4.2. 개인을 대상으로 하는 동물매개치료

동물매개치료의 경우 대부분 개인이나 2~3명의 소집단을 대상으로 하여 치료적인 개입을 하게 된다.

1) 초기 단계

내담자를 돕기 위해 내담자의 상태, 문제 등을 파악하는 과정이 필요하다. 첫 만남에서 상담사는 내담자의 말을 경청하고 내담자를 이해하기 위하여 노력하고 있다는 것을 알리는 것이 가장 중요하다. 그러므로 내담자가 편안한 분위기에서 자신의 언어로 이야기하는 분위기를 만들기 위해서 치료도우미동물을 활용하는 것도 첫 만남의 어색함에서 벗어나 편안한 관계를 형성하는 데 도움이 된다.

(1) 접수(Intake)

① 접수란 상담을 필요로 하는 내담자가 치료기관을 찾아왔을 때 내담자의 욕구나 문제가 기관이나 상담사가 제공하는 서비스를 통해서 해결되거나 도움이 될 수 있는지를 판단하는 과정이다.

② 일반적으로 동물매개치료의 경우는 동물매개치료가 이루어지는 기관이나 상담사에게 내담자(아동의 경우 아동의 보호자)가 찾아오거나, 다른 치료영역에서의 의뢰, 다른 사람의 권유로 오게 되는 경우가 대부분이다.

③ 우리 사회에서는 동물이 많은 영역에서 도움이 된다는 막연한 생각을 갖고 있지만, 과연 효과가 있을 것인지, 위험하지는 않은지 등의 양가감정을 갖게 되는 것이 일반적인 상황이다.

④ 내담자는 새로운 분야에 대한 호기심과 두려움, 걱정들을 갖고 첫 만남을 하게 된다. 쉐퍼(sheafor)는 접수 시 편안한 분위기 조성, 내담자의 두려움, 오해를 확인하고 양가감정 다루기, 치료서비스 제공 여부, 비용 등의 설명, 의뢰결정, 기관 서비스의 특성설명, 앞으로 진행과정에 대한 기본적인 사항(시간, 빈도, 비용 등) 결정 등을 다루어야 한다고 하였다(김혜란 : 322).

⑤ 첫 만남에서 치료도우미동물을 내담자가 자연스럽게 접해 보도록 하는 것도 바람직하다. 예를 들어, 작고 예쁜 강아지를 상담사가 안고 있거나 보조자로 하여금 치료

도우미동물을 데리고 있도록 하는 것이다. 이런 과정에서 절대로 무리하게 내담자에게 도우미 동물을 접근시키는 것은 삼가야 할 것이다.

⑥ 자유스러운 상황에서 내담자의 동물에 대한 반응을 보는 것이다. 대부분의 내담자들은(내담자가 아동일 경우) 동물에 대하여 관심을 갖고 좋아하지만, 그렇지 않은 내담자도 있기 때문이다. 무리하게 접근시킴으로써 오히려 동물에 대한 두려움을 더 느끼게 할 수도 있다.

〈표 2-2〉 아동과 첫 만남을 위한 준비과정

번호	내용	상황
1	사전검토	• 기관이나 치료사에게 주어진 정보를 초기접촉 이전에 검토하고 점검한다. • 기초정보를 사전에 파악하게 됨으로써 이미 제공된 정보에 대하여 클라이언트에게 반복적으로 요구하지 않게 되며 특정 내담자에게 필요한 준비를 할 수 있다. • 그러나 불완전한 정보로 인한 선입견을 가질 수 있기 때문에 기초자료로만 활용한다.
2	초기 면접자나 의뢰인을 통한 정보수집	• 초기 면접자나, 의뢰인 또는 이전에 사례를 담당했던 직원으로부터 내담자에 대한 이름, 연령, 연락처, 주소, 기타 인적사항 등과 문제 상황, 즉 문제의 특성, 심각성, 위급성 등에 대하여 알아본다. • 그러나 타인으로부터 얻은 정보는 내담자의 견해와 다를 수 있으며 객관적일 수 없기 때문에 그런 정보로 인한 잘못된 선입견을 갖지 않아야 한다.
3	슈퍼바이저나 동료로부터의 조언	• 내담자와의 첫 만남이 이루어지기 전에 슈퍼바이저나 동료로부터 조언을 구한다. • 잠정적으로 면접의 목적을 설정하고 관련된 실무적 사항들에 관해 논의를 하는 것은 면접의 효과를 높일 수 있다.
4	면접 준비	• 면접을 방해하는 요소들을 사전에 차단하고 의사소통이 원활히 이루어질 수 있도록 구체적인 준비를 한다. • 약속시간과 장소, 면접장소의 분위기 조성, 내담자의 가정을 방문하는 경우에도 세심한 주의를 요한다.
5	공감적 이해 (사전공감)	• 예상되는 내담자의 문제와 상황에 대하여 공감적 이해를 한다. • 직접대면을 하기 전에 내담자에 대한 생각이나 배경, 감정, 관련된 이슈 등에 대하여 내담자의 입장에서 생각해 보는 기술이 필요하다.
6	잠정적인 계획수립	• 효과적인 면접을 위한 사전 계획을 세운다. • 면접의 목적이나 동기, 방향성, 예상되는 결과, 전문가의 역할, 질문의 내용과정 등에 대한 사전 계획은 내담자와 실제 계획을 세우고 면접을 일관되게 이끌어가는 데 많은 도움이 된다.

(2) 관계형성(Rapport)

내담자와 첫 만남으로 시작되는 초기 단계는 만남이 긍정적이며 생산적이라는 확신을 갖도록 하는 기술이 필요하다. 서로에 대한 소개와 동물매개치료에 대한 설명과 치료의 방향을 설정하고 내담자의 기대를 확인하고 기관의 정책이나 규정, 윤리적인 원칙 등에 대한 검토가 이루어짐으로써 내담자는 동물매개치료에 대한 이해를 하고 참여할 수 있게 된다. Biestek(1957)이 제시한 내담자와의 관계형성 구성요소는 ① 자기·결정주의, ② 비밀보장, ③ 개별화, ④ 수용화, ⑤ 비심판적인 태도, ⑥ 표현의 자유이다.

(3) 사정단계(Assessment)

① 라포 형성과 함께 내담자(아동의 경우 아동의 보호자) 자신의 문제에 대해 이야기할 준비가 되었다면 다차원적인 측정을 통해 문제를 구체적으로 파악해야 한다.

② 몸이 불편한 사람이 병원을 찾듯이 어떤 문제나 욕구를 가진 사람이 동물매개치료센터나 상담사를 찾아왔을 때 그 사람이 요구하는 것을 모두 다 들어줄 수는 없을 것이다. 의사가 먼저 내담자의 몸 상태를 진찰하는 것과 같이 먼저 내담자가 어떤 문제나 상황에 처해 있는지를 파악하는 것이다.

③ 자료를 수집할 때 준비과정에서 내담자의 초기 면접자나 의뢰인을 통해 입수한 자료와 슈퍼바이저나 동료로부터의 조언 등도 참고로 하는 것이 좋다.

④ 탐색단계를 통해 수집한 많은 정보들을 정리함으로써 내담자의 상황을 명확히 이해하고 개입의 방법과 방향을 구체화한다. 임시적인 사정 틀을 구성해 봄으로써 상담사는 내담자의 문제 상황에 영향을 주는 요소들에 대하여 이해하게 된다. 문제를 정의하고, 개입과정에서 참여하게 되는 체계들을 명확히 하고 변화목표를 설정하고 변화결과를 예측해 본다.

⑤ 개입과정에서 발생할 수 있는 위험요소나 장애요소 등을 찾아보고 동물매개치료에 대한 구체적인 계획을 수립한다. 내담자 개인에 대한 건강상태, 욕구, 장점을 정확하게 파악해야만 계획단계의 방향을 정할 수 있다.

(4) 계획단계

사정단계에서 나타난 내담자의 욕구를 충족시킬 수 있는 차원에서 모든 것을 고려하여 구체적인 계획이 이루어져야 한다.

① 사정단계에서 내담자의 문제와 욕구 등이 확인되고 나면 계획단계에서는 내담자의 욕구에 대해 우선순위를 정하고 상위목표와 상위목표를 실행할 수 있는 구체적인 하위목표를 설정한다. 또는 장기목표와 단기목표로 설정하는 경우도 있다.

<사회성 향상의 예>

- 예를 들어, 사회성 향상이 장기적 상위목표라면
- 단기적 하위목표는 구체적으로 눈 마주치기, 동물과 대화하기, 산책하기, 자신의 비밀 이야기하기 등 치료도우미 동물과의 활동을 통해서 친구나 다른 사람에게 활용할 수 있는 실현가능한 목표를 세우고 그런 상위목표와 하위목표를 달성하기 위한 활동내용들로 프로그램, 전략, 접근법을 구체화하고 평가방법을 정한다.

② 동물매개치료 전문가는 내담자의 개별 프로그램 계획을 결정하기 위하여 정신과의사, 심리치료사, 사회복지사, 수의사, 조련사 등 다양한 관련 전문가들과 팀을 구성하여 의논을 하거나 조언을 듣는 것도 바람직한 방법이다. 이 단계에서는 내담자의 문제나 욕구와 장점이 고려되어야 하며 우선적으로 전문적 도움이 필요하고 가장 절박한 욕구를 규정해야 하고 구체적인 목적과 목표를 분명하게 밝혀야 한다.

③ 특정 활동과 프로그램은 목적과 목표에 이르기 위한 수단으로 선택되어야 한다.

④ 계획단계에서의 평가는 적합한 시기와 방법을 합의하에 선택해야 한다.

⑤ 목적은 내담자의 욕구를 만족시키는 것으로서 내담자의 욕구목록에서 나와야 한다.

⑥ 장기계획인 상위목표와 이를 달성하기 위한 구체적인 단기계획인 하위목표에 맞추어 활동이 구성되어야 한다.

2) 중간 단계

(1) 개입실행

상담사와 내담자는 그동안 사정과 계획을 통해 세웠던 목표를 달성하기 위해 구체적인 활동을 수행한다. 개입실행단계에서는 내담자의 치료목표에 초점을 맞추고 프로그램 계획에 맞추어 활동을 하게 되지만, 과업을 수행해 나가면서 내담자와 상담사는 시작단계에서 설정했던 어떤 목표와 방법은 적절하지 못했다는 것을 알게 되고 이를 수정하게 될 수도 있다.

① 내담자에 대한 변화를 중심으로 한 개입

변화는 내담자의 행동, 사고, 감정의 변화를 통해 시작된다. 상담사들은 치료 과정에서 한 가지 이론만을 선택하여 사용하기보다는 대상이나 상황과 경험에 따라 다양한 이론을 적용하는 것이 중요하고, 케이스에 따라 창조적인 방법으로 개입해야 될 경우도 있다.

② 감정을 다루는 방법

상담사는 내담자가 억압된 감정을 표현하고, 안정과 지지의 느낌을 경험하게 도와주어야 한다. 내담자들은 죄책감, 두려움, 우울, 불안, 분노의 감정 등을 가지고 있는 경우가 많다. 내담자가 경험하고 있는 감정을 표현하도록 유도함으로써 그 감정에 도달하게 할 수 있다. 내담자의 비언어적인 행동을 말로써 표현해 주거나(예 : 우울해 보이는구나), 내담자의 상황에서 빈번하게 나타나는 감정을 지적해 줌으로써(그런 사건은 사람을 매우 불안하게 만들죠), 또한 그런 상황에서 치료사 자신이 느끼는 감정을 표출함으로써 내담자가 감정을 표현하도록 이끌 수 있다. 내담자가 감정을 표현하게 되면 그 감정을 정확히 반영해 줌으로써 치료사가 내담자를 이해하고 있음을 보여주어야 한다(고통스런 일이구나). 여러 가지 복합적인 감정을 갖고 있는 경우에는 감정을 세분화하여 문제를 다루기 쉽게 하는 작업이 필요하며 각각의 감정을 다루어 주어야 한다.

③ 부가적 감정이입(Additive Empathy)방법
　㉠ 내담자의 언어적 메시지에서 함축되어 있는 감정을 파악한다.
　㉡ 표면적 감정 밑에 깔려 있는 감정을 파악한다.
　㉢ 내담자가 축소하려는 감정을 깊이 있게 다루어 준다.
　㉣ 내담자가 표현하는 감정의 성격을 분명히 한다.
　㉤ 비언어적으로 표현되는 감정을 파악한다.

④ 사고를 수정하기 위한 방법

내담자의 사고 수정을 통해 문제를 해결하도록 돕기 위해 가장 많이 사용하는 방법은 내담자가 문제해결을 위해 사용했던 방법을 바꾸도록 하는 것이다.

ㄱ 먼저 문제가 무엇인지를 파악하게 한다.

ㄴ 그에 대한 목표를 설정한다.

ㄷ 가능한 해결책들을 창출해 낸다.

ㄹ 각 해결방안에 대한 평가를 한다.

ㅁ 그 해결책들 중에서 가장 적절한 대안을 선택한다.

ㅂ 선택한 대안을 어떻게 실행에 옮길 것인가를 계획한다.

⑤ **아동이 자아개념을 높이도록 도와주는 방법(Ellis와 Harper, 1975 재인용)**

이 방법은 내담자 스스로가 자기 자신에 대해 긍정적으로 말하게 하는 것이다.

ㄱ 그런 접근방법을 사용하는 이유를 내담자에게 설명한다.

ㄴ 내담자에게 사람들이 사용하는 자기 비하적인 진술의 종류를 교육시킨다.

ㄷ 내담자로 하여금 자기 내부에 있는 자기 비하적인 진술들을 분석하도록 돕는다.

ㄹ 내담자의 자기비하적인 진술을 긍정적인 진술로 바꾸도록 돕는 것이다.

⑥ **해석**

해석은 상담사가 일방적으로 하기보다는 상담사와 내담자가 같이 참여해서 여러 사건 사이의 관련성을 내담자가 이해하게 되는 과정으로 인식하는 것이 중요하다.

⑦ **내담자의 행동을 수정하는 방법**

ㄱ **강화**

강화는 상담사가 내담자로 하여금 긍정적인 행동을 할 수 있도록 만드는 데 효과적이다. 상담사의 개입이 내담자의 행동을 보상하고 내담자에게 기쁨을 줄 때 내담자의 행동은 강화된다.

ㄴ **벌**

처벌이라는 것은 내담자의 어떤 행동에 대한 상담사의 조치로 내담자가 그러한 행동을 다시 할 가능성을 감소시키는 것을 말한다.

ㄷ **모델링**

모델링은 내담자가 상담사나 다른 사람의 행동을 관찰하게 하거나 치료도우미 동물의 바람직한 행동을 관찰하도록 함으로써 수행된다. 바람직한 행동에 관한 이야기를 듣거나 책을 통해서도 모델링할 수 있다.

ⓒ 과제

내담자에게 프로그램 회기가 끝날 때, 행동과제를 주거나, 과제를 해 낼 수 있도록 지원함으로써 내담자의 행동수정을 도울 수 있다. 과제는 일반적으로 다음 회기 때까지 실생활 속에서 수행하도록 요구된다.

3) 평가와 종결단계

치료관계의 종료가 내담자가 목표를 성취해서 종결하는 것인지, 아니면 목표를 성취하지 못하여 동물매개치료서비스에 대한 비판적인 생각을 가지고 있는 경우인지, 또는 상담사가 기관을 떠나게 되는 경우인지, 아니면 서비스의 예정된 시간이 끝나게 되는 경우인지 등에 따라 다를 수 있다. 동물매개심리상담사는 다음의 과제를 수행해야 한다.

(1) 동물매개심리상담사의 수행과제

① 상담사는 내담자가 치료과정에서의 경험을 평가하도록 돕는다.
② 종결에 대한 감정처리를 돕는다.
③ 종결 후에도 유익한 변화를 계속 유지하도록 돕는다.
④ 필요하다면 새로운 서비스를 모색하도록 돕는다.

※ 알고 가기 <종결에 대한 감정 다루기>

· 내담자(특히 아동은)는 종결에 대해 다양한 감정을 갖는다(목적을 이루게 된 기쁨, 치료사와 헤어지게 되는 슬픔, 목적을 이루지 못하게 된 것에 대한 분노의 감정, 앞으로 내담자 혼자서 해낼 수 없다는 두려움 등).
· 치료사는 내담자가 이런 감정들을 표현하고, 잘 처리하도록 도와야 한다.
· 동물매개치료가 내담자에게 효과적이었다면 치료과정의 종결 후에도 내담자의 집에서 강아지를 키우도록 지도를 해주는 것도 사후관리로서 좋은 방법이 될 수 있다.

---

(2) 종결에 대한 반작용(Garland, Jones & Kolodny, 1965 재인용)

종결에 대한 반작용으로는 종결에 대해 부정하거나 퇴행 증상을 보이거나 종결하고 싶지 않은 욕구를 표현하기도 한다. 내담자가 종결을 준비하도록 돕기 위해 상담자는 초기부터 종결날짜에 대해 명백히 해 두는 것이 좋고 내담자의 변화에 대해 알려주며 실제 종결 몇 주 전에 종결에 대해 인식시켜 주어야 한다.

(3) 평가

치료목적이나 목표에 대한 재검토와 진전 상황을 점검하는 것이다. 계획단계에 세운 목표가 매우 구체적으로 세워졌다면 매우 쉽게 성공 여부를 결정지을 수 있을 것이다. 평가는 상담사로 하여금 내담자에게 어떤 개입이 효과적·비효과적인지를 깨닫게 하여 미래에 더 나은 서비스를 제공할 수 있고, 치료목표달성이 실패한 경우에도 왜 문제해결시도가 실패하였는지, 목표가 현실적이었는지, 다르게 할 수 있는 방법은 없었는지 검토해야 한다. 평가 시 심리치료에 활용되는 심리척도를 활용하는 방법도 효과적이다.

4.3. 집단을 대상으로 하는 동물매개치료

동물매개치료와 같이 전문적인 치료활동을 하는 것보다 반려동물과 함께 즐거운 시간을 보내는 정도의 오락적·교육적·예방적 기능에 중점을 두는 활동인 경우에는 개인적인 개입보다 집단으로 하는 것이 도움이 된다. 노인시설의 노인들, 장애인시설의 경우 비슷한 장애를 가진 장애인들, 특수학교나 일반학교의 특수학급학생들의 방과 후 교실 같은 비슷한 부류의 집단을 대상으로 하는 소집단인 경우에는 한 명의 치료사가 한두 마리의 치료도우미동물을 데리고 활동하기도 하고, 집단의 규모가 크거나 집단 구성원이 다양한 경우에는 여러 명의 상담사나 자원봉사자들이 여러 마리의 치료도우미 동물을 데리고 프로그램을 운영하게 된다.

1) 집단활동의 이해

(1) 치료적인 개입은 대부분 개인을 대상으로 이루어진다. 장점도 많은 반면 단점도 있다.
(2) 개인을 대상으로 하는 것은 시간과 비용이 많이 요구되며 비슷한 문제를 가진 사람들이 서로를 통해 배울 수 있는 기회가 없다는 것이 제한점으로 지적되고 있다. 집단적인 개입은 비슷한 문제나 관심을 가진 사람들이 모여서 함께 자신들의 욕구를 충족시켜 나가는 과정이다.
(3) 집단 활동의 장점은 개인적 긴장감을 줄일 수 있고, 집단 내에서의 상호작용을 통해

서 연습할 수 있다.

(4) 옐롬(Yalom, 1995 재인용)의 집단이 갖는 장점

① 희망고취

집단은 집단원들의 문제가 개선될 수 있다는 희망을 심어주고 이러한 희망은 그 자체로 치료적 효과를 갖는다.

② 보편성

집단을 통해 다른 사람들도 자기와 비슷한 생활경험 또는 문제를 가지고 있다는 것을 알고 위로를 받게 된다.

③ 정보전달

집단구성원들로부터도 직접 또는 간접적인 제안·지도·충고 등을 얻게 된다.

④ 이타심

집단구성원들은 위로, 지지, 제안 등을 통하여 서로 도움을 주고받는다. 자신도 누구에게 도움을 줄 수 있고 타인에게 중요할 수 있다는 발견은 자존감을 높여 준다.

⑤ 1차 가족집단의 교정적 반복발달

내담자는 부모형제들과 상호작용하는 방식으로 치료사와 집단구성원들과 상호작용을 재현하게 되며 그 과정을 통해서 그동안 해결되지 않은 가족갈등에 대해 탐색하고 도전한다.

⑥ 사회기술의 발달

집단구성원들로부터의 피드백이나 특정 사회기술에 대한 학습을 통해 대인관계에 필요한 사회기술을 개발한다.

⑦ 모방행동

집단치료사와 집단구성원은 새로운 행동을 배우는 데 좋은 모델이 될 수 있다.

⑧ 대인관계 학습

자신의 대인관계에 대한 통찰을 얻게 되고, 대인관계형성의 새로운 방식을 시험해 볼 수 있는 장이 되기도 한다.

⑨ 집단 응집력

집단 내에서 자신이 인정받고 수용된다는 소속감은 그 자체로서 집단구성원들의 긍정적 변화에 영향을 미친다.

⑩ 정화

집단 내의 비교적 안전한 분위기 속에서 집단구성원은 그동안 억압되어온 감정을 자유롭게 발산할 수 있다.

⑪ 실존적 요인들

집단원들은 자신들의 인생에 대한 궁극적인 책임은 스스로에게 있다는 것을 배운다(김혜란 외, 2002 재인용).

※ 알고 가기 <집단 활동의 단점>

· 집단구성원들 간에 마음이 맞지 않거나 갈등이 발생할 수 있으며 극단적인 경우에는 희생양을 만들기도 하고 집단에 지나치게 의존하는 성향이 생겨나기도 한다.

---

2) 집단의 종류

동물매개치료를 위한 집단에는 기관의 서비스 목적과 개입하려는 문제, 서비스 대상에 따라 다양한 특성을 지닌 집단들이 있다. 동물매개치료나 활동은 집단을 대상으로 할 때는 집단의 특성이나 유형, 서비스의 목적과 목표, 치료사의 역량 등을 고려하여 집단의 규모 및 대상을 정하는 것이 중요하다.

(1) 기관의 서비스 목적에 따른 분류

① 재활, 정신병원, 심리상담치료센터, 복지관 내 부설 치료실 등과 같은 1차적인 기능이 재활과 치료를 위한 치료서비스를 제공하는 집단이다.

② 정신보건센터, 학교, 교정시설, 군대, 보육시설, 아동과 노인을 위한 이용 및 생활시설, 장애인 이용 및 생활시설, 청소년을 위한 쉼터 등과 같이 치료 전문기관은 아니지만 치료서비스가 부분적으로 이루어지고 있는 집단이다.

(2) 치료 서비스의 개입목적에 따른 분류

① 신체적인 문제대상

재활병원, 복지관의 의료재활센터, 장애아동 의료재활센터, 치료센터, 장애아동 및 성인 주간보호시설, 양로원 및 요양원 등이다.

② 인지적인 문제대상

　병원, 의료재활센터, 어린이집, 장애통합 어린이집, 장애아동 및 성인 주간보호시설 등이다.

③ 심리사회적인 문제대상

　정신병원, 심리상담센터, 정신보건센터, 학교, 교정시설, 보육원, 어린이집 등이다.

(3) 인간의 생의 발달적 관점에 근거한 대상(client)

① 아동

　복지관의료재활센터, 장애아동 치료 바우처제도, 장애아동재활교육센터, 아동일시보호소, 지역아동센터, 보육원, 학교, 어린이집, 장애아동 주간보호시설 등이다.

② 청소년

　병원, 심리상담센터, 청소년 수련원, 학교, 특수학교, 보육원, 지역아동센터, 청소년문화원, 청소년쉼터 등이 있다.

③ 성인

　재활병원, 심리상담센터, 교정시설, 가정폭력상담소, 노숙자쉼터, 성폭력상담소, 노인요양병원, 요양원, 치매주간보호센터, 노인복지관 등이 있다.

3) 학교 교육에서의 동물매개치료

(1) 학교폭력 예방과 중재, 그리고 인성교육 프로그램의 일환으로 개와의 상호작용은 초등학생과 중학생의 공감수준과 공격성에 관한 신념들이 유의미하게 바뀌었다(Sprinkle, 2008).

(2) 치료도우미견과 함께할 수 있는 다양한 프로그램, 즉 치료도우미견 훈련시키기와 같은 프로그램 활동을 통해서 학생들의 인간관계기술을 발전시키고, 도덕관과 인간적인 가치를 강화시키고 학습시키는 데 도움을 줄 수 있다.

(3) 아동이 개에게 책을 읽어 주는 것은 아동의 언어발달에 도움이 된다(Brundige, 2009; Paddock, 2010). 초등학교 3학년 학생들을 대상으로 10주 동안 일주일에 한 번씩 15~20분 정도 큰 소리로 개에게 책을 읽어주는 실험을 하였는데, 실험 결과 학교를 다니고 있는 학생들의 읽기 능력은 12%, 홈스쿨을 하는 아동들의 읽기 능력은 30%가 향상되었으며, 읽는 속도는 분당 30단어까지 증가하였다.

(4) 75%의 참여아동의 부모는 이러한 실험 후 자신의 자녀들이 자신감을 가지고 큰 소리로 유창하게 책을 읽을 수 있게 되었다고 보고하였다.

(5) 학교에서 동물매개중재를 활용할 수 있는 가장 쉬운 방법은 상담사가 반려동물을 상담실에 데리고 와서 함께 있는 것이다. 상담실을 찾은 아동들은 반려동물이 상담실에 있어서 상담실을 찾아오는 것을 두려워하거나 어색한 감정이 사라지고, 반려동물이 보고 싶어 편안하게 상담실을 방문하게 되는 동기를 제공한다.

(6) 보살핌과 애정을 얻고 싶은 아동들은 단순히 반려동물을 안아주거나 만지는 것만으로도 욕구를 충족시킬 수 있고, 우울한 기분을 가진 아동들은 긍정적인 기분을 얻을 수 있을 것이다.

4) 동물매개치료에 활용되는 치료도우미견

(1) 일반적인 조건

① 사람들과 상호접촉을 해야 하므로 무섭게 생기거나 혐오감을 주는 외모를 가지면 곤란하다. 특이한 외모, 익살스런 행동이나 모습 등은 사람들의 관심을 끌 수 있다.

② 동물매개치료나 활동이 그냥 옆에 있는 것만으로 치료효과를 기대하기보다는 내담자들과 상호작용이나 접촉을 통해서 이루어지기 때문에 모든 동물은 사람들에게 우호적이고 사람과 친화성이 있어 어울리는 것을 좋아하고 잘 따를 수 있어야 한다.

③ 일반적으로 작은 동물을 활용하는 것이 좋다고 생각하지만 의외로 커다란 동물에 관심을 더 많이 갖게 되는 경우가 많아 동물의 성별이나 품종, 크기 등을 제한하기보다는 내담자의 상황이나 대상에 따라서 기본적인 자질을 갖춘 동물을 선택하는 것이 중요하다.

(2) 치료도우미견

치료도우미 동물 중에서 동물매개치료와 활동에 가장 많이 활용되는 것은 개다.

① 개는 오랫동안 사람들과 함께 생활하면서 사람들에게 우호적이고 사람들과 가장 가까운 동물이다.

② 개는 유일하게 24시간 언제나 활동이 가능한 동물이다. 개는 돌보는 사람 곁에 있기를 좋아하고 애정 어린 친구가 되고자 노력한다. 하지만 한 사람에 대한 지나친 집

착은 치료도우미개로서는 적당하지 않다.

③ 개는 훈련을 통해서 아주 다양한 방법으로 활용이 가능하고 좋은 파트너가 될 수 있다. 사교적인 동물로서 봉사하는 것, 새로운 사람을 만나고 반기는 것을 좋아하여 외롭고 우울한 내담자들을 위한 동물매개치료프로그램의 기초가 될 수 있다.

(3) 치료도우미견의 조건

아래의 7가지 조건과 함께 치료도우미견에 대한 평가를 한 후 치료도우미견으로 인정한다.

① 사람을 좋아해야 한다.

② 다른 동물에 지나친 관심을 갖지 않아야 한다.

③ 자극적인 상태에서도 안정적이어야 한다.

④ 훈련 상태 및 매너가 좋아야 한다.

⑤ 건강해야 한다.

⑥ 주인이 동물과 함께 활동할 수 있어야 한다.

⑦ 수의학적인 조건 : 내·외부 기생충, 피부질환 등 사람이나 다른 동물에게 옮길 수 있는 질환이 없으며 종합적인 건강검진에 이상이 없어야 한다.

〈표 2-3〉 치료도우미견의 평가(한국동물매개심리치료학회 자격관리위원회)

구분	평가	평가 방법	목적(기대효과)
1	낯선 사람 친근하게 허용하기 (받아 들이기)	안녕 만나서 반가워 · 핸들러들이 악수를 한다. · 눈을 마주보며 '너의 개 이름이 뭐니?', '너의 고양이 이름이 뭐니?' · 등을 돌려 퇴장한다.	· 팀 구성원이 낯선 사람을 적절하게 (반갑게) 맞아들이기 위한 활동이다.
2	스킨십 허용하기	· 반복적이고 동그랗게 개와 핸들러에게 접근한다. · 오직 개의 머리와 손만 사용하기	· 팀 구성원이 사교적이고 적절한 기술 및 통제력을 가지고 있는지를 알아보기 위한 활동이다.
3	외모와 그루밍 (단정한 차림새)	· 눈, 귀 외피, 발톱 보기 · 각 앞발을 들어올리기, 잡기 · 한번 빗질하기	· 팀 구성원의 외모가 적절한지를 알아보는 것이고, 개가 낯선 사람으로부터 빗질당하거나, 몸을 검사받는 데에 있어 저항이 없는지를 알아보기 위한 것이다. · 핸들러의 보살핌 및 책임감을 알아보는 평가 활동이다.
4	산책할 때	· 최소한 한 번 오른쪽, 왼쪽, 뒤로 턴하기 · 걷는 동안 한 번 멈추기 그리고 한 번에 종료하기 · 리드가 느슨할 때 관찰하기 · 핸들러에게 집중하기	· 개와 함께 이동할 때 편안하게 이동하고 개가 통제되어 있는 상태를 확인하기 위해서이다.

5	군중 속에서 걷기	・보조자들은 산만하거나 시끄럽지 않게 섞여서 걷는다. ・핸들러는 걷는 속도를 바꾼다.	・공공장소에서 통제성이 실현될 수 있는가를 보기 위한 것이다. ・보행자 도로를 매너 있게 통과하기 위해서이다.
6	산만함 속에서의 반응	・산만함을 1명은 개의 앞에서 시각적으로 보이게, 다른 1명은 개의 뒤에서 청각적으로 들리게 투입한다. ・산만함은 개의 10발자국 떨어진 곳이거나 군중 속에 섞여서 관찰한다.	・안정성과 진정성, 자신감을 유지하는가를 알아보기 위한 것이다.'
7	앉기, 엎드려, 기다리기 지시하기	・구두로 지시하거나 손짓으로 지시할 수 있다. ・평가자의 사인이 있을 때까지 기다린다. ・평가자의 사인은 3초를 지나지 않는다. ・개는 핸들러의 앞이나 옆에 있다.	・개와 같은 경우에 이 활동은 앉기, 엎드리기, 머무르기 등을 할 수 있는가를 보기 위한 것이다. ・작은 개에게 있어서는 다른 사람들에게 자신들이 놓이거나, 옮겨지는 것을 잘 참을 수 있는지를 보기 위한 것이다.
8	오라고 부를 때 오기	・긴 리드줄을 가지고 있다. ・평가자는 개에게 산만하게 스킨십을 한다. ・평가자가 핸들러에게 부르라고 신호를 낸다. ・리드줄을 다시 부착한다.	・다른 장해물에 의해 방해받을지라도 핸들러에게 완벽히 가서 핸들러가 개에게 다시 끈을 묶을 수 있는지를 보여주기 위한 활동이다.
9	전반적인 검사	・평가자는 개의 신체를 손으로 만지며 접촉하고 개의 반응을 평가한다. ・한번 치기, 찌르기, 만져보기, 압박하기 등 ・눈을 마주본다.	・개들은 거부반응 없이 낯선 사람에게도 자연스럽고 편안하게 자신을 살펴볼 수 있게 허락하는지를 보기 위한 활동이다.
10	서툰 스킨십	・평가자는 누군가에게 약한 움직임, 제한된 움직임을 흉내 내면서 핸들링과 스킨십을 한다. ・카랑카랑한 목소리를 낸다. ・모음을 말한다. ・서툰 핸들링을 한다.	・개를 어떻게 다루는지 잘 모르는 사람이나, 신체적인 장애를 가지고 있는 사람이 개를 마구잡이로 서투르게 만질 때, 개가 얼마나 인내심과 통제력을 가지고 참을 수 있는지를 확인하기 위한 활동이다.
11	개 뒤에서 부딪치기	・평가자는 개와 부딪히는 상황을 가정하기 해 자신의 다리 또는 무릎을 이용한다.	・사람이 개와 부딪혔을 때 개가 잘 참아내는지를 보기 위한 활동이다.
12	여러 사람이 만질 때	・최소 3명의 보조자들이 접촉할 것이다. ・모든 시도는 개의 주의를 얻는다. ・계속 상호접촉 한다.	・개가 분주하고, 여러 사람들에 의해 만져지는 상황에서 잘 견뎌낼 수 있는지를 보기 위한 활동이다.
13	좋아하는 것이 있을 때	・개가 좋아하는 장난감, 먹이를 보고 지나치는가. ・동물이 장난감 냄새를 조금 맡는 것은 허용될 만한 행동이다.	・개가 명령을 받았을 때 장난감을 포기할 수 있는지를 보기 위한 것이다. ・핸들러가 개의 상태나 행동 및 위치를 잘 알고 있는지를 보여주고, 개가 장난감을 물거나 가져오는 것을 막을 능력이 있느냐를 보여주는 것이다.
14	보상물 제공하기	・개가 보상물을 예의바르게 받아먹는가	・개가 보상물을 예의바르게 받아들이는지를 보기 위한 것이다.
15	전체적인 평가	・평가자는 핸들러가 동물을 다루는 데 있어서 주도적이었는지, 반응적이었는지, 아니면 활동적이지 못했는지를 평가한다. ・평가자는 예측하지 못한 돌발 상황에서도 개와 핸들러들이 서로를 믿고 잘 협동적으로 움직였는지 판단한다.	・평가과정 동안, 핸들러와 개는 시설을 방문한 평가자와 보조자들과 잘 상호작용하고 협동할 줄 알아야 한다.

제2장
놀이치료

1. 놀이치료의 이해

1.1. 놀이치료의 정의

놀이치료란 다양한 이론을 바탕으로 다양한 기법을 사용하여 놀이를 통해 유·아동을 치료하는 정신치료의 한 방법이다. 유·아동은 생각이나 감정을 말로 표현하는 데 제약이 있기 때문에 언어 대신 놀이로써 자신의 의사소통을 하게 된다. 그러므로 성인에서의 정신치료가 말이라는 "언어"를 매개로 하는 것과 같이 놀이치료에서는 "놀이"를 매개로 치료가 이루어지게 된다. 다시 말해 놀이치료를 통하여 유·아동은 내적인 긴장, 불안, 공격성, 두려움, 좌절감 등을 표출시킬 수 있는 기회를 갖게 되고 그런 감정들을 조절하거나 버리는 것을 배우게 된다.

※ 알고 가기

상담실에 오는 아동들은 대부분 자발적으로 상담을 받으러 오는 성인들과 달리 부모, 교사의 권유나 압력에 의해 오기 때문에 상담을 일종의 처벌로 생각하여 이를 두려워하거나 거부하곤 한다. 그러므로 상담자는 아동이 이해받고 수용되고 있다고 느끼고 안정감을 찾고 상담이 자신에게 도움이 된다고 느낄 수 있도록 해 주는 것이 중요하다. 그러기 위하여 상담자는 아동들이 거부감 없이 즐겁고 기쁘게 상담에 참여할 수 있도록 그들에게 맞는 상담전략들을 개발해야 한다.

1.2. 놀이치료의 역사

1) 1900년대 초 프로이드(Freud)
(1) 놀이가 아동의 심리를 치료하는 데 도움을 준다고 생각하여 말에 대한 공포증을 호소하는 한스(Hans)라는 어린아이를 치료했다.
(2) 프로이드는 한스의 아버지로 하여금 그의 놀이를 관찰하도록 하고 놀이의 의미를 해석하여 치료했다. 이것이 최초의 아동심리치료이다.

2) 안나 프로이드(Anna Freud)
허그헬무스(Hug Hellmuth), 안나 프로이드(Anna Freud), 멜라니 클라인(Melanie Klein) 등 정신분석학자들이 놀이를 아동의 정신치료에 도입하고 이론화하기 시작하였다.

3) 액슬린(Virginia Axline)
(1) 『딥스』의 저자인 엑슬린은 칼로저스(Carl Rogers)의 내담자중심상담이론에 근거하여 아동중심놀이치료 이론을 발전·정립시켰다.
(2) 사실 이때부터 놀이치료는 아동심리치료의 가장 중요한 요소로서 자리 잡게 되었다.

4) 많은 임상가들이 정신분석적 놀이치료, 아동중심 놀이치료, 인지행동 놀이치료, 통합적 놀이치료 등 다양한 이론적 배경을 토대로 기법을 발달시켜 놓았다. 대표적인 학자로는 찰스 쉐퍼(Charles E Schaefer), 게리 핸드리스(Garry Landreth), 케빈 오커너(Kecin O'Connor) 등이다.

5) 우리나라에서는 숙명여대 교수였던 『딥스』의 번안자 주정일 교수가 아동중심 놀이치료를 처음으로 한국에 소개한 것을 계기로 몇몇 놀이치료사들이 놀이치료연구회를 조직했다. 이런 연구회는 많은 임상가와 교수들의 열의와 관심 아래 한국놀이치료학회라는 학회로 발족하게 되고 매월 모임을 갖고 있다.

1.3. 놀이치료의 이해

(1) 놀이는 유아에게 있어서 생활의 에너지이며, 유아의 전인적인 성장과 발달에 필수적인 요소로 유아의 삶 그 자체라고 할 수 있다.

(2) 유아는 놀이를 통해 자신의 내면세계를 표현하고, 여러 가지 문제 상황을 해결하는가 하면 건전한 자아상을 확립하기도 한다(Axline, 1947; Ginnot, 1961).

(3) 놀이는 유아의 마음속에 쌓인 갈등, 좌절과 불안 등을 해소시키는 데 매우 유용한 역할을 한다.

(4) 2~3세 어린 유아는 자신의 정서적 경험을 언어로 충분히 표현할 수 없기 때문에 어린이의 심리적 문제를 해결하는 치료의 한 방법으로 놀이치료는 효과적이다(김재은, 1992; Ginott, 1961).

2. 놀이치료의 이론

2.1. 정신분석적 놀이치료

1) 의의

(1) 1920년대 이후, 정신분석적 놀이치료는 아동분석 발달에서 중요한 역할을 해 왔다.

(2) 아동과 청소년 치료를 위한 이러한 기법은 성인 정신분석의 확장으로 서서히 발전했고, Anna Freud와 그녀의 추종자들이 런던에 있는 Hampstead Child Therapy Clinic에서 이룩한 업적에 의해 확립되었다.

(3) Freud에 의한 초기 정신분석이론은 성격발달이 역동적이고, 본능적 추동과 리비도 단계들의 유아기 성(infantile sexuality)이론에 바탕을 둔 다차원적 결정 과정(multiply-determined process)으로 보았다.

(4) 정신분석 놀이치료는 아동의 문제행동 뒤에 반드시 내적 갈등이 있다고 하며 인간을 부정적인 존재로 보았다. 아동은 자신의 내적 갈등을 여러 가지 방법으로 표현한다.

(5) 놀이치료과정에서 아동은 자신의 내면적인 갈등이나 어려움을 드러내 보일 것이며 놀이치료자는 아동의 놀이에서 많은 것을 통찰하고 해석하여 진단하게 된다.

(6) 놀이는 그 자체가 수많은 상징화(Symbolization)나 전치(Displacement)의 산물이다.

(7) 놀이가 상상과 상징의 표현으로 이용되기도 한다.

ex) 장난감을 바닥에 두드리거나 크레용으로 낙서하기도 하며 장난감이나 공을 던지는 모습을 보인다.

(8) 아동은 무의식적인 공상이나 욕구들을 장난감을 이용한 놀이나 역할놀이 등을 통해 표현하게 된다.

ex) 소꿉장난, 병원놀이 등이 있다.

(9) 본 놀이의 개념은 아동의 마음에서 일어나는 여러 생각들과 느낌들, 갈등과 기억뿐 만 아니라 갈등의 해결을 돕는 치료적 과정을 의미한다.

ex) 성적 학대의 경험과 같이 충격적 사건을 겪은 어린이에게 놀이가 어떠한 방식으로 정신적인 회복기능을 하는지에 대하여 명확히 이해하는 것이 필요한데 이것은 놀이의 치료적 작용에 대한 역할을 파악하는 데 매우 중요하다.

2) **치료목표**

(1) 성인을 대상으로 하는 정신분석과 마찬가지로 무의식을 의식화하고 자아의 기능을 강화시켜서 본능의 요구보다는 현실에 바탕을 두고 행동할 수 있도록 하는 것이다.

(2) 무의식적인 문제를 표면으로 끄집어낼 수 있도록 이전의 고통스러운 경험을 재구성 하고 해석하고 분석한다.

(3) 고착, 퇴행, 아동의 정상발달을 이탈시키는 발달 결함과 일탈을 해결하는 데 목적이 있으며 주로 야뇨증, 공포증, 퇴행, 자폐적 증상 같은 정서적 문제와 연결되어 있는 증상들에 적용된다.

3) **기본원칙**

(1) 아동이 놀이를 계속하는 동안에 치료자는 아동의 행동을 실제적으로 묘사하는 것이 필요하다.

ex) 놀이치료실에 들어온 아동이 인형을 가지고 논다고 가정하자. 치료자는 아동의 옆에 앉아서 인형들에 대하여 물어볼 수 있다. '이게 누구니?'라고 물어보며 인형들의 나이, 역할, 이름 등을 물어보는 식의 질문을 통하여 아동이 인형들을 의인화하여 가상놀이(Pretend Play)를 하도록 상황을 구성할 수 있다.

(2) 아동은 이러한 인형놀이를 통하여 자신의 공격성, 좌절감 혹은 분노 등을 표출하게 되는데 가족인형놀이를 한다면 아동이 가족 사이에서 느끼는 외로움, 두려운 감정과 미움 등을 살펴볼 수 있고 가족 내의 역동을 짐작할 수도 있다.

ex) 만약, 아동이 나무블록으로 놀이를 하면서 하나 위에 다른 하나를 쌓고 다시 허무는 식의 놀이를 한다면 상호적인 관계형성에 초점을 맞추는 치료자는 '민이가 나무블록 위에다 다른 것을 쌓고 있구나. 그것을 부수네. 그리고 다시 쌓고 있구나', 혹은 '민이가 블록에 화를 내는구나'라고 말로 표현한다.

(3) 치료자는 아동이 하는 놀이의 내용에 대한 해석을 성급하게 해서는 안 된다. 왜냐하면 아동이 아직 자신의 문제를 직시할 준비가 되어 있지 않을 때 치료자가 놀이에 대한 해석을 하게 되면 아동은 부끄러움이나 죄책감을 느낄 수 있고 따라서 놀이를 거부할 수 있다.

4) 치료자의 역할

(1) 놀이에서 치료자는 아동이 솔직하게 자신의 감정과 경험을 자유롭게 표현하도록 격려하고 놀이행동에 대한 적절한 해석, 아동이 자신의 어려움을 알고 이해하도록 도와주어야 한다.

(2) 참여관찰자의 역할(Esman, 1983)을 해야 한다.

(3) 해석에 대한 책임이 있고, 놀이를 통해 아동과 치료적 동맹을 맺어야 한다.

(4) 회기의 초점을 놀이로부터 더욱 언어적인 상호작용으로 전환시켜야 한다.

2.2. 아동 중심 놀이치료

1) 의의

(1) 인본주의 이론에 기초한 것이다.

(2) Carl Rogers(1951)가 창시한 내담자중심치료(인간중심치료)의 이론적 개념을 따르는 것으로 Rogers의 제자이자 동료가 된 액슬린(V. Axline)은 이 원칙들을 아동에게 적용하여 아동중심 놀이치료를 창안해 냈다.

(3) 아동이 무한한 잠재력과 회복력을 갖고 있고 성장과 성숙을 향해 노력하고 있다고 보고, 아동들에게 무엇을 해 주는 것이 아니라, 아이들과 함께 하는 방식을 중요시했다.

(4) 치료자는 아동들이 긴장이나 정서적 불안을 발산하고 자기 자신의 문제에 대한 해결능력을 되찾아 인간적으로 성숙할 수 있도록 돕고, 최상의 발달을 할 수 있도록 최대한 허용적인 분위기를 만드는 데 주력한다.

(5) 즉, 아동은 놀이치료실에서 스스로의 힘으로 여러 가지 시도를 하게 되고 치료자는 아동의 이러한 노력에 대해 무조건적인 긍정과 수용의 경험을 통해 지지해 주는 것이다.

※ 알고 가기 <Carl Rogers>

① 다양한 연령층의 내담자를 치료하였으며, 아동을 치료하는 경우에 놀이를 활용한다.
② 인간은 자신을 향상시키고 유지하려는 성장 잠재력이 존재한다.
③ 심리치료란 잠재능력을 갖춘 사람 속에 내재해 있는 성장의 힘을 발굴해 내는 것이다.
④ 인간은 자신을 향상시키고 유지하려는 강한 힘인 성장잠재력이 있으므로 치료자는 내담자가 이 힘에 의지하여 스스로 치유할 수 있도록 도와주어야 한다.
⑤ 치료자는 내담자가 자신이 현재 내적으로 경험하는 것의 의미를 발견하도록 촉진시킨다.
⑥ 내담자 스스로 치유할 수 있도록 도와주어야 한다.
⑦ 치료자가 내담자를 완전히 수용한다는 치료자와 내담자의 관계에 중점을 둔다.
⑧ 치료자는 내담자를 공감적으로 이해한다.

※ 알고 가기 <Virginia M. Axline>

① 치료자는 순수하게 아동에 대해서 관심을 가지고, 따스하게 보호하는 관계를 발달시킨다.
② 치료자는 아동이 무조건적인 수용을 경험하게 하며, 아동이 어떤 식으로든 달라져야 한다고 소망하지 않는다.
③ 치료자는 관계 속에서 안전함과 허용성의 느낌을 만들어서 아동이 자아를 완전하게 탐색하고 표현하는 데 자유롭다고 느끼게 한다.
④ 치료자는 언제나 아동의 느낌에 대해서 민감하며, 아동이 자아이해를 발달시킬 수 있는 방식으로 그러한 느낌을 부드럽게 반영한다.
⑤ 치료자는 아동이 책임감 있게 행동할 수 있다는 아동의 능력을 깊이 신뢰하고, 개인적인 문제를 아동이 해결할 능력이 있다는 것을 확고하게 존중하고, 아동이 그렇게 하도록 허용한다.
⑥ 치료자는 아동의 내적 지향성을 신뢰하고, 아동이 모든 영역의 관계에서 이끌어가도록 허용하고, 아동의 놀이 혹은 대화를 지시하려는 충동을 막아낸다.
⑦ 치료자는 치료적 과정의 점진적인 본질을 인정하고, 그 과정을 서두르려고 시도하지 않는다.
⑧ 치료자는 아동이 개인적이고 적절한 관계 의무를 수용할 수 있도록 돕는 경우에 한해서 그러한 치료적인 제한을 설정한다.

Landreth, 1991[7])

---

7) 출처 : O'Cpnnor. Braverman 원저, 송영혜·이승희 옮김, 『놀이치료 이론과 실제』, 2005, 시그마프레스.

2) 치료목표

(1) 아동 중심적 접근은 문제행동의 제거에 관심을 두기보다는 아동이 잠재적인 자신의 능력을 되찾고 최상의 발달을 해 나가도록 돕는 것이다.

(2) 아동 중심적 접근은 개별화된 처방적 치료목표를 설정하지 않는다.

(3) 치료자는 성장과 자기-지시(Self-Direction)에 대한 아동 자체의 능력을 믿기 때문에 구체적인 치료목표의 설정은 불필요하다고 본다.

(4) 아동의 문제보다는 아동 그 자체에 초점을 두기 때문에 아동의 인생에 영향을 줄 수 있는 현재와 미래의 문제들을 대처하는 데 보다 적절하게 아동의 노력을 촉진하도록 강조한다.

(5) 아동 중심적 놀이치료의 목표들은 '보다 긍정적인 자아개념을 발달시킨다. 보다 큰 자기 책임감을 가정한다. 대처과정에 민감해진다' 등이다.

3) 기본원칙

치료자는 아동에게 무조건적인 수용을 경험하도록 해야 하며 아동에게 변화에 대한 강요를 하지 않는다. 따라서 치료자는 아동과 친밀한 분위기를 형성하여 아동에 대해서 관심을 갖고 온정적으로 대해줌으로써 아동이 존중받고 있다는 느낌을 갖도록 하는 것이 가장 중요하다.

(1) 치료자는 놀이치료 과정에서 안전함과 허용성을 전달하여 아동이 자아를 완전하게 탐색하고 표현하는 데 자유롭다고 느끼게 한다.

(2) 치료자는 아동의 느낌에 대해서 민감하게 반응해야 하며 자아이해를 발달시킬 수 있도록 그러한 느낌들을 표현해 준다.

(3) 치료자는 아동의 내적인 지향성을 신뢰하고 아동이 놀이치료실에서 치료자와의 관계를 주도하도록 허용한다.

(4) 치료자는 치료적 과정이 점진적으로 일어난다는 사실을 이해해야 한다.

※ 알고 가기
<Axline-아동과 치료적 접촉을 위한 8가지 기본원칙>

① 치료자는 아동과 따뜻하고 우호적인 관계를 발달시켜야 한다(바람직한 라포가 신속히 이루어져야 함).

---

② 치료자는 아동을 있는 그대로 정확히 수용해야 한다.

③ 치료자는 아동이 자신의 감정들을 완전히 표현하는 데 자유롭도록 치료자-아동 관계에서 허용감을 느끼게 해야 한다.

④ 치료자는 아동이 표현하는 감정들을 민감하게 인식하고, 아동이 자신의 행동을 통찰할 수 있도록 그 감정들을 반영해서 되돌려 주어야 한다.

⑤ 치료자는 기회가 주어졌을 때 자신의 문제를 해결할 수 있는 아동의 능력에 대해 깊은 존경을 가져야 한다. 선택을 하고 변화를 가져오는 책임은 아동의 몫이다.

⑥ 치료자는 어떤 식으로든 아동의 행위나 대화를 지시하지 않는다(아동이 이끌어가고 치료자는 따라감).

⑦ 치료자는 치료를 재촉하지 않는다.(치료는 점진적인 과정임을 인식해야 함).

⑧ 치료자는 치료가 현실세계에 기반을 두고, 현실적 관계 안에서 아동의 책임을 인식하게 할 필요가 있는 제한들을 세워야 한다.

4) 치료자의 역할과 태도

(1) 아동을 위해 문제를 해결해 주거나 동기나 의도를 해석해 주지 않는다(아동에게서 자기 발견의 기회를 빼앗아 버릴 수 있기 때문).

(2) 아동의 말과 행동에 대해 민감함과 반응적인 태도를 보인다(아동은 흥미로움을 갖게 되고, 자신이 이해받고 수용된다는 느낌을 가짐).

(3) 치료자가 가장 우선 할 일은 아동이 자신의 현실을 어떻게 지각하고 있는지를 아는 일이다.

(4) 아동의 내적 세계가 무엇을 원하고, 무엇 때문에 어려워하고 있는지를 이해해야 한다(아동을 규칙적으로 만나는 것이 중요함).

(5) 아동의 내적 세계는 끊임없이 변화하기 때문에 치료자가 아동의 성장변화를 안전하게 지켜봐 주어야 한다.

(6) 무조건적 수용과 공감적 이해를 통해 아동은 치료자를 신뢰하게 되고, 새로운 대인관계를 형성하며, 이러한 과정을 통해서 자신의 잠재력을 알게 되며, 되찾은 힘을 통해 힘들었던 과거경험은 점차 강도가 약해진다.

(7) 아동을 존중하고 성실과 정직으로 대해야 한다.

(8) 아동을 이끌어가거나 재촉하거나 또는 인내심 없이 아동에게 무엇인가를 해주어 아동이 스스로 자신을 돌볼 능력을 발휘할 기회를 빼앗아선 안 된다.

(9) 아동의 놀이를 해석하지 않지만, 치료를 극대화하기 위해 치료자가 듣고 본 것들을

아동에게 정확하게 전달해 준다.

(10) 치료자가 아동에게 부정확하게 반영하면 아동은 이해받지 못했다거나 수용받지 못했다고 느낄 것이며 그에 따라 자기(self)를 알고 수용하려는 아동의 능력이 억제된다.

※ 알고 가기

아동중심 놀이치료는 아동을 향한 치료자의 태도에 의해 좌우된다. 놀이치료자가 되기 위해서는 훈련과 기술도 중요하지만, 아동의 지각적-경험적 세계를 함께 경험하고 느낄 수 있는 치료자의 성격적인 부분이 가장 중요하다(치료자는 계속적인 자기인식과 자기통찰을 해 나가야 함).

※ 알고 가기
<Landreth-아동과 치료적 접촉을 위한 지침으로 제시한 8가지 기본원칙>

① 치료자는 진실로 아동에게 흥미를 가지며 따뜻하고 보호하는 관계로 발전시킨다.
② 치료자는 아동이 무조건적 수용을 경험하도록 돕는다.
③ 치료자는 관계에서 안전감과 허용을 느끼도록 만들고 아동이 충분히 자유롭게 자신을 탐구하고 표현하도록 해 준다.
④ 치료자는 항상 아동의 감정에 민감하고, 아동이 자신의 감정을 이해할 수 있도록 부드럽게 반영한다.
⑤ 치료자는 책임 있게 행동하는 아동의 능력을 깊이 신뢰하고 개인적인 문제를 해결하는 아동의 능력을 일관성 있게 존중하며, 아동이 그렇게 하도록 허용한다.
⑥ 치료자는 아동의 내적 지시를 신뢰하여 모든 방면에서 관계를 형성하도록 허용하고, 아동의 놀이나 대화를 지시하는 어떤 강요도 하지 않는다.
⑦ 치료자는 치료과정의 점진성을 인정하고 서두르지 않는다.
⑧ 치료자는 아동이 개인적이고 적절한 관계를 책임감 있게 수용하도록 도와야 할 때에만 치료적 제한을 설정한다.

2.3. 발달놀이치료

1) 의의

(1) 발달놀이치료란 발달장애 또는 발달적인 적응 문제를 가진 아동을 위한 심리치료이며 주로 신체적 접촉과 자극을 통하여 아동의 발달을 자극하는 치료방법을 의미한다.

(2) 대상관계이론과 애착이론, 접촉을 개념적 핵심으로 삼고 있으며 구조적이고 적극적인 놀이치료이다.

(3) 브로디(1978)는 학습에 문제가 있는 저학년 아동집단과 경증 정신병 아동집단을 대상으로 신체적 접촉과 구조화된 치료를 실시하고, 신체적 접촉의 사용과 구조화된 세션을 강조한 자신의 방법을 발달놀이치료라고 명명하였다.

2) 성격이론

(1) 애착이론(bowlby)

① 애착은 자신과 가까운 사람에 대해서 느끼는 강한 감정적 유대관계, 사람을 밀접한 관계로 묶어 주는 강한 애정적 유대감이라고 할 수 있다.

② 애착은 소수의 제한된 대상에 대해서 형성되며, 애착이 형성된 대상에 다가가고 싶고 근접해 보고 싶은 욕구를 갖게 된다.

③ 초기의 어머니와 유아 간의 애착은 건전한 발달에 아주 중요하다.

④ 아동과 성인과의 친밀한 애착관계가 형성되면, 아동은 자신과 타인에 대한 지각을 발달시키고 자신의 감정을 표현하는 데 자신을 가지게 된다.

(2) 대상관계 이론(Winnicott)

① 대상관계 이론은 과거의 관계들에서 비롯되어 현재의 대인관계에 영향을 미치고 있는 정신 내적 구조에 관한, 즉 초기 부모-아동 상호작용의 내면화된 관계로 개념 짓는다.

② 내면화된 대상의 무의식적 잔존이 자아의 핵심을 이룬다.

③ Margaret S. Mahler는 생후 3년 동안 아동과 어머니 사이의 관계 연구를 통해 자아발달이 4단계를 거친다고 하였다.

첫 번째 단계 : 정상적 유아자폐기(생후 3-4주) : 아이는 엄마와 자기를 구별하지 못하며, 이런 분화되지 않은 상태에서 완전한 자기도 완전한 대상도 없다.

두 번째 단계 : 공생기(생후 3개월경-8개월) : 어머니에 의존하긴 하나 주된 보호자와는 분명히 짝을 이루며 그들은 다른 대상과 바뀔 수 있는 부분이 아닌 것으로 안다(정상적 아동과 정신병리적 아동의 차이는 다음 단계로 이행하지 못하고 공생적 단계로 퇴행하거나 그 상태에서 성장이 멈춰버린 것이라 볼 수 있다).

세 번째 단계 : (4-5개월경에 시작됨, 두 번째 단계와 겹침) : 여태까지는 어머니를 자신의 한 부분으로 지각하였으나, 이제는 자신과 엄마는 별개의 실체로서 자각하게 되고, 자신의 신체 부분들도 지각하게 되는 분리-개별화 과정을 겪는다. 이 시기 동안 아동은 '중요한 타인'으로부터 분리를 경험하지만 확신감과 안락감을 위해서 타인에게 되돌아오며 독립과 의존을 왔다 갔다 하는 양가감정을 보인다. 타인은 아동의 자아발달을 기뻐해 주는 거울의 역할을 한다.

네 번째 단계 : (대개 생후 36개월 이후) : 다른 사람들은 자기로부터 완전히 분리된 존재로 본다. 유아의 최소의 경험은 첫 번째 대상으로서의 신체자아의 발견과 자신의 신체가 어머니 신체의 일부가 아니라는 인식의 두 가지이다(Tausk, 1919).

(3) 접촉에 관한 연구

① "접촉은 처음에는 생존을 가능하게 하고, 다음으로는 삶을 의미 있게 한다"고 했다.

② 초기 자아의 발달은 신체에 대한 인식으로부터 시작되며, 신체에 대한 초기 지각을 신체적 자아라고 하는데, 이것은 믿을 만한 성인과의 접촉을 통해 이루어진다.

③ 신체에 대한 긍정적인 인식은 신뢰하는 성인과의 신체 접촉을 통해서 이루어지며, 타인과의 상호작용에 있어 중추적인 의사전달의 통로이다.

④ 즉, 신체적 자아의 발달이 선행되어야 심리적 자아가 발달된다.

3) 치료목표

(1) 아동이 타인과 관계를 맺는 데 있어 하나의 모델이 되는 의미 있는 성인과의 긍정적이고 애정적인 상호작용과 애착을 통해 개인적인 어려움을 극복하도록 한다.

(2) 정서적인 안정감과 바람직한 인간관계나 사회적 관계를 형성하도록 한다.

4) 발달놀이치료의 원리

브로디(1978)는 발달놀이치료에서 경험과 훈련으로 얻은 성인과 아동 간의 상호작용 6

가지 원리를 다음과 같이 제시하였다.

(1) 접촉을 통해 자신을 경험한 아동은 자아감을 발달시켜 나가게 된다. 접촉을 느끼고 경험한 아동은 접촉하는 사람 쪽으로 몸을 움직이거나 얼굴을 돌려버림으로써 수용하거나 거부를 하지만, 접촉을 계속 경험하지 못한 아동은 접촉을 해 주는 성인과 관계를 맺을 수가 없다.

(2) 아동이 접촉을 경험하기 위해서는 능력 있는 성인이 아동을 접촉해야 한다. 능력있는 성인이란 접촉을 받는 것이 어떤 느낌인지를 아는, 즉 접촉을 경험해 본 사람을 의미한다.

(3) 접촉해 주는 사람이 되기 위해서는 우선 접촉을 받는 것을 배워야 한다. 접촉의 경험은 어린 시절의 좋고 나쁜 경험을 떠오르게 하기 때문에 접촉을 허용하는 것은 쉽지 않지만 접촉을 받았던 경험은 아동을 접촉할 수 있도록 만든다.

(4) 아동이 스스로 접촉받는 것을 허용해야 접촉을 느낄 수 있다. 학대와 같이 성인과의 관계에서 고통스러운 경험을 한 아동은 접촉을 못하게 할 수도 있지만, 이때 치료자가 물러서지 않고 조용히 머물러 있어야 한다. 아동은 신체적 자아를 경험하게 되고 점차적으로 접촉을 허용할 것이다.

5) 발달놀이치료자의 역할

발달놀이치료자는 아동이 건강하고 건설적으로 대인관계에 상호작용하도록 이끌어 내야 한다. 전버그(1979), 로버트엘로(1975)는 치료자가 해야 할 역할에 대해 다음과 같이 제안하였다.

(1) 치료자는 아동과의 신체적 접촉을 활발하게 시도해야 한다.

(2) 치료자는 안정된 시선 접촉을 자주 해야 한다.

(3) 치료자는 기회가 있을 때마다 아동에게 아동이 유일한 존재이며 특별하다고 느끼도록 한다.

(4) 치료자는 아동이 기분과 느낌을 적절히 표현할 수 있도록 도와준다.

6) 발달놀이치료의 적용

발달놀이치료는 여러 발달단계에 있는 모든 연령의 아동에게 자아를 발달시키도록 돕기 때문에 광범위한 범위에 속하는 다양한 아동문제에 매우 효과적이다. 발달놀이치료가 효과적인 아동에 대해 Brody(1978)는 다음 3가지 범주의 아동을 제시하였다.

(1) 성적 학대를 받은 아동

접촉을 매우 동경하게 된다. 치료자가 보살핌을 주는 접촉을 하면서 아동을 안아주는 것은 매우 효과적이며, 아동으로 하여금 준비가 되었을 때 성적으로 받은 학대를 다룰 수 있도록 한다.

(2) 주의력 결핍 아동

발달놀이치료는 주의가 매우 산만하고 공격적이며 과잉행동을 하는 아동들에게 매우 효과적이다. 아동과 접촉하고 안아주며 안아서 흔들어주는 것은 아동으로 하여금 긴장을 풀게 하고 아동 자신의 신체를 느낄 수 있도록 한다. 또한 발달놀이치료는 부모로 하여금 아동을 안고 흔들어줌으로써 아동과 친밀해지도록 하고, 결과적으로 부모에게 책임질 수 있도록 한다. 즉 부모로 하여금 능력 있는 접촉 제공자가 되도록 함으로써 아동과 연결되도록 한다.

(3) 파괴적인 행동을 하는 아동

파괴적인 행동을 하는 아동들은 살아 있음을 느끼기 위해 어느 순간에 충동적이고 파괴적인 행동을 하게 되는데, 이러한 아동들의 행동은 가장 기본적인 욕구가 박탈되었음을 의미하기 때문에 도움이 필요하다.

3. 대상 아동 및 치료사의 역할

3.1. 대상 아동

1) 선택

(1) 특별한 증상이나 문제를 개선하는 목적을 가지고 시행되는 것이 아니므로 자기수용과 타인의 수용을 목적으로 어떤 아이들을 대상으로도 비지시적 놀이치료는 가능하다.

(2) 자기실현(Self-Actualization)에 어려움이 있는 자폐증이나 정신병적 상태의 아동은 비

지시적 놀이치료의 대상이 되지 않는다.

2) 대상 연령
(1) 정상적인 지능을 가진 만 12세 이상의 아이들에서는 효과가 적다.
(2) 대개 만 9세 이전의 아동에게 추천된다.

3.2. 치료사의 역할

(1) 치료자는 아동과 따뜻하고 친근한 치료적 관계를 가능한 빨리 맺어야 한다.
(2) 아동을 있는 그대로 수용해야 한다.
(3) 아동의 감정 표현이 자유롭도록 허용적인 느낌을 전달해야 한다.
(4) 반응적이고 공감적이어야 한다.
(5) 아동에게만 집중해야 한다.
(6) 아동의 단서에 반응해야 한다.
(7) 자발적이고 융통성 있는 행복한 치료시간을 유지해야 한다.
(8) 시간, 장소, 놀이치료자 등에 대해 분명히 구조화해야 한다.
(9) 즐겁고 낙천적이고 긍정적인 건강한 치료시간을 유지해야 한다.
(10) 아동이 치료자를 좋아하는지에 상관없이 치료를 유지해야 한다. 지나친 분노와 과잉행동은 끊어주고 보호해 주어야 한다.
(11) 신체적 상처를 돌보아 주어야 한다.
(12) 아동 자체로 대하고 아동을 치료자의 전이대상으로 대하지 말아야 한다.

4. 놀이치료 과정

놀이치료를 시작할 때 전반적인 상담의 구조화(치료횟수, 치료날짜, 치료시간 결정)가 이루어진다. 치료과정은 아동의 심리치료와 부모 상담으로 이루어지며 보통 아동에게 40분, 부모에게 10분의 비율로 배정하지만 필요에 따라 달라질 수 있다.

놀이치료가 시작되면 부모는 아동에게 치료실에 있었던 일에 대해 캐묻지 않는 것이 좋다. 치료실은 아동과 치료자만의 특별한 경험이기 때문에 부모가 개입하는 인상을 주어서는 안 된다.

자기만의 특별한 경험을 안전하게 할 수 있다는 확신이 생겨야만 아동이 자신의 어려움을 자유롭게 표현하고 극복할 수 있기 때문이다. 부모의 요청이나 치료자가 필요하다고 느끼는 경우에는 비디오를 통해 관찰할 수 있다. 이는 치료자가 아동의 치료과정을 지속적으로 보고 치료에 도움을 줄 수 있고 교육 자료로도 활용할 수 있게 하기 위한 것으로 녹음을 하거나 비디오를 찍을 수 있다.

4.1. 초기 단계

(1) 상담 초기는 라포 형성기로서 치료자는 아동부모와 치료적 동맹관계를 발전시켜 나간다.
(2) 아동과 치료자가 신뢰할 수 있는 관계를 구축하며 이 시기의 아동은 새로운 환경으로 인하여 빠른 변화가 오기도 한다.
(3) 아동의 경우 부모에 의해 타의로 오는 경우가 많으므로 아동과 분명한 목표를 설정하는 일이 어려울 수도 있다.
(4) 나이가 많은 아동과는 놀이치료가 시작되는 첫날에 명료하게 자신이 진정으로 원하는 변화는 어떤 것이며 자신의 어려움을 어떻게 느끼고 있는지 이야기함으로써 치료자와 아동이 함께할 목표를 정할 수도 있다.
(5) 처음부터 관계 맺기가 어려운 아동에게 이러한 절차는 힘들 수 있으므로 치료실에 대한 안내와 안전하고 편안한 곳임을 느끼도록 하는 것이 필요하다.
(6) 더불어 아동 자신이 놀이치료 시간의 주인이며 치료자는 자신의 어려움을 함께 해결하도록 돕는 전문가라는 것을 알게 해 준다.
(7) 치료자는 아동의 감정을 모두 수용해주지만 행동의 허용한계를 분명하게 알려 주는 일관된 반응을 하게 된다.

4.2. 중기 단계

(1) 놀이가 다양하게 확장되면서 그동안 쌓여있던 문제의 핵심으로 접근해 가는 시기이다.

(2) 부모나 치료자에 대한 양가감정을 나타내기도 하고 불안, 적개심 등의 부정적인 감정들이 적극적으로 표출되기 시작하며, 어떤 단계로의 퇴행이 일어나기도 한다.

(3) 현재까지 자신을 유지하고 있던 부정적 사고, 감정, 행동들을 버리고 새롭고 바람직한 모습으로 교정해 가는 과정은 매우 지루하고 힘든 과정일 수 있다.

(4) 부모님이나 치료자가 견디어 내야 하는 가장 힘든 시간이며 이 시기를 잘 넘기고 나면 치료 후기에 도달하게 된다.

4.3. 후기단계

(1) 아동은 자신의 문제를 있는 그대로 수용할 수 있으며 자아존중감이 향상되고 적극적으로 현실에 대처하는 모습을 보이게 된다.

(2) 아동의 놀이에서 긍정적인 태도와 화합하고 조화로운 장면이 많이 등장하고 건설적이고 편안한 놀이를 많이 하게 된다.

(3) 이때에도 급격하게 나빠지는 경험을 1~2번 할 수 있으나 크게 염려하지 않아도 된다.

(4) 아동은 이를 극복하고 종결 시기를 맞을 수 있게 된다.

※ 알고 가기 <치료에서 종료의 결정시기(Wast, 2002)>

① 아동의 주호소문제가 개선되었을 때
② 아동의 기분이 개선되었을 때
③ 가정과 학교에서 적응할 때
④ 가족배경에 대한 현실적 이해가 되었을 때
⑤ 다른 상담자나 다른 프로그램으로 의뢰가 필요한 경우
⑥ 놀이치료가 도움이 안 될 때
⑦ 양육자가 놀이치료를 원하지 않을 때

5. 놀이치료 놀잇감과 놀이치료의 실제

5.1. 놀이치료 놀잇감

1) 장난감의 선택기준
(1) 놀잇감과 놀이 매체의 선택은 합리적인 기준하에서 잘 선택되어야 한다.
(2) 다양한 방법으로 이용될 수 있는 놀잇감이 좋다.
(3) 놀잇감은 아동의 세계이고, 놀이는 그들의 언어이므로 폭넓은 놀이 활동(언어) 영역을 제공해 주어 아동의 표현을 촉진하도록 선택되어야만 한다.
(4) 현실생활에서 다루기 힘든 공격성이나 의존심 등의 감정을 촉진할 수 있는 장난감을 선택한다.
ex) 펀치백, 총, 군인, 장갑차, 젖병, 접시, 장난감 요리기구, 컵, 물 등
(5) 가능한 한 사람이나 두 사람이 사용할 수 있는 장난감이 좋다.

2) 놀잇감과 도구를 선택할 때의 평가기준
(1) 폭넓은 창의적 표현을 촉진하는가?
(2) 폭넓은 정서적 표현을 촉진하는가?
(3) 아동의 흥미를 일으키기에 적합한가?
(4) 표현이 가능하고 탐색적인 놀이로 촉진시키는가?
(5) 언어화되지 않아도 탐색과 표현이 허용되는가?
(6) 활동적인 놀이에도 사용할 만큼 튼튼한가?

※ 알고 가기 <놀잇감과 도구 선택 시 7가지 필수 요건>

① 아동과 긍정적인 관계를 형성할 수 있는 것(ex : 인형)
② 폭넓은 감정 표현을 할 수 있는 것(ex : 손인형)
③ 실생활의 경험을 탐색할 수 있는 것(ex : 의료기구)
④ 제한점에 대한 현실을 검증할 수 있는 것(ex : 다트)
⑤ 긍정적인 자기상을 발달시킬 수 있는 것(ex : 팅커 토이)
⑥ 자기이해의 발달을 돕는 것(ex : 펀치백)
⑦ 자기조절의 발달기회를 제공할 수 있는 것(ex : 모래)

---

3) 놀이도구의 유형

(1) 실생활 관련 놀이도구

① 인형집, 가족인형, 손인형, 사람 퍼펫 : 분노, 두려움, 형제 사이에서의 경쟁, 위기, 가족 갈등 등을 사람인형을 통해 직접적으로 표현할 수 있다.

② 유치원, 학교, 사람인형 : 유치원이나 학교에서 경험하는 다양한 감정과 욕구를 표현할 수 있다.

③ 소꿉도구, 아기인형, 양육도구 : 양육경험과 관련되는 감정과 욕구를 표현할 수 있다.

④ 병원놀이도구 : 병원에서의 부적절한 경험으로 인한 불안감을 완화시키고, 숙달감과 통제감을 경험할 수 있다.

⑤ 탈것들 : 탈것의 경험과 관련된 답답함이나 움직임의 욕구와 힘을 표현할 수 있다.

(2) 부정적 감정과 공격성 표출을 위한 놀이도구

① 놀이치료에서 아동은 자신이 말로 표현할 수 없을 정도의 강한 억눌린 감정을 행동으로 표출하는 경우가 많다.

② 치료자는 수용적인 환경을 제공함으로써 아동이 공격적인 감정을 자유롭게 표출하도록 돕는다.

③ 장난감 군인, 펀치백, 악어 손인형, 총, 고무칼, 총은 분노, 적개심, 좌절을 표현하는 아동에 사용된다. 찰흙은 창의적이고 공격적인 면을 다룰 수 있다.

(3) 창의적 표현과 정서적 해소를 위한 놀이도구

① 모래, 물 : 창조적으로 자기만의 세계를 표현하고 정서를 이완시키며 변형과 창조가 가능하다.

② 블록 : 탑을 쌓고 부수면서 감정을 해소하고, 집이나 원하는 건물이나 보호벽을 건설할 수 있다.

③ 이젤과 물감, 그림도구 : 창의적 표현이 가능하다.

④ 점토(주무르고 만들기) : 정서가 해소된다.

(4) 게임 놀이도구

① 게임은 즐거울 뿐 아니라 아동의 정서, 인지, 신체, 사회성 등 다양한 측면의 발달을 도울 수 있다.

② 게임은 경쟁이라는 요소를 포함하고 있기 때문에 경쟁상황에 직면하고 그 상황을 잘 해결해 나가는 것을 배우게 된다.

③ 이를 통하여 유능감과 도전정신과 성취감을 경험할 뿐 아니라 좌절과 부정적 감정을 다루는 연습을 해 본다.

④ 자아향상게임(주사위, 카드, 젠가, 윷놀이 등) : 자기통제력, 좌절인내심, 규칙 지키기, 기억력, 계획적이고 논리적인 사고력 향상을 도울 수 있다.

⑤ 대화게임(말하기, 행동하기, 느끼기 게임, 이웃 사귀기 게임 등) : 가족이나 또래와의 관계 문제, 부모의 이혼, 상실, 왕따 등과 관련된 경험을 이야기하고, 이를 통하여 감정표현뿐 아니라, 상황에 대한 이해와 대처방식에 관하여 대화하고 새로운 관점과 대처법을 배운다.

5.2. 놀이치료의 실제

1) 추적반응하기

(1) 아동이 놀이를 하는데 치료자가 아무 말도 하지 않으면 아동의 입장에서는 자신이 관찰을 당한다거나 평가를 받는다거나 치료자가 자기에게 관심이 없다고 생각할 수 있다.

(2) 치료자의 따뜻한 관심과 아동에 대한 존중은 치료자가 아동의 놀이행동과 내용을 부드러운 목소리로 정감을 담아서 매 순간 읽어 줄 때 전달이 가능해진다.

(3) 치료자가 아동의 놀이행동에 대하여 추적반응을 할 때 놀잇감의 이름을 명명하거나 아동의 의도를 치료자 임의대로 단정 짓지 않는다.

(4) 아동 자신이 의도하는 대로 마음껏 표현할 수 있는 허용적인 분위기를 제공한다.

2) 사고, 감정, 욕구 반영하기

(1) 치료자가 아동을 있는 그대로 반영해 주기 위해서는 아동을 민감하게 이해할 수 있어야 한다.

(2) 치료자가 아동에 대한 기대와 선입견을 가능한 버리고 아동의 개별성을 이해하는 정도에 따라 아동을 민감하게 이해할 수 있는 정도가 달라진다.

(3) 아동에 대한 민감한 이해를 바탕으로 치료자는 아동을 있는 그대로 수용할 수 있어야 한다.

(4) 치료자의 불안 때문에 혹은 치료자의 의도 때문에 아동에게 조언, 제안, 설명, 질문을 하여 아동의 행동, 감정, 사고를 방해하지 않아야 한다.

(5) 아동을 이해하고 수용한다는 사실이 전달되면, 아동은 안전감과 안정감을 느끼면서 더욱 자기답게 마음껏 표현할 수 있을 뿐 아니라 자신의 두려움에도 직면할 수 있는 용기가 생긴다.

(6) 공감적 반영을 통해 아동은 자신의 감정이나 표현이 수용될 수 있는 것이라고 느끼면서 마음의 문이 열리게 되고 자신의 사고, 감정, 욕구에 대한 이해가 명확해지고 점점 더 깊은 탐색을 가능하게 한다.

3) 아동에게 책임 돌려주기

(1) 아동에게 자신에 대한 책임을 돌려주어야 아동은 자신을 조절할 수 있게 된다.

(2) 치료자는 아동을 믿고 아동이 스스로의 의사결정을 하도록 기꺼이 허용하여 자기안내를 위한 기회를 제공한다.

(3) 아동이 자기가 원하는 것을 할 수 있게 기회를 주고 격려해 준다면 점차적으로 아동은 치료자의 결정을 묻지 않고 스스로 사물에 이름을 붙이게 된다.

(4) 치료자가 너무 급히 대답만 해 주지 않는다면 아동은 스스로 답을 한다.

(5) 치료자는 사려 깊게 '으음'이라고 반응해 주면 된다.

※ 알고 가기 <아동에게 책임 돌려주기 예>

아 동 : (이름을 알고 있는 장난감 하나를 집으며) 이게 뭐예요?
치료자 : 그건 네가 원하기만 하면 어떤 것이라도 될 수 있어, 여기서는 네가 정할 수 있단다.

---

4) 놀이 안에서 상호작용하기

(1) 놀이치료에서 아동이 원하는 놀이로 자신의 생각, 경험, 감정, 바람 등을 표현해 보도록 격려한다.

(2) 아동은 혼자서 놀이를 하지만 자신의 놀이를 위해 치료자가 어떤 역할을 해 주기 바랄 때도 있다. 이때 치료자는 마치 로봇이 된 것처럼 아동이 원하는 역할을 해 주면 된다.

(3) 치료자는 아동의 욕구, 기대, 생각, 불안 등을 알고 조절해서 아동의 놀이를 방해하지 않도록 조심해야 한다.

(4) 아동이 어떤 역할을 치료자에게 주었을 때 그 상황에서 가능한 보편적이면서 중립적인 반응을 해 주는 것이 좋으며, 어떤 선택이나 특정 태도를 취해야 할 경우에는 아동에게 맡겨야 한다.

ex) 뭐라고 말할까, 어떻게 할까?

5) 치료적 제한 설정하기

아동에게 현실적 책임감을 기르도록 하기 위해서 아동의 부적절한 행동에 대하여 필요한 제한은 해야 한다고 강조한다. 제한의 주요목적은 아동의 부적절한 충동적인 행동을 금지하는 것보다는 아동이 자기 마음을 인식하고 수용하며 욕구와 충동을 현실적으로 수용 가능한 행동으로 돌리는 것을 배우는 데 있다.

(1) 치료적 제한의 이론적 근거

① 제한은 아동의 신체적·정서적 안전을 보장한다.
② 제한은 치료자의 정서적 안녕감을 보호하고 아동에 대한 수용을 촉진한다.
③ 제한은 아동의 의사 결정, 자기통제, 자기책임감을 촉진한다.
④ 제한은 놀이치료가 실제 세계에 기초를 두고 여기 그리고 현재를 강조하게 한다.
⑤ 제한은 놀이방 환경을 일관되게 만든다.
⑥ 제한은 전문적이고, 윤리적이며, 사회적으로 수용 가능한 관계를 유지시킨다.
⑦ 제한은 장난감과 놀이방을 보호한다.

(2) 목표

① 아동이 자신의 욕구나 충동을 인식하고 이를 사회적으로 용인되는 방식으로 해결하는 방법을 배우며 이를 통하여 책임감을 키운다.
② 대인관계 속에서 죄의식이나 불안감을 경험하지 않도록 한다.
③ 일관성 있는 환경을 제공해 준다.

(3) 제한설정 내용

① 놀이도구 이외의 다른 시설물이나 재산을 파괴하지 않는다.
② 신체적으로 치료자를 공격해서는 안 된다.
③ 정해진 시간 외에 놀이치료실에서 머물러서는 안 된다.
④ 놀이치료실의 놀잇감을 밖으로 가지고 나가서는 안 된다.
⑤ 창문 밖으로 놀잇감이나 물건을 던져서는 안 된다.

(4) 치료적 제한설정 과정단계

제한할 때는 침착하면서도 단호하고 엄격하게 해야 한다.
① 1단계 : 아동의 감정, 바람, 원망을 인정하기

아동의 감정이나 원망에 대한 이해를 언어화하는 것은 아동의 동기를 수용하고 있음을 전하는 것이다.

② 2단계 : 제한을 설정하여 전달하기

제한은 구체적이어야 하고, 정확히 무엇을 제한하는지를 분명히 설명해야 한다.

③ 3단계 : 수용 가능한 대안을 목표로 제시하기

제한설정 과정에서 치료자는 아동이 하려는 원래 행동을 대신 할 수 있는 대안을 제시한다.

④ 4단계 : 마지막 선택을 알려주기

이 점에서 궁극적인 또는 마지막 선택을 아동에게 제시한다.

※ 알고 가기 <제한설정 절차에 따른 예>
상황 : 아동이 치료실 바닥에 물감을 칠하려고 한다.

1단계 : 너는 지금 바닥에 물감을 칠하고 싶었구나!
2단계 : 바닥은 물감을 칠하는 곳이 아니야.
3단계 : 대신 이 종이에 물감을 칠할 수 있어.
4단계 : 네가 한 번 더 물감을 바닥에 칠한다면 오늘은 네가 물감을 갖고 놀지 않기로 선택한 거야.

---

6) 놀이치료 시 일어나는 문제들

(1) 말을 하지 않으려는 아동

<놀이치료실에서 말을 하지 않으려는 아동>

치료실에서 아무것도 하지 않고 침묵하는 아동은 놀이치료자를 당황스럽게 한다. 어떤 아동은 처음부터 40분 동안 혼자 책만 읽다가 치료실을 나가고, 어떤 아동은 혼자 블록 쌓기에만 몰두하거나 퍼즐을 맞추다가 나간다.

이 같이 아동이 말을 하지 않으려는 데는 몇 가지 원인이 있다. 우선 치료자가 낯설고 자신이 수용 받지 못할 거라고 의심하기 때문이다. 아동은 또한 다른 사람과 사회적 관계를 맺는 것이 어색하기 때문에 치료자에게 말을 건네지 않을 수 있다. 아동이 아무 말도 하지 않고 치료자와 눈조차 마주 치지 않고 시간을 보내게 되면 놀이치료자는 무언가 해야 할 것 같은 압력을 받게 된다.

놀이치료에서 아동은 말을 하든, 안 하든 계속 메시지를 보낸다. 따라서 치료자는 언어적, 비언어적

으로 아동의 침묵을 수용하고 있다는 것을 전달하는 반응적 태도를 유지해야 한다. 침묵하는 아동과의 관계형성의 열쇠는 그 순간에 아동이 하고 있는 것에 언어적으로 반응하거나 그 순간에 아동에게서 느껴지는 것을 말로 반응하는 것이다.

(2) 장난감이나 음식을 치료실에 가져오는 아동

<장난감이나 음식을 치료실에 가져오는 아동>

어떤 아동들은 자기가 좋아하는 장난감이나 인형을 가지고 치료실에 들어가려 하는데 이는 곧 불안을 의미한다. 따라서 치료실에 자기 인형이나 자동차를 가지고 들어가려는 아동의 바람을 인식하고 수용해야 한다.
놀이치료실에 갖고 들어가지 못하도록 장난감을 금지할 때 치료자는 아동의 감정에 민감해야 한다. 아동들은 음료수나 과자 등을 먹으면서 대기실로 오기도 한다. 치료자는 아동이 치료실에 들어가기 전에 음식을 다 먹어 버리거나 남겨 두었다가 나중에 먹도록 해야 한다. 그 이유는 주의를 분산시키기 때문이다. 과자를 먹는 것은 놀이에 집중하는 것을 방해하며 또한 아동이 치료자에게 음식을 권할 수도 있기 때문에 문제가 된다.
치료자가 아동이 주는 과자를 먹지 않으면 아동이 거부되었다고 느낄 수도 있다. 또한, 치료실에서 음식을 먹도록 허용하면 나중에 아동이 음료나 사탕을 달라고 치료자에게 요구할 수도 있다.

(3) 지나치게 의존적인 아동

<지나치게 의존적인 아동>

놀이치료에 의뢰된 대부분의 아동들은 스스로 해결하는 능력을 기르지 못하고 성인들에게 의존하는 데에 익숙해 있다. 부모를 비롯해 아동을 돌보았던 사람들은 아동의 의존성을 조장하고 아동의 능력과 책임에 부정적인 영향을 주었을 가능성이 높다. 어떤 아동들은 도움을 청하거나 고집을 피워 치료자가 결정하게 유도함으로써 치료자를 속이는 경우도 있다.
치료자의 목표는 아동에게 책임감을 갖게 하고 자기결정을 발달시키는 것이다. 따라서 치료자는 놀이치료실에서 아동들이 어떤 것이든 스스로 하려는 노력을 하도록 격려하고 지지해야 한다. 치료자는 아동을 위해 장난감을 꺼내주거나 아동이 쉽게 열 수 있는 마개를 대신 열어주거나, 그려야 할 그림을 결정해 주거나, 맨 처음에 해야 할 놀이를 대신 결정해 주어서는 안 된다. 치료자의 그러한 행동은 아동의 의존성을 강화시키고 부적절하고 무능력한 자아정체감을 재확인시키는 일이다. 따라서 치료자는 아동 스스로가 해결할 수 있도록 격려하고 아동이 책임을 다하는 경험을 하도록 지지해 주어야 한다.

(4) 놀이치료실을 떠나지 않으려는 아동

<놀이치료실을 떠나지 않으려는 아동>

어떤 아동들은 너무 재미있었기 때문에 더 오래 머물고 싶어 한다. 그러나 놀이를 더하고 싶어 하는 경우에도 놀이치료 시간은 더 이상 연장되어서는 안 된다. 놀이치료실의 기본적 제한은 규칙에 대해 아동이 이해하고 받아들이게 되는 중요한 역할을 한다.

규칙에 대한 이해는 아동이 자기통제를 할 수 있도록 해주는 기초가 되기 때문에 놀이치료 시간이 연장되어서는 안 된다고 하는 것은 놀이치료의 이론적 배경에 관계없이 거의 모든 놀이치료자들의 공통적인 견해이다.

치료자는 치료실의 불을 끄거나 커튼을 내리는 등의 행동을 통해 놀이치료 시간이 끝났다는 것을 효과적으로 전달하면서 아동의 요구를 거절하는 것이 좋다. 떠나는 것에 대한 아동의 거부는 놀이치료자가 자신의 억지에 대해 얼마나 견딜 수 있는가를 알아보려는 것일 수도 있다.

(5) 부모와 떨어지지 않으려는 아동

<부모와 떨어지지 않으려는 아동>

부모와 떨어진 경험이 별로 없거나 정서적으로 불안정한 아동은 부모와 떨어져서 놀이치료실에 들어가는 것을 매우 싫어할 수 있다. 이런 아동들은 부모와 떨어지지 않으려고 소리를 지르며 발버둥을 치거나 심한 경우 치료시간이 끝날 때까지 계속 울음을 그치지 않는다.

놀이치료자는 치료 초기에 아동의 반응을 잘 살펴서 놀이치료실에 부모가 함께 들어가는 것을 허용해야 할지를 결정해야 하는데 보통 1~2회 정도만 부모가 함께 있는 것이 허용될 수 있다. 이 경우 부모는 아동에게 관심을 보이거나 말을 건다든지 함께 놀아주는 등의 표현을 하는 것이 금지되며 책을 읽는다든지 의식적으로 아동에게 관심을 보이지 않는 행동을 하면서 방관자로서의 역할을 하도록 요구된다.

놀이치료자는 아동에 대한 부모의 태도에서 부모의 양육방식이나 부모자녀관계의 문제점 등을 파악하는 정보를 얻을 수 있으며 아동과 천천히 익숙해지는 시간을 가질 수 있다.

(6) 끊임없이 1가지 놀이에만 집착하는 아동

<끊임없이 1가지 놀이에만 집착하는 아동>

학교나 가정에서 배척당하고 거부당하는 아동은 자신의 분노를 공격적인 놀이를 통해 표현한다. 예를 들어, 서로 싸우고 죽이는 전쟁놀이를 1시간 내내 끊임없이 열중하여 수행하기도 한다. 이때 놀이치료자가 반영적 경청만을 실시하거나 공감적 이해를 보여주기만 하는 경우, 아동은 계속 파괴하고 죽이는 상상의 세계에 빠져들어 자신의 감정을 주체하지 못하게 될 수 있다. 이런 경우에 놀이치료자는 아동의 놀이가 새로운 방향전환을 할 수 있도록 적당한 순간에 공격적인 놀이를 확장하여 주든지, 또는 자연스럽게 관심을 다른 것에 돌리게 유도하는 것이 좋다.

제3장

미술치료

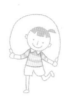

1. 미술치료의 이해

1.1. 미술치료의 개념

(1) Therapy는 원래 '장려하고, 간호하고, 돌보고, 치유하다'라는 광의적 의미를 지니고 있으며 그리스어 Therapeia가 어원이다.

(2) 내담자의 병을 치료하거나 약화시키는 것을 목적으로 상세한 진단과 내담자의 적용 상태를 기초로 한 학문이며, '목표지향적 임상작업'이라는 협의적 의미로서 정의되기도 한다(Petzold & Orth, 1991).

(3) 치료에는 음악치료, 무용치료, 놀이치료, 문학치료, 레크리에이션, 심리극 등이 있으며 미술 치료는 예술치료의 한 영역이라고 말할 수 있다.

(4) 미술치료는 시각매체인 회화, 조소, 공예, 디자인 기법 등을 사용하여 심신의 어려움을 겪고 있는 유아, 아동, 청소년, 성인, 노인에 이르기까지 모든 사람들을 대상으로 무의식을 활성화하고 창조적 기능을 자극하여 내담자의 자기 치유능력을 돕는 치료방법이다.

(5) 미술을 통해 내담자를 평가·치료하기 위해서 가장 중요한 것은 미술치료의 발전과 발달을 이해해야 하고 내담자의 작품을 통해서 발달적·인지적·심리적 여러 측면을 통합적으로 이해해야 한다.

1.2. 미술치료의 역사

(1) 인간의 미술활동은 원시적 동물벽화로부터 이어져 오늘날 미술교육과 심층적인 심리치료로 미술활동이 적용되고 있다.

(2) 미술치료의 기원은 나라마다 다르나 1800년과 1900년 초에 유럽에서 일어났는데, 정신 질환 내담자, 시설에 있는 성인들, 내담자들의 그림이 정신병리 진단의 보조도구로 사용되었다. 그 후 산업화의 발달로 인간성 상실이 사회적·정신병리적으로 문제가 되면서 본격적으로 연구되었다.

(3) 독일의 Prinzhorn(1920)은 정신병원의 500명의 내담자들의 그림을 5,000점 모아서 책으로 출판(Artistry of Mentally Iii)하여 미술표현도 진단적 가치를 지니는 중요한 역할을 한다는 것을 명시하였다.

(4) 프로이드(Freud)는 억압된 것이 꿈에 나타나는데 이 이미지를 말로 표현하지 못하는 것을 그림으로 표현할 수 있다고 하였다.

(5) 안나 프로이드(Anna Freud)도 내담자들의 그림을 분석하며 치료에 적용하였다.

(6) 영국에서는 에드리안 힐(Hill)이 결핵 요양소에서 내담자들과 함께 그림을 그리면서 미술의 효과를 알고, 미술치료라는 용어를 처음 사용하였으며 미술치료의 중요성을 알리는 데 공헌하였다.

(7) 정신분석가인 나움버그(Naumburg, 1940)는 치료적 양식으로서 미술표현을 도입하여 내담자들에게 자발적인 자유연상을 통하여 그림을 그리도록 하였고, 예술가이며 치료사인 크레이머(Kramer, 1993)는 창조적 미술과정을 중요하게 생각하여 미술치료의 치유잠재력을 믿었다.

(8) 많은 치료사와 임상가들은 미술표현을 주로 평가도구와 내면세계를 반영하는, 즉 문제해결을 위한 수단, 감정이나 지각을 표현하는 활동, 자신의 기억과 감정을 다루는 활동으로서 미술을 사용하게 되어 내담자를 치료하는 데 그림이 아주 중요하다고 하였다.

(9) 나움버그(Naumburg)는 프로이드(Freud)와 융(Jung)의 영향을 받아 심리치료에서 미술을 매개체로 이용하여 미술치료를 '치료로서의 미술(Art In Therapy)로 표현하였다.

(10) 크레이머(Kramer)는 미술작업을 통하여 내담자 자신의 파괴적·반사회적 에너지를 분출함으로써 그것을 감소시키거나 전환시킨다고 주장하며 내담자가 만든 미술작

품을 해석하는 것이 아니라 미술작업 과정에서 자신의 갈등을 해결하고 승화와 통합과정을 도와주는 것이라는 견해로 작품을 만드는 과정 자체를 치료라고 보고 '창조로서의 미술(Art As Therapy)'로 표현하였다.

(11) 울만(Ulman)은 미술치료라는 용어를 분석하여 '미술'과 '치료'라는 두 단어의 의미를 해석하여 치료적 측면과 창조적 측면을 모두 내포하고 있다고 주장하고 있다.

(12) 어떤 견해를 선택하든 간에 미술치료는 인간의 조형활동을 통해서 자기표현과 자아성장을 촉진시키며 갈등과 불안을 해소시켜 바람직한 행동으로 변화를 가져올 수 있도록 도와주고 있다.

1.3. 미술치료의 장점

1) 미술은 심상의 표현이다

(1) 비언어적인 의사소통이므로 말을 못해도 괜찮다.

(2) 우리는 심상(Image)으로 생각을 한다고 볼 수 있다.

(3) 말이란 형태를 취하기 전에 심상으로 사고한다.

ex) 우리는 '엄마'라는 말을 하기 전에 '어머니'의 심상을 떠올릴 것이다. 삶의 초기의 경험이 중요한 심상의 요소가 되며 그 심상이 성격형성에 중요한 역할을 하게 된다.

2) 미술은 비언어적 수단이므로 통제를 적게 받아 내담자의 방어를 감소시킬 수 있다

(1) 미술은 비언어적 수단이므로 통제를 적게 받는다.

(2) 방어가 감소되면 감정과 생각들이 더 솔직하게 표현된다.

(3) 가끔 예상치 않았던 작품이 그림이나 조소에서 제작될 수 있는데 이 경우 창작자의 의도와는 완전히 반대가 되기도 한다.

3) 미술은 구체적인 유형의 자료를 즉시 얻을 수 있다

(1) 눈으로 볼 수 있고, 만져볼 수 있는 구체적인 자료(작품)가 생산된다.

(2) 내담자가 만든 어떤 유형의 대상화를 통해서 치료자와 내담자 사이에 하나의 다리가 놓여진다.

(3) 저항적인 내담자들의 경우는 내담자의 감정이나 사고 등이 그림이나 조소와 같은

하나의 사물로 구체화되기 때문에 언젠가는 자신도 모르게 자신이 만든 작품을 보고 각 개인의 실존을 깨닫게 된다.

4) 미술은 자료의 영속성이 있어 자신을 회상할 수 있다

(1) 미술작품은 보관이 가능하기 때문에 내담자가 만든 작품을 필요한 시기에 재검토하여 치료 효과를 높일 수 있다.

(2) 때로는 새로운 통찰이 일어나기도 한다.

(3) 내담자는 이전에 만든 작품을 다시 보며 그 당시 자신의 감정을 회상하기도 한다.

5) 미술은 공간성을 지닌다

(1) 미술표현은 정신적 · 정서적 안정을 유도할 뿐만 아니라 공간적 균형감각을 향상시킬 수 있다.

(2) 본질적으로 공간적인 것이며 시간적인 요소도 없다.

(3) 미술에서는 공간 속에서의 연관성들이 발생한다.

ex) 가족을 소개할 때 먼저 아버지, 어머니를 소개하면서 두 분의 관계를 말하고, 그 다음 형제들과 그들의 관계를 그리고 나서, 이 모든 식구들과 나와의 관계를 말하는 것이다.

(4) 그림 안에서 가깝고 먼 것이나 결합과 분리 등을 표현할 수 있고, 인물의 표현이나 상황, 유사점과 차이점, 감정, 장소, 가족의 생활환경 등을 표현하게 되므로 개인과 집단의 성격을 이해하기가 쉽다.

6) 미술은 창조성과 신체적 에너지를 유발시킨다

(1) 미술작업을 시작하기 전에 개인의 신체적 에너지는 다소 떨어져 있지만, 미술작업을 진행하고, 토론하며 감상하고, 정리하는 시간에는 대체로 활기찬 모습을 띤다.

(2) 체내의 에너지 정도가 변화한다는 것을 느낀 사람이 많다.

ex) 단순히 신체적인 운동이라기보다는 창조적 에너지의 발산이라고 해석된다.

(3) 미술은 자존감을 높여 주고 통제력을 길러 주기 때문에 궁극적으로 삶의 질을 높여 주고 건강한 삶을 살게 하는 데 도움을 준다.

2. 미술치료의 이론

2.1. 정신분석적 미술치료

1) 인간관
(1) 인간본성에 관한 Freud의 관점은 기본적으로 결정론이다.
(2) Freud에 따르면 인간의 행동은 무의식적 동기와 생물학적 욕구 및 충동, 생후 약 5년 동안의 생활에 의해 결정된다고 보았다.

2) 주요 개념

(1) 성격의 구조
프로이드는 인간의 성격은 세 가지 자아로 구성되어 있다고 보았다.
① 원초아 : 생물적인 구성요소
쾌락의 원칙에 의해 기능하고, 본능의 욕구를 충족시키기 위해 비논리적이고 맹목적으로 작용한다.
② 자아 : 심리적인 구성요소
현실과 환경을 고려한다는 현실의 원칙에 의해 기능하고, 원초아와 초자아, 환경 간에 균형을 유지하기 위해 노력한다.
③ 초자아 : 사회적인 구성요소
쾌락보다 완전을 추구하고, 한 개인의 도덕적인 규범에 해당한다. 현실적인 것보다 이상적인 것을 추구하고 전통적 가치관, 도덕적, 이상적 목표를 추구한다.

(2) 의식과 무의식
정신의 구조를 의식과 무의식으로 구분하였다.

일상생활에서 꿈, 말의 실수, 농담, 위트, 백일몽, 환상, 전이, 방어, 저항, 다양한 심리 신체적 증상, 신경증적 증상으로 드러남.

(3) 불안

어떤 것을 하도록 우리를 동기화시키는 긴장상태를 말한다. 현실적 불안, 신경증적 불안, 도덕적 불안이 있다.

(4) 방어기제 : 자아가 강한 압력이나 불안으로부터 자신을 보호하기 위한 수단이다.

① 억압

의식하기에는 현실이 너무나 고통스럽고 충격적이어서, 무의식 속으로 억눌러 버리는 것으로 억압은 다른 방어기제나 신경증적 증상의 기초가 된다.

예시
- 부모의 학대에 대한 분노심을 억압하여 부모에 대한 이야기를 삼가려고 하는 것
- 죄의식, 창피, 자존심을 손상시켰던 경험들
- 극단적인 예 : 기억상실증

② 투사

자신의 심리적 속성이 마치 타인에게 있는 것처럼 생각하고 행동하는 것. 자신이 무의식에 품고 있는 공격적 계획과 충동을 남의 것이라고 던져버리는 것이다.

예시
- 자기가 화가 난 것은 생각하지 못하고 상대방이 자기에게 화를 냈다고 생각하는 것.

③ 반동형성

미운 놈에게 떡 하나 더 준다는 속담처럼 무의식적 소망 및 감정과 반대되는 방향으로

행동하는 것이다.

④ 합리화

현실에 더 이상 실망을 느끼지 않으려고 그럴듯한 구실을 붙이는 것이다.

⑤ 치환

전혀 다른 대상에게 자신의 감정을 발산하는 것이다.

⑥ 승화

사회적으로 인정받고 존경받는 형태와 방법을 통해 충동과 갈등을 발산하는 것이다.

⑦ **퇴행**

좌절을 심하게 당했을 때 현재보다 초기의 발달단계로 후퇴하는 행동이다.

> 예시
> ■ 대소변을 잘 가리던 아동이 동생이 태어난 후 밤에 오줌을 싸는 것

⑧ **보상**

어떤 한 영역에서 바람직한 특성을 강조하여 약점을 감추거나, 다른 영역에서 충분히 만족함으로써 한 영역의 좌절감을 줄이는 것이다.

> 예시
> ■ 학급에서 말썽꾸러기가 주의를 끄는 행동을 함으로써 학업부진을 보상하는 것.

⑨ **부인**

고통을 주는 사실이나 경험을 있는 그대로 인정하지 않고 부정하는 것이다.

> 예시
> ■ 사랑하는 사람의 죽음이나 배신을 인정하려 들지 않고, 사실이 아닌 것으로 여기는 것
> ■ 병을 진단받고도 괜찮다며 병원 가기를 거부하는 것
> ■ 부부 사이에 문제가 있으면서도 문제가 없고 행복하다고 하는 것

⑩ **고착**

다음 단계로 발달해 나아가는 것이 불안해서, 현 단계에 그냥 머물러 있는 것을 말한다.

> 예시
> ■ 피터팬 신드롬으로 어른다운 행동과 사고를 해야 할 대학생이 되었음에도 불구하고 계속 고등학교 수준의 행동과 사고방식에 머물러 있는 것

⑪ 동일시

좋아하거나 존경하는 대상과 자기 자신 또는 그 외의 대상을 같은 것으로 인식하는 것이다.

예시

- 자기가 좋아하는 연예인의 옷차림을 따라하는 경우

---

3) 치료 과정

(1) 치료목표

① 무의식을 의식화함으로써 개인의 성격구조를 재구성하는 것이다.

② 행동이 더욱 현실적으로 되고, 본능충동의 요구에 따르지 않도록 자아를 강화시키는 것이다.

③ 치료의 목표는 문제해결이나 새로운 행동을 학습하는 데 있지 않고, 오히려 자기이해를 위해 과거 속으로 깊이 탐색해 가는 것이다.

(2) 기법

① 자유연상법

치료자가 내담자로 하여금 자신의 마음속에 떠오르는 것들을 그대로 이야기하도록 하는 것이다. 내담자는 긴 안락의자에 눕고, 치료자는 그 옆이나 뒤에 앉아 내담자가 이야기하는 것을 통해 내담자의 마음속에 있는 억압된 자료를 수집하고 그것을 해석하여 의미를 찾아가면서 내담자의 통찰을 돕는 것이다.

② 해석

내담자의 무의식적인 갈등을 의식화하는 데 기본적으로 해석을 사용한다. 자유연상이나 꿈, 저항, 전이 등을 분석하고, 그 속에 담긴 행동상의 의미를 내담자에게 지적하고 설명하는 기본적 절차이다.

③ 꿈의 분석과 해석

내담자의 꿈속에 내재된 억압된 감정과 무의식적 욕구를 꿈의 내용을 분석함으로써 통찰하도록 하는 것이다. 자아가 용납할 수 없는 욕구가 위장되고 상징적인 형태로 꿈속에서 나타나기 때문이다.

④ 저항의 분석과 해석

저항이란 내담자가 상담에 협조하지 않는 모든 행위를 말한다. 내담자는 자신의 억압된 충동이나 감정을 알아차렸을 때 느끼게 되는 불안으로부터 자아를 보호하기 위해 저항한다.

> **예시**
> ■ 정해진 시간에 상담에 참석하지 않거나, 상담과정에서 아무런 의미도 없는 말만 되풀이하거나, 중요한 내용을 빠뜨리고 사소한 이야기만 하는 등의 행위

치료자는 이러한 저항과 무의식적인 갈등의 의미를 파악하여 내담자로 하여금 통찰을 얻게 하는 것이다.

⑤ 전이의 분석과 해석

전이란 내담자가 과거의 중요한 인물에게 느꼈던 감정을 치료자에게 느끼게 되는 것을 말한다. 이 단계는 정신분석에서 가장 중요하고, 전이현상의 해소가 정신분석적 치료의 핵심이다.

> **예시**
> ■ 권위적이고 엄격한 아버지, 자신에게 무관심했던 어머니, 내가 무슨 말만 하면 트집을 잡으려 했던 언니, 그토록 인정받고 싶었지만 늘 칭찬 한마디 없이 꾸중만 했던 아버지에게 느꼈던 감정을 치료자에게 느끼는 것 등

4) 정신분석적 미술치료

(1) Freud를 중심으로 한 정신분석가들이 사용하는 자유연상, 꿈의 해석, 저항과 전이의 분석과 해석 등을 기법으로 사용하는 것이다.

(2) 자유연상이나 꿈의 내용을 전달하는 데 그림이나 창조적 매체를 통해서 표현하도록 한다.

(3) 꿈을 꾼 내담자들은 꿈에 본 것을 그림으로 그릴 수는 있지만 어떻게 말해야 될지 모르겠다고 한다.

(4) Freud는 어린 소년 Hans를 치료할 때 그림 그리기를 한 적이 있다.

(5) Freud의 딸 Anna Freud는 "아동은 자유연상을 할 준비가 되어 있지 않으므로 그림 그리기를 사용하는 것이 언어를 사용하는 것보다 의사소통을 더 수월하게 해 준다고 강조했다(Freud, 1927 : 30).

(6) 성인의 경우는 난화, 핑거페인팅, 낙서 기법 등을 많이 사용한다.

5) 정신분석적 미술치료의 목표

(1) 억압된 것(문제를 야기하는 내적 갈등)을 드러내며 내담자가 이전에 숨겼던 생각과 느낌이 어떻게 자신의 행동과 연관되는지 그 의미에 대해 통찰을 얻도록 돕는다.

(2) 치료과정을 정서적이고 인지적으로 이끌어 전이가 일어나면 그것을 치료자가 파악하여 전이에 대한 내담자의 통찰력을 기르도록 도와준다.

(3) 통찰을 통하여 학습한 것을 치료 장면뿐만 아니라 일상생활에서도 시행착오를 겪으면서 훈습을 통하여 재학습하도록 도와준다.

6) 정신분석적 미술치료의 내용

(1) 치료자는 내담자가 자유롭게 미술매체를 선택하여 '아무 것이나 그리고 싶은 것을 그리도록'한다.

(2) 치료자는 내담자가 자발적으로 지적하는 말들을 경청하고 행동을 관찰한다.

(3) 내담자의 미해결된 갈등과 그것을 반복하는 기제를 찾는다.

(4) 정신분석치료의 가능성을 결정하기 위하여 내담자의 좌절감 내성 정도, 승화 능력, 불안에 대한 전반적인 태도 및 일반적인 발전적 힘과 퇴행 경향성 등도 면밀히 사정하여야 한다.

※ 알고 가기 <정신분석 미술치료의 요약>

치료자는 내담자가 발달 과정상으로 보아 어느 시점, 어떤 상황에 갇혀 있는지(고착)와 방어 대상 (두려워하는 충동)에 관한 단서 및 방어기제를 알고 다루어야 한다.

2.2. 분석심리학적 미술치료

1) 기본가정

(1) 융(Carl Gustav Jung)에 의해 창시된 상담이론이다.

(2) 기본철학은 Freud 결정론에 반대하여 인간 정신에 대한 분석을 주관적 체험과 현상학을 바탕으로 체계화했다.

(3) 상담자의 역할은 내담자가 개성화를 통해 자기실현을 할 수 있도록 도와주는 것이다.

2) 인간관

융은 개인은 독특한 현상학적 존재로서 자기실현을 위해 노력한다고 했다.

3) 주요개념

(1) 정신의 구조

융은 무의식을 개인 무의식과 집단 무의식으로 구분하였다.

(2) 원형

집단 무의식을 구성하고 있는 인류역사를 통해 물려받은 정신적 소인으로 융의 분석심리학에서 성격의 주요한 구성요소이다.

4) 상담목표

(1) 내담자로 하여금 무의식적으로 작동하는 정신 원리를 의식화하고 개성화과정을 촉진하는 것이다.

(2) 융은 인간의 성격발달의 목표는 개성화 혹은 자기실현이라고 했다.

5) 상담과정

(1) 고백단계 : 내담자의 정서적 표출과 치료적 동맹형성이 형성되는 단계이다.

(2) 명료화 단계 : 내담자가 자신의 문제에 대해 통찰을 얻게 하는 것이다.

(3) 교육단계 : 내담자가 사회적 존재로서 부적응이나 불균형적 삶을 초래한 발달 과정의 문제에 초점을 맞춘다. 대부분 이 단계를 마치고 치료를 종결하는 내담자가 많다.

(4) 변형단계 : 내담자와 치료자 간의 역동적인 상호작용을 통해 단순한 사회적응을 넘어서 자기실현으로의 변화가 도모된다. 융은 변형단계를 자기실현기간이라고 했다.

6) 주요 기법

(1) 무의식을 이해하는 그림분석

① 그림을 그림으로써 감정기능을 살리고 무의식의 창조적 기능을 자극하여 이를 발휘하게 한다. 따라서 구체적 대상을 그리는 작업 위주가 아닌 환상이나 꿈같은 무의식의 내용을 그리게 하거나, 붓이 가는대로 무의식에 내맡기는 태도가 중요하다.

② 그림의 해석은 직접 자세히 설명해 주는 일이 거의 없고, 중요한 것은 그 그림에 대한 내담자 자신의 감정적 반응과 그림에 나타난 내용에 대한 연상을 묻고 치료자 편에서도 감정적 반응과 내담자의 연상을 통한 의미반응으로 나타날 수 있다.

③ 그림의 해석은 단정적일 수 없고, 어디까지나 하나의 해석시도이다. 그림해석은 그 그림을 통한 내담자와 치료자 간의 대화이다.

(2) 적극적 명상

자아기능이 어느 정도 성숙되어 있어야 하고, 자아가 약한 경우에는 무의식에 휘말리기 쉬우므로 주의가 필요하다.

7) 요약

(1) 개인은 독특한 현상학적 존재로서 자기실현을 위해 노력한다. 자각, 정서, 행동에 대한 정신적 소인은 유전된다.

(2) 정신은 의식, 개인 무의식, 집단 무의식으로 구성된다. 의식의 주인은 자아이며 태도와 심리적 기능에 의해 작동된다.

(3) 집단 무의식을 구성하고 있는 인류역사를 통해 물려받은 정신적 소인이 원형이다. 원형의 수는 무수히 많으며 융이 언급한 대표적인 원형으로 페르조나, 아니마와 아니무스, 그림자, 자기가 있다.

(4) 상담목표는 내담자에게 무의식적으로 작동하는 정신원리를 의식화하고 개성화과정을 촉진하는 것이다.

(5) 상담과정은 고백, 명료화, 교육, 변형의 네 단계로 구분된다.

2.3. 인간중심 미술치료

1) 인간관

(1) 1940년대에 Carl Rogers가 정신분석적인 접근법에 대한 반동으로 비지시적 심리상담(치료) 알려진 상담법을 개발하였다.

(2) 후에 내담자중심 심리치료(1950년대), 인간중심치료(1970~1980년대)로 발전하였다.

(3) 인간의 자기실현 경향성을 전제로 했다(자아개념).

(4) 기본가정은 인간은 본질적으로 신뢰할만하며 치료자의 직접적인 지시가 없이도 자신과 자신의 문제를 이해할 수 있는 잠재적 능력을 충분히 갖고 있다고 보았다.

(5) 치료자의 태도와 성격특성 강조, 내담자와 치료자의 관계의 질이 치료결과의 중요 결정 요인이라고 강조하였다.

(6) 지금-여기에 초점을 두었다.

※ 알고 가기 <치료자는 내담자에게 다음과 같은 믿음을 가짐>

인간은 자신의 권리에 대해서 가치와 존엄성을 지니고 있으며 따라서 마땅히 존중받을 가치가 있다.
인간은 자기를 지시할 능력과 권리를 가지고 있으며 기회가 주어지면 현명한 판단을 내린다.
인간은 자기 자신의 가치를 선택할 수 있다.
인간은 책임감을 건설적으로 사용하는 법을 배울 수 있다.
인간은 자신의 감정, 사고, 행동을 다룰 수 있는 능력이 있다.
인간은 충실하고 만족한 삶을 향해서 건설적인 변화와 인간적인 발달(자아실현)을 이룩할 잠재력을 지니고 있다.

2) 치료과정

(1) 치료목표

개인이 완전히 기능하는 사람이 되도록 도울 수 있는 환경을 제공하는 것이다.

(2) 치료자의 기능과 역할

치료자는 진실성, 무조건적인 긍정적 관심, 공감적 이해를 해야 한다.

(3) 기법

적극적 경청, 수용, 관심 기울이기, 반영, 명료화, 직면, 자기개방 등이 있다.

3) 인간중심 미술치료

(1) 신념과 목표

① 미술이라는 매체를 통하여 인간의 잠재력과 성장가능성을 일깨우고 창의력을 개발시키며 자아실현으로 나아가게 한다.
② 안정보다는 성장과 자아실현에 목표를 두며, 삶의 주체로서의 내담자가 삶의 의미를 추구하고 자신의 서로 다른 욕구들을 통합하고 조절해 나가게 한다.

(2) 인간중심 미술치료의 과정

① 내담자의 능동적인 참여를 중요시하고, 치료 장면에서 스스로 결정하고 선택하는 권리가 있다는 것을 경험하게 한다.

② 재료의 선택이나 표현 시 내담자 스스로 용지나 매체를 선택하고, 자유롭게 자신을 표현현하도록 한다.

③ 내담자가 자신을 충분히 표현할 수 있도록 긍정적이고 안전한 분위기를 제공하고, 공감하면서 수용적인 관계를 조성하는 것이 중요하다.

④ 미술작품의 결과에만 치중하지 말고, 과정 하나하나에 관심을 갖고, 비음성적 메시지의 전달에 귀를 기울여야 한다(적극적 경청의 태도).

⑤ 치료자는 내담자의 미술작업을 지지하고 작품을 소중하게 여기는 태도를 통해 자존감을 가지게 한다.

2.4. 행동주의적 미술치료

행동주의적 미술치료란 내담자에게 미술치료를 할 때 행동치료기법을 적용하는 것이다.

1) 인간관

(1) 대부분의 인간행동은 학습된 것으로서 행동은 환경 변인에 의해 결정된다고 보았다.

(2) 현재의 부적응행동에 초점을 맞추고, 겉으로 드러나는 구체적인 문제행동에 초점을 둔다.

2) 주요 개념

(1) 학습이론을 근거로 하여 부적응행동을 소거하거나 적응행동을 증가하고, 형성시키는 것을 목표로 한 심리치료이다.

(2) 행동수정이나 혹은 인지행동치료라고도 불린다.

(3) 행동치료의 목적은 내담자들의 심리문제를 해결하기 위한 것이다.

(4) 해결관점은 전통적인 심리치료방법인 정신분석과는 상반되는 접근방법으로, 전통적 심리치료에 대한 대안으로 등장했다.

(5) 1950년대를 시초로 하여 1953년에 '행동치료'라는 용어로 최초 사용되었다.

(6) 1980년대 인지행동치료는 의학적 문제를 예방하고 치료하는 행동의학 영역에까지 영향을 주었다.

3) 치료과정

(1) **행동치료의 치료대상** : 객관적인 관찰과 측정이 가능한 것에 한정된다.

(2) **방법과 절차** : 경험적으로 타당화된 것이다.

(3) **진단과 치료과정** : 가능한 객관적인 평가를 기초로 한다.

(4) **치료기간** : 치료효과를 경험적으로 검증하는 것이 중시된다.

4) 행동주의적 미술치료

(1) 정서·행동장애 및 정신지체 아동을 포함한 학교부적응 행동이 있는 아동들에게 미술치료를 할 때 행동치료기법을 적용한다.

(2) 발달지체 아동들의 발달촉진 및 문제행동 개선, 학교부적응행동 개선에 효과적이다.

(3) 정서장애 아동의 부적절한 행동 소거를 돕고 정서적 욕구를 표현하게 해 준다.

(4) 심한 불안장애가 있는 아동, 공격행동이 있는 성인 등 기타 다른 집단에게도 효과적인 것으로 나타난다.

(5) 언어적 표현이 매우 부족하거나, 지적인 수준이 낮거나 논리성이 부족한 아동 및 성인들에게 특히 효과적이다.

① **미술활동 촉진을 위한 기법**

행동형성법, 강화, 촉구법 및 용암법이 있다

② **문제행동 소거 및 바람직한 행동증가를 위한 기법**

강화자극소거법, 강화절차와 그 밖에 행동적 자기통제법, 자기교시법, 주장훈련법 등의 기법이 효과적이다

5) 적용대상

(1) 자폐성 아동

(2) 발달이 지체되어 있는 아동

(3) 사물을 닥치는 대로 집어 던지는 아동

(4) 잠시도 의자에 앉아 있지 못하고 돌아다니는 아동

(5) 자기 뜻대로 안 되면 소리를 지르거나 짜증을 내는 아동

(6) 친구하고 관계하는 방법 등을 몰라 애태우는 아동

2.5. 게슈탈트 미술치료

1) 인간관

(1) Fritz Perls에 의해 개발되었고, 게슈탈트란 통합되어 있는 구조라는 의미로 전체성을 강조한다.

(2) 분석하는 대신 전체 장(field)의 관점에서 통합적으로 이해하려고 시도했다.

(3) 즉, 실존적인 삶을 통한 성숙한 인간에 두었다.

(4) 요구하는 인간상은 감정적 인간이다.

※ 알고 가기 <감정적 인간이란?>

자신의 감정에 충실해진다는 의미를 가지고 있고, 자신의 감정에 열려져 있으며, 자유인이라는 것. 즉, 개개인이 책임을 질 수 있고, 총체적인 인간으로서 충분히 생각할 수 있는 능력을 가지고 있다고 봄.

---

2) 주요 개념

(1) 게슈탈트

① 전체, 형상, 형태, 모습 등의 뜻을 지닌 독일어이다.

② 개체는 대상을 지각할 때 그것들의 산만한 부분들의 집합이 아니라, 하나의 의미 있는 전체, 즉 '게슈탈트'로 만들어 지각한다고 말한다.

(2) 전경과 배경

① 우리가 어떤 대상을 지각할 때 관심 있는 부분은 지각의 중심으로 떠오르고, 나머지는 배경으로 물러나는 것을 체험할 수 있다.

② 관심이 초점이 되는 부분을 전경이라 하고, 관심 밖으로 물러나는 부분을 배경이라고 한다.

③ 게슈탈트를 형성한다는 말은 '개체가 어느 한순간에 가장 중요한 욕구나 감정을 지각하여 전경으로 떠올린다'는 뜻이다.

④ 건강한 개체는 매 순간 자신에게 중요한 게슈탈트를 선명하고 강하게 형성하여 전경으로 떠올릴 수 있으나 그렇지 못한 개체는 전경을 배경에서 명확히 구분하지 못한다.

(3) 지금 – 여기

① 게슈탈트 치료를 지탱하는 두 가지는 현재(the now)와 방식(the how)이다.

② Perls의 가장 중요한 공헌은 현재를 올바르게 인식하고 충분히 경험하는 것을 학습하는 데 초점을 둔 점이다.

(4) 미해결과제

① 개체가 게슈탈트를 형성하지 못했거나 혹은 게슈탈트를 형성하긴 했으나 그 해소를 방해받았을 때 그것은 사라지지 않고 배경으로 남아 있으면서 계속 전경으로 떠오르려고 한다.

② 이렇게 완결되지 못한 혹은 해소되지 않은 게슈탈트를 '미해결 게슈탈트' 혹은 '미해결 과제'라고 한다.

(5) 장이론

사건을 현재 그 사건이 속하고 있는 전체 장 내에서 기술하는 탐구방식이다.

(6) 현상학

지각하는 사람의 경험 내에 즉각적으로 주어진 것만을 진실한 것으로 받아들이는 의식에 관한 학문이다.

3) 치료과정

(1) 치료목표

① 치료의 목적은 분석이 아니라 자아의 통합에 있어서 인격에 통합성을 가질 수 있도록 도와주는 데 있다.

② 최종목표는 개체로 하여금 실존적인 삶을 살도록 도와주는 것이다.

(2) 치료과정

개체는 알아차림과 접촉을 통해 전경과 배경을 교체하기 때문에 알아차림과 접촉이 중요하다.

(3) 기법

미해결과제를 완성하게 하고 점토작업 게임이나 느낌에 대한 그림 그리기 기법, 선 게임(Line game) 등이 있다.

4) 게슈탈트 미술치료

(1) 내담자가 스스로 어떻게 현재의 감정과 경험을 방해하는가에 대해 의식함으로써 내담자가 "지금-여기"에서 자신의 존재를 충분히 체험하도록 돕는 것이다.

(2) 내담자와 치료자 사이에 직접적인 의사소통을 하여 시각적으로 묘사된 진술을 상호 간에 탐구하면서 두 사람이 상호작용하는 것이다.

(3) 시각적인 메시지, 목소리 톤, 신체적 표현, 말의 내용 등에 나타난 개인적 표현을 전체적으로 다루는 데 있다.

(4) 치료자는 내담자로 하여금 자신이 만든 시각 메시지의 형태와 패턴에 관심을 갖도록 한다.

(5) 치료자는 내담자가 자신이 만든 형태가 어떻게 개인적인 의미를 표현하는지 깨닫도록 원하고, 자신이 만든 표현을 인식할 것을 요구하며, 자신이 만든 메시지 속에서 욕구와 자원을 지각하는 데 최선을 다하도록 요구한다.

3. 미술치료의 적용과 과정

3.1. 미술치료의 적용

(1) 미술치료는 다양한 상황에서 여러 가지 목적을 위해 미술표현을 활용하는 것을 말한다.
(2) 미술치료에서의 미술작업은 내담자와 함께 활동함으로써 독특하고 역동적인 방법으로 매체를 통해서 심상을 구체화하여 미술작품을 창조해 나가는 것이다.
(3) 미술작업을 통해서 예방적 차원과 위기치료와 같은 특정의 목적을 위해서도 활용될 수 있다.

1) 대상

정신질환내담자(정신분열증, 우울증 등), 심신장애인(시각장애, 청각장애, 지체부자유, 정신지체, 정서장애 및 행동장애, 자폐성 장애, 학습장애, 중복장애, 언어장애 등), 비행청소년(폭력, 절도 등), 이혼(별거, 재혼)부부, 가족관계개선, 근친상간, 성폭행, 섭식 장애, 학업부진, 입시 및 시험불안, 교우관계 및 인간관계 개선, 자아성장 프로그램, 등교 거부, 노인상담, 노인치매, 신체질병자의 심리안정 등으로 확대되어 있다.

2) 치료실의 물리적 환경

(1) 미술치료에 있어서 중요한 2가지 요소는 물리적 환경과 기본적인 재료이다.
(2) 작업을 위한 치료실은 너무 작거나 큰 공간은 내담자로 하여금 불편을 주며 자유스러운 표현을 방해한다.
(3) 적당히 넓은 공간, 충분한 채광, 위생시설과 작품을 보관할 수 있는 공간, 작업 테이블, 작품을 전시할 수 있는 여유 있는 공간, 다양한 미술도구 등을 갖추면 된다.
(4) 비밀을 유지할 수 있는 공간이 적당하다.
(5) 미술치료실은 아동에게 특별한 공간이어야 한다.
(6) 내담자가 그림을 그릴 때는 적절한 조명, 적당한 온도, 쾌적한 환경이 갖춰져야 한다.

3) 치료시간의 구성

(1) 미술치료의 시간구성은 치료목표나 대상, 방법에 따라서 다양하게 결정된다.

(2) 치료의 기간과 빈도, 사용될 매체, 특정의 활동, 치료종료 등이 시간계획에 포함된다.

(3) 대체로 주 1회 정도의 상담과 심리치료가 이루어지며 첫 상담에서는 언어에 의한 면접과 평가도구를 사용하며, 치료비, 시간계획, 도구의 선택, 그림의 주제선정 등 다양한 내용들이 다루어진다.

(4) 미술치료의 방법에는 개인 미술치료와 집단 미술치료가 있다.

4) 미술매체와 기법

(1) 재료(Material)란 넓은 뜻으로는 창조과정의 결과에 있어서 예술적인 여러 형상을 산출해 낼 모든 전제로서의 소재를 말한다.

(2) 미술치료사들은 다양한 매체들을 사용할 수 있다.

(3) 대상과 치료시간의 구성 및 다른 요소들에 따라서 그 매체는 목적에 부합되도록 선택한다.

(4) 미술매체의 선택에서 2가지 중요한 고려 점은 촉진과 통제이다.

(5) 미술매체의 특성에 따라 어떤 효과를 낼 수 있는지 잘 고려하여 선택해야 한다.

(6) 매체의 종류는 연필, 색연필, 마커펜, 파스텔, 크레용, 물감, 점토, 색종이, 잡지, 종이죽, 점토, 신문, 잡동사니에 이르기까지 다양하다.

(7) 기본적인 매체는 가공재, 인공재, 자연물 등이 있으며, 미술매체에는 통제가 가장 높은 것에서부터 가장 낮은 매체가 있다.

(8) 물감이나 종이죽은 이완과 해방감을 주고 크레파스, 크레용은 힘을 필요로 하여 활동력을 자극한다.

(9) 내담자의 작품은 하나의 적응매체로서 내담자의 심리를 이해하는 새로운 연구기법으로 발전하여 왔으며, 미술치료는 진단과 치료가 동시에 이루어지는 장점이 있다.

(10) 개인이나 집단의 수준에 맞는 프로그램을 신중히 결정하는 것과 어떤 모형으로 접근할 것인지, 작품을 통해서 발달적·인지적·심리적 여러 측면을 이해하여야 한다.

(11) 미술매체가 내담자의 작품에 어떤 영향을 미치는지 임상적 활용과 기법을 알아야 하며, 이 모든 것은 치료사의 전문성과 관련된 중요한 일이다.

(12) 미술매체의 속성

① 통제가능성

- 통제가능성에 따라 유동적이고 힘든 재료로부터 덜 유동적이고 통제 가능한 재료로 구분한다.
- 수채화 물감이나 템페라, 아크릴 물감과 같은 재료들은 유동성이 강하다.
- 물감과 함께 젖은 찰흙이나 곡물가루도 유동성이 강하기 때문에 통제하기에는 어렵다.
  ex) 재료들은 자기표현을 어려워하거나 잘 놀지 못하는 내담자에게 놀이와 이완을 제공한다. 또한 물감과 같은 유동적 재료들은 회화에서 보다 면적인 표현이 가능하고 수분감을 느낄 수 있기 때문에 더욱 정서적으로 느껴진다.
- 마커펜, 연필 같은 재료들은 통제하기에 쉽고, 정확하고 세부적인 묘사가 가능한 재료이다.

〈표 2-4〉 헬렌 랜드가르텐의 미술재료 분류표

통제성이 낮은 재료	1	2	3	4	5	6	7	8	9	10	통제성이 높은 재료
	젖은 점토	수채화 물감	부드러 운 점토	오일 파스텔	굵은 마커펜	콜라주	단단한 점토	가는 마커펜	색연필	연필	

② 매체의 구조화

- 매체는 구조화 된 매체(예 : 숫자 색칠하기 등)와 덜 구조화된 매체(예 : 점토 등), 복잡한 매체와 단순한 매체가 있다.
- 미술치료에서는 보통 덜 구조화된 단순한 매체를 선호한다. 이유는 단순하고, 덜 구조화된 매체일수록 내담자의 심리적인 투사가 용이하며 내담자의 감각을 자극시키기 때문이다.
- 구조화된 매체는 내담자에게 완성도 및 성취감을 제공할 수도 있고, 짜인 방법에서 오는 접근의 용이함 등이 있다.
- 매체를 사용할 때는 항상 내담자의 상황을 고려하여 구조적 혹은 비구조적으로 제공되어야 한다.

3.2. 미술치료 과정

1) 초기 단계

(1) 초기 단계에 들어가기 전 치료자는 먼저 내담자에 대한 관찰과 평가를 하게 되는데 초기 면접, 심리검사 등을 통해 이루어진다.

(2) 이 과정은 치료 전에 정리될 수도 있지만 치료에 들어가서도 계속되는 경우도 있다.

(3) 이를 통해 치료목표가 세워지고, 내담자와 치료자 사이에 치료에 대한 구조가 만들어진다.

(4) 이 단계에서 가장 중요한 것은 치료자와 내담자 간의 라포 형성이다.

(5) 내담자의 특성에 따라 다양한 접근이 요구되며, 기간도 다르다.

(6) 이 시기의 주요과업은 내담자에 대한 관찰 평가와 함께 내담자가 미술치료 시간을 편안하고 흥미롭게 느끼고, 치료에 대한 일관성으로 안정감(보호감)을 느끼게 하는 것이다.

※ 알고 가기 <초기 단계 주요기법과 해당되는 프로그램>

① 오리엔테이션
　애칭 표현, 이름 꾸미기, 이름 그리기, 첫인상 그리기, 손 본뜨기, 소지품 소개하기 등
② 내담자에 대한 관찰과 평가
　㉠ 주제와 재료를 제시하는 구조적인 방법의 대표적 예
　　집, 나무, 사람 검사와 같은 투사검사 등
　㉡ 비지시적인 재료선택과 방법에 따른 내담자의 반응을 살피는 비구조적인 방법
　　인물화 검사, 집·나무·사람 검사, 동적 가족화, 풍경구성법, 난화기법, 빗속의 인물화, 사과나무에서 사과 따는 사람, 동굴화, 창문화, 계란화, 문 그림, 어항 그림 등
③ 치료자와 내담자 간의 신뢰형성
　돌려 그리기, 이어그리기, 난화게임, 대화 그림 등
④ 긴장 완화
　핑거페인팅, 음악 들고 그리기, 여러 가지 미술게임(Starter sheet 기법, 테두리 기법, 점토 기법) 등
⑤ 재료에 대한 감각과 흥미유발, 시선 모으기
　음식 만들기, 생일케이크, 과자, 데칼코마니, 낙서하기, 재료 경험하기(점토, 물감 등), 동그라미 그리기, 비밀그림 등

---

2) 중기 단계

(1) 초기 단계에서 내담자와 미술치료자 간에 라포가 형성되어 내담자가 안정감을 느끼
  게 되면 보통 중기 단계로 접어든다.

(2) 중기 단계는 상담과정의 대부분을 차지하는 긴 기간으로 자신의 문제의 본질을 이
  해하고 앞으로 나아갈 방향을 결정하게 된다(김순혜, 2001).

(3) 중기 단계에서 내담자는 구체적인 미술활동에 들어가게 되고, 자기 앞에 펼쳐진 것
  (지금 여기의 현실인 미술매체)에 몰입하게 된다.

(4) 이 단계에서 내담자는 부정적인 반응을 보이는데 이 시기를 어떻게 보내느냐에 따
  라 치료의 성패가 좌우된다.

(5) 치료자는 내담자 스스로의 역동에 의해 과정이 흘러가도록 도와야 한다. 내담자가
  자신의 힘을 느끼고 경험할 수 있게끔 하는 것이 관건이다.

(6) 신뢰가 바탕이 된 안전한 공간에서 내담자는 자기 내면으로 들어갈 수도 있고 끄집
  어낼 수도 있다.

(7) 중기 단계에서는 이러한 내담자의 감정과 갈등의 표출, 발산이 다루어지게 되며, 해
  소와 함께 교정적 경험이 일어날 수도 있다.

(8) 내담자가 자신의 힘을 느끼고 자기에 대하여 관심을 갖게 되면 비로소 중기 후반부
  터 '나'에 관한 프로그램들이 등장하게 된다.

※ 알고 가기 <중기 단계 주요기법과 해당되는 프로그램>

① 감정표현과 몰입
분무기나 총, 못생긴 사람 표현, 없애고 싶은 것, 낙서하기, 감정그림, 감정색이나 선 표현, 점토활동, 반응하는 재료를 통한 감정경험, 신문지 활동, 펀치나 스탬프 등

② 갈등표출과 재경험
내가 싫어하는 것들, 좋아하는 사람과 싫어하는 사람, 버리고 싶은 내 모습, 과거 여행, 도망가고 싶은 곳, 연상 작업(형태와 선을 통한 자유 연상 외에도 화산이나 폭풍 등의 주제제시까지) 등

③ 자기표현
나를 나타내는 단어, 표정 찾기, 나의 과거와 현재와 미래, 내가 만약 변신한다면, 은유화법, 상징화, 자화상, 남이 보는 나와 내가 보는 나, 갖고 싶은 나와 버리고 싶은 나, 신체본뜨기, 나의 상자, 가면 작업, 관계 속의 나, 인생 차트 그리기, 다양한 자세의 사람들 등

---

3) 후기 단계

(1) 중기 단계에서 자아의 힘을 느끼고 경험했던 내담자는 점차 자기 자신을 객관적으로 바라보게 되고, 자신을 조절할 수 있을 만큼 성장한다.

(2) 치료자가 목표로 했던 내용들이 조금씩 달성되기 시작하고, 내담자에게는 보다 실제적인 현실과 주변을 보기 시작하는 단계이다.

(3) 내담자는 이전보다 주변과 의사소통하는 능력이 발달하며 환경과 자신과의 관계를 새롭게 세워간다.

(4) 미술치료사는 내담자가 자신과 직면할 수 있도록 도우며, 보다 현실세계에 적응해 가도록 돕는 역할을 한다.

(5) 치료자의 주도가 아닌 내담자 스스로 결정하고 창의적으로 작업할 수 있어야 한다.

※ 알고 가기 <후기단계 주요기법과 해당되는 프로그램>

① 자기 인식
나에게 필요한 선물, 나 광고하기, 나를 나타내는 신문, 나의 책 만들기, 내 안에 자라는 힘, 동굴 그림, 나의 상징, 가면 작업, 나의 상자, 신체 본뜨기 등

② 갈등상황 주기
씨앗 그림, 만화 이어 그리기, 문 그림, 절벽 그림 등

③ 관계 속의 나, 세상 속의 나
집단 스토리텔링, 짝지어 그리기, 전지그림, 끝말잇기 게임, 집단 스퀴글, 색물총 놀이, 상자 쌓기, 교환 게임, 셀로판 구성, 만화 이어그리기, 책 만들기, 롤러 그림 등

④ 현실 연결
내가 나에게 바라는 것, 남이 나에게 바라는 것, 지금 나에게 필요한 것, 실제 사진 콜라주, 내가 할 수 있는 일 등

3.3. 미술치료기법

1) 진단적 도구로서의 미술기법

(1) 인물화 성격검사(DAP : Draw A Person)
① 흰색 종이(A4용지)를 주고 "사람을 그리세요"라고 지시한다.
② 어떤 인물상을 그린 후에는 처음에 그린 상과 다른 이성상을 그리게 한다.
③ 인물화를 그린 다음에 각 인물화를 그리는 데 걸린 시간을 기록한다.

(2) 집, 나무, 사람(HTP : House Tree Person)
① 한 장의 종이를 가로로 제시하면서 "집을 그리세요"라고 지시한다.
② 집을 그리고 나면 새로운 종이 한 장을 세로로 제시하면서 "나무를 그리세요"라고
지시한다.
③ 집을 그리고 나면 새로운 종이 한 장을 세로로 제시하면서 "사람을 그리세요. 단,
사람을 그릴 때 막대 인물상이나 만화처럼 그리지 말고, 사람의 전체를 그리세요"
라고 지시한다.
④ 사람을 그리고 나면 새로운 종이 한 장을 세로로 제시하면서 "앞에 그린 사람과 반
대되는 성을 그리세요"라고 지시한다.
⑤ 집, 나무, 사람을 모두 그리고 나면 각각의 그림에 대해 질문을 한다.
⑥ 내담자의 질병 상태와 성격 그리고 가정에 대한 지각을 파악한다.

(3) 동적 집, 나무, 사람(KHTP : Kinetic House Tree Person)
① 한 장의 종이 위에 집, 나무, 사람을 함께 그리는 것으로 내담자의 성격과 내면세계
를 보다 역동적이고 효과적으로 파악할 수 있다.
② "이 종이 위에 집, 나무 그리고 어떤 행동을 하는 사람의 전체 모습을 그리세요. 사람
은 만화 혹은 막대기와 같은 사람이 아닌 사람의 전체적인 모습을 그리세요"고 지
시한다.

(4) 동적 가족화(KFD : Kinetic Family Drawing)

① "당신을 포함해서 당신의 가족 모두가 무엇인가를 하고 있는 그림을 그려보세요. 만화나 막대기 같은 그림이 아닌 완전한 그림을 그려 주세요. 무엇이든지 어떤 행위를 하고 있는 사람을 그려야 합니다"라고 지시한다.

② 가족 내에서의 자기 자신과 다른 가족구성원에 대한 지각을 파악한다.

③ 가족 간의 상호작용과 역동성을 파악한다.

(5) 동적 학교 생활화(KSD : Kinetic School Drawing)

① 학교 내에서의 친구, 교사와의 상호관계 및 학업성취성을 파악할 수 있다.

② "당신 자신을 포함하여 선생님과 한 명 이상의 친구가 학교에서 무엇인가 하고 있는 그림을 그려보세요. 만화나 막대기 같은 사람이 아닌 완전한 사람을 그려주세요. 모두가 무엇이든 하고 있는 그림을 그려 주시고 당신 자신도 그리는 것을 잊어서는 안 됩니다"라고 지시한다.

(6) 나무그림검사(Tree Drawing Test)

① 내담자에게 열매가 달린 나무 한 그루 그리게 한 뒤 완성된 나무 그림을 통해 심리적 상태를 찾아내려는 의도의 기법이다.

② 나무는 성장과정을 표현해주는 자아의 측면을 나타낸다.

③ 그림 분석 시 나무의 줄기, 뿌리, 잎, 가지, 열매 그리고 전체적인 인상 등을 기준으로 분석한다.

(7) 동그라미 중심 가족화(FCCD : Family Centered Circle Drawing)

① "원의 가운데에 아버지와 어머니 그리고 자기 모습을 그려주세요. 막대기나 만화같이 그리지 말고 몸 전체를 그려주세요. 그리고 아버지, 어머니, 자기 주위에 아버지, 어머니, 자기와 관련하여 연상되는 것을 무엇이든지 그려주세요"라고 지시한다.

② 동그라미 안에 부모와 자신을 그리게 하여 부모와 자기와의 관계를 진단한다.

2) 치료적 도구로서의 기법

(1) 테두리법

① 내담자에게 도화지를 제시하면서 내담자가 보고 있을 때 용지에 테두리를 그어서 건네주는 방법이다.

② 묘화를 자극하고, 공포를 줄일 수 있어 자아가 허약한 내담자들에게 많이 사용되고 있다.

③ 테두리를 그릴 때에는 자를 사용하지 않는다.

④ 원을 그려주고 원 안에 그림을 그리거나 채색하게 하여 과잉행동, 주의산만 등을 통제할 수 있다.

(2) 그림 완성하기

그림을 그리는 데 저항이 있거나 의욕이 없는 아동의 미술표현을 자극하고 촉진하기 위해 출발그림 용지(Starter Sheet)를 사용한다.

(3) 난화로 상호 이야기 만들기

① 치료자와 내담자가 종이를 한 장씩 나누어 갖고 서로 테두리선(내담자가 그림을 그리기 쉽게 하며, 저항을 줄임)을 그려서 교환한다.

② 난화에서 이끌어 낸 심상을 내담자와 치료자가 서로 이야기함으로써 내담자의 통찰을 돕는 기법으로 중증보다는 경증장애에 좋다.

(4) 콜라주 기법

① 거부의 감소, 분노의 탈출, 희망에 대한 상징 등 다양하게 활용할 수 있다.

② 표현이 쉽고 그리는 것보다 정확한 감정전달이 우수하나 선택할 수 있는 사진매체가 많아야 한다.

(5) 자신 표현하기

개인치료나 집단 치료 시에 '나는 누구인가?'를 알리고자 할 때 자신을 표현토록 하기 위해서 인물화를 그리게 한다.

(6) 감정사전 만들기

① 도화지에 몇 개의 칸을 구분하고 최근의 감정을 그리거나 색종이로 나타내게 한다.

② 감정을 표현한 후에 모든 인간은 불편한 감정을 가지고 있음을 확인시킨다.

(7) 자기집 평면도 그리기

어린 시절(가능하면 유아시절)에 자기가 살았던 집의 평면도를 그려서 가장 무서웠던 곳, 비밀장소, 누구와 함께 살았는가 등을 설명하여 자신의 과거를 회상한다.

(8) 조소로 표현하기

① 조소는 촉지각과 관계하는 조형 활동이다.

② 인물상 또는 자신의 생각이나 느낌을 표현하게 하는 것으로 언어화가 결핍된 내담자에게 유용하다.

(9) 풍경 구성법

① 치료자가 검은색 펜으로 용지에 테두리를 그려 내담자에게 제시한다.

② "지금부터 풍경화를 그릴 거예요. 그림을 잘 그리거나 못 그리는 것은 중요하지 않습니다. 내가 당신에게 말하는 순서대로 그려 주세요. 10개의 항목으로 하나의 풍경화를 만듭니다"라고 지시한다.

③ 도화지에 강, 산, 밭, 길, 집, 나무, 사람, 꽃, 동물, 돌 등을 차례로 그려 넣게 하고 하나의 풍경이 되도록 채색하게 한 다음 그것에 대해서 계절, 시각, 기후, 강의 흐르는 방향, 사람과 집, 밭 등의 관계에 대해서 이야기한다.

(10) 손과 신체 본뜨기

① 자기의 손을 도화지에 놓고 본을 떠서 각 손가락에 자기가 하고 싶은 말을 적어 표현케 한다.

② 신체 본뜨기는 큰 종이를 벽에 붙여 놓고 내담자의 신체와 같은 크기로 본을 떠 준 후에 스스로 장식하게 한다.

제4장

음악치료

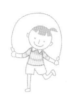

1. 음악치료의 이해

1.1. 음악치료의 개념

(1) 음악치료(Music Therapy)란 음악(Music)과 치료(Therapy)의 합성어이다.

(2) '음악'은 치료매체로서 사용되며, 음악치료에서 말하는 '치료'는 '보조하다' 또는 '사람을 도와주다'라는 의미로 의사가 행하는 수술이나 처방하는 약물 등을 뜻하는 것이 아니라, 심리적인 치료를 의미한다.

(3) 음악치료에 대한 정의는 학자와 나라에 따라 조금씩 다르고, 음악이라는 자체만으로도 매우 다양한 의미를 가진다.

(4) 음악치료의 정의는 미국음악치료학회(National Association For Music Therapy : Namt), 독일음악치료학회(Deutsche Gesellschaft Music Therapy : Dgmt), 한국음악치료학회(Korean Music Therapy Association : Kmta)등의 기관에서 발표한 내용과 미국템플대학교 음악치료학과 교수인 브루시아(Kenneth E. Bruscia) 등에서 찾아볼 수 있다.

(5) 미국음악치료협회(Namt)에서는 음악치료를 '치료적인 목적, 즉 정신과 신체건강을 복원 및 유지시키며 향상시키기 위해 음악을 사용하는 것'이라고 정의한다.

(6) 독일음악치료협회에서(Dgmt)는 '음악 또는 음악의 요소를 이용하여 신체적·정신적 건강을 재활하고 유지하고 촉진시키는 치료의 목적에 도달하기 위해 사용·적

용하는 것이다'라고 정의하였다.

(7) 한국음악치료학회(Kmta)에서는 '음악활동을 체계적으로 사용하여 사람의 신체와 정신을 향상시켜 개인의 삶의 질을 추구하고 보다 나은 행동의 변화를 가져오게 하는 음악의 전문분야이다'라고 정의하였다.

(8) 브루시아는 '전문치료사가 음악적 경험을 가지고 내담자의 건강을 회복시키기 위해 음악적 경험을 통하여 역동적인 변화를 이끌어 내는 과정이다'라고 정의를 내리고 있다.

(9) 개념들의 공통점을 보면 음악치료는 단순한 음악 감상이 아니라 음악을 하나의 도구로 이용하여 내담자의 장애에 의한 심리적인 이상 상태를 바람직한 방향으로 인도해 줄 수 있고, 주체할 수 없을 만큼 억눌린 감정을 분출할 수 있도록 하며 음악치료를 통해 자신의 가치를 재발견하고 자신감을 향상시켜 주어 원만한 대인관계를 가질 수 있도록 도와주는 치료이다.

(10) 음악치료사가 여러 가지 음악을 통하여 내담자의 고충을 이해하고 서로 소통하는 것이다.

(11) 음악치료사는 음악적 재능과 상담기술이 필요하며 음악 안에서 다양한 의사소통과 경험을 통하여 내담자의 신체적, 정신적, 감정적 발달에 긍정적인 영향을 주어야 한다.

(12) 음악을 도구로 사용하여 아동의 문제행동을 치료하고 아동이 최대의 기능 수준을 달성하고 유지하도록 도와주는 음악의 전문 분야이다.

(13) 음악치료사가 아동의 심리적·신체적 건강을 회복시키기 위해 음악적인 경험이나 그 경험 속에서 맺게 되는 관계들을 통해서 역동적인 변화를 가져오는 체계적인 치료과정이다.

(14) 음악치료는 행동과학이며 객관적이고 과학적인 방법이 되어야 한다.

(15) 음악치료는 예술로서의 음악과 성격이 다르며, 음악 그 자체가 아닌 인간이 목적이고, 음악은 수단이 된다는 점에서 기능적 음악개념이 된다.

(16) 음악치료의 대상은 정신분열증, 자폐증, 노화에 따른 신경장애 등의 정신질환에서부터 사춘기에 생기는 비행과 등교 거부, 심리행동문제를 포함하고, 내담자의 연령층도 유아들로부터 청소년, 성인, 노인에 이르기까지 광범위하다.

1.2. 음악치료의 역사

(1) 고대에서부터 인간들은 조용한 음악은 마음을 가라앉히는 진정 효과가 있고, 활기 있는 음악은 마음을 흥분시키는 작용을 한다고 인식해 왔다.

(2) 1890년 웜머에 의해 체계적인 음악치료의 효과가 보고되었고, 1945년 알트슐러는 음악을 정서생활과 관련시켜 신경학적으로 고찰하였다.

(3) 1968년 개스톤은 '음악요법'에서 음악치료란 음악과 내담자를 관계 짓는 것이며, 집단 참여를 통해서 내담자가 생활에 적응하도록 돕는 것이라고 정의하였다.

(4) 1970년대 노르도프와 로빈스가 복합장애아들을 위한 즉흥연주방법을 개발하면서 음악치료가 보조적인 치료수단이 아니라 전문적이고 적극적인 치료방법으로 활용되기 시작하였다.

(5) 과학적 연구와 관찰을 통해 치료의 전문영역으로 발전하게 된 것은 세계 제2차 대전 이후이다.

ex) 미국의 군인병동에서 시작된 음악적 경험은 의료진이 예상치 못한 긍정적 결과를 양산하게 되었고 치료적 효과에 대한 새로운 인식이 생겨났다.

(6) 전문 인력에 대한 사회적 필요에 의해 대학의 학부와 대학원에 음악치료학과를 개설하고 미국의 경우 1950년 전미음악치료협회의 결성 이후 30여 개의 대학에서 학위과정개설, 4,000여 명의 음악치료사가 활동을 하였다.

(7) 국내의 경우 1997년 최초의 대학원과정이 개설되어 현재 음악치료는 특히 자폐아동, 정신지체아, 지체부자유아동 등에게 효과적이라는 연구가 많이 이루어지면서 미국을 비롯해서 일본 등 각국에서 임상적으로 널리 사용되고 있다.

1.3. 음악치료의 기본원리

1) 동질의 원리

정신적 감정이 어느 한쪽으로 치우친 불안정한 상태일 때 같은 종류의 감정을 다시 외부로부터 가하여 감정의 과잉상태로 만들면 카타르시스가 일어나서 감정이 역전된다는 것이다.

ex) 기분이 우울할 때는 더욱 가라앉은 음악을 들음으로써 감정이 회복되어 기분이 나아지는 경우를 말할 수 있다.

2) 카타르시스 효과

정화 혹은 배설(해로운 것을 몸 밖으로 내보내는 것)을 의미한다.

3) 이질의 원리

정신적 감정이 불안정한 상태에서 반대 종류의 감정을 다시 외부로부터 가하여 감정의
상쇄상태를 이끌어 내어 마음에 카타르시스를 불러오는 상태로 감정이 역전된다는 것이다.
ex) 피로한 마음일 때는 상쾌한 분위기나 발랄하고 생동감 있는 곡을 들음으로써 감정
의 상쇄로 인한 카타르시스로 마음이 한층 나아지는 경우를 들 수 있다.

4) 비언어적 의사소통의 효과

(1) 음악치료는 언제나 음악치료임과 동시에 신체 요법이 된다.
(2) 음악치료는 언어가 생기기 이전의 방식으로 의사소통을 할 수 있게 해 준다.
ex) 음악치료는 우리로 하여금 감각이 지배하는 언어 이전의 과정에 해당하는 생후 수
개월간의 시기로 퇴행하는 체험을 할 수 있게 한다.

1.4. 음악의 치료적 요소

음악은 우리의 삶과 밀접한 관계를 가지고 있다. 음악은 우리 삶의 희로애락을 의식적
또는 무의식적으로 표현하는 도구이며 우리의 삶 또한 음악 그 자체에 의해 영향을 받을
수도 있다. 우리는 음악이라는 자극을 통해 긴장 이완의 효과를 가질 수도 있고, 공동체
의식을 고조시킬 수도 있으며, 잃어버렸던 과거를 회상할 수도 있다.

직선적이고 위협적일 수 있는 말과 달리 추상적인 음악은 자신의 감정을 표현할 수 있
는 안전한 의사소통의 매개체로 기능한다. 이러한 점이 바로 음악이 치료적인 도구로 사
용될 수 있는 이유이다. 다음은 음악의 6가지 치료적 요소들이다.

1) 음정

(1) 음정은 진동수에 의해 생기며 물리적인 작용으로서 진동수의 변화는 긴장이나 이완

을 야기 시키는 역할을 한다. 대체적으로 느린 진동은 긴장을 이완시켜주며 급격한 진동은 삶에 활력소와 자극을 찾는데 도움을 준다. 진동수의 이러한 특성으로 긴장 되거나 신경질적인 사람들에게 높은 진동이 계속 될 경우 좋지 않은 반응을 나타내게 하고, 에너지충전이 필요한 사람에게 느린 진동수의 낮은 음정을 계속 듣게 할 경우, 역시 좋지 않은 효과가 나타난다.

(2) 음정의 대조는 청각변별력의 발달, 주의집중, 방향성의 제시 등의 목적과 언어발달을 위한 치료에 사용된다.

2) 강약

(1) 강도는 진동의 폭에 의해 결정되는데 진폭이 크면 음량이 커진다.

(2) 강약의 변화는 개인의 정서 상태나 기분에 심리적, 생리적 영향을 미친다.

(3) 매우 큰 소리에서 매우 작은 소리로, 매우 작은 소리에서 큰 소리로의 강약변화는 청각을 통해 인식을 일깨우기 위한 기초가 되며 큰 소리를 참을 수 없어 하는 사람에게 적응력을 길러준다.

(4) 소리의 강도는 음악의 효과를 내는 데 주요한 역할을 할 뿐 아니라 그 자체로도 만족감을 줄 수 있다.

(5) 신체적 장애로 스스로 외부 환경에 미칠 수 있는 영향력이 작고 그런 자신에 대해 자신감이 없는 내담자의 경우, 전자드럼으로 손가락 하나를 움직여 아주 큰 북소리를 낼 수 있을 때 거기에서 느끼는 만족감은 대단한 것이다.

3) 음색

(1) 음색은 소리의 질을 나타내는 것으로서 각 악기들의 특성 및 사람의 음성을 구별시켜 주는 음악의 요소이다.

(2) 음악치료에서 2개의 단순한 악기 소리를 구분하는 것은 환경에 대한 인식을 일깨우는 첫걸음이 된다.

(3) 악기소리와 사람을 비롯한 환경의 소리를 구분하는 훈련은 청각능력의 향상뿐 아니라 인간과 그 이외의 환경에 더욱 민감해지는 능력의 향상을 가져온다.

(4) 특정악기와의 관계가 긴밀해지면 치료사, 더 나아가 타인과의 관계개선에 도움을 준다.

4) 화성

(1) 화성은 주파수가 다른 2개의 음들이 동시에 날 때 맺어지는 관계이다.

(2) 화성의 진행을 통해 사람은 계속적인 긴장과 이완의 역동적 드라마를 형성하게 되며, 다양한 음계는 개인에게 정서적, 신체적으로 영향을 미친다.

(3) 궁극적으로는 협화음으로 끝나게 되는 음악적 진행은 청중이나 연주자 모두에게 정서적 만족감을 가져다주게 된다.

(4) 화성은 노래 부르기와 악기 연주를 더욱 풍부하게 하여 즐거운 음악적인 경험을 갖게 하고, 표현력과 학습동기를 향상시킬 수 있다.

5) 리듬

(1) 리듬은 이완기간 사이사이에 산재하고 규칙적으로 반복되는 박자나 악센트로 특징지어지는 흐름 또는 움직임을 가리킨다.

(2) 리듬은 삶에 에너지를 주고 모든 살아있는 생명체는 리듬을 가지고 있다.

(3) 인간은 생체학적으로 호흡과 맥박이라는 일정한 리듬의 바탕 위에 생체리듬을 형성하고 있는데 자장가는 이런 원리를 이용한 것이다.

(4) 치료에서 리듬은 신체 활동을 촉진시키기 위해 사용된다.

(5) 즉각적인 피드백을 도와주는 리드미컬한 청각적 단서들은 개인이나 집단의 운동 활동과 협응적인 대·소근육 운동을 강화할 수 있도록 도와준다.

6) 가사

(1) 노래가사는 정서를 이완시키고 경험과 느낌을 표현하는 수단이며 상상력을 자극한다.

(2) 내담자인 아동이 현재 활동을 묘사하는 가사는 내담자가 자신이 언제, 무엇을, 어떻게 하고 있다는 것에 대한 인식과 정체성 획득에 도움을 준다.

(3) 언어사용이 가능한 내담자에게는 즉흥적인 가사가 자신의 내면세계를 투사하는 하나의 수단이므로 가사에 대한 내담자와의 토론은 매우 중요하다.

2. 음악치료의 실제

2.1. 음악치료의 과정

지원적 치료(Supportive Therapy), 재교육적 치료(Re-Education Therapy), 재구성적 치료(Reconstructive Therapy)의 3과정을 포함한다.

1) 지원적 치료

(1) 음악활동의 직접적인 참여를 통해 절제되는 행동이나 충동적인 행동이 조절되는 치료이다.

(2) 목적은 내담자가 연주 활동에 적극적으로 참여하도록 함으로써 스스로 자기 자신을 절제할 수 있도록 도와주며 집단 동료들과 상호 인간적 관계를 형성하여 사회적 행동을 할 수 있도록 하는 데 있다.

2) 재교육적 치료

(1) 내담자가 음악활동 과정에서 발생한 자신의 감정과 느낌을 타인과 나누도록 도와주고, 이를 통해 내담자의 부적절한 태도나 행동을 변화시켜주며 내담자의 자신감을 높여주는 치료이다.

(2) 목적은 음악활동을 통해 나타난 문제에 대하여 내담자와 대화를 나눔으로써, 내담자의 문제 원인을 통찰하고 수정하여 행동을 개선시키고, 내담자의 창조적 잠재력을 강화시키는 데 있다.

3) 재구성적 치료

(1) 음악감상, 즉흥연주, 가창활동, 악기활동 등의 음악활동을 통해 무의식의 세계에 감추어져 있는 내적인 심리적 갈등을 분출할 수 있도록 도와주어 자아를 발견하도록 하는 치료이다.

(2) 목적은 음악활동을 통해 내담자가 본인의 잠재의식이나 무의식의 세계에서 해결되지 못한 갈등을 경험함으로써 현재의 삶에 영향을 미치는 내적 문제나 갈등을 깨닫고 해결하는 데 있다.

2.2. 음악치료의 효과

1) 신체적인 측면, 사회적인 측면, 심리적인 측면에서 살펴볼 수 있다.

(1) 신체적인 측면
① 음악치료는 1981년 아이엔수(Ayensu)의 '진동에 의한 생리적 기능에 관한 연구'를 통해 진동이 심장박동, 호흡, 신경조직의 전이 등에 영향을 미친다는 사실을 밝혀냈다.
② 음악치료에서 음악적 리듬은 혈압, 맥박의 속도, 호흡, 피부반응, 근육운동, 심장, 위 등의 순환기나 소회기 계통에 강한 영향을 주고, 분노와 증오의 감정을 생리적으로 진정시키는 효능과 스트레스를 해소시키는 작용을 한다.

(2) 사회적 측면
① 음악치료는 사회 구성원들에게 일체감을 형성하는 효과를 준다.
② 음악은 비언어적 의사소통의 수단이며 사회성을 요구하는 예술이다.
③ 음악활동을 통해 스스로를 지역사회에 필요한 사회인으로 인식하고 사회에서 필요로 하는 행동양식을 배울 수 있다.

(3) 심리학적인 측면
① 음악은 인간의 감정, 내분비, 순환, 호흡, 기분, 연상 등 우리의 본능(Id), 자아(Ego), 초자아(Superego)에 영향을 주게 된다.
② 음악치료에서 음악이 미치는 심리적 측면은 인간의 여러 가지 경험에 대한 의사소통(Communication), 동일시(Indentification), 연상(Association), 자기표현(Self-Expression) 등을 가능하게 한다.

2) 음악치료의 신체적 측면, 사회적 측면, 심리적 측면을 간략하게 종합해 보면 음악치료란 인간의 기분을 전환시키고 적극적인 활동을 하도록 동기를 부여해 준다.

3) 다른 사람과의 관계개선을 도와주고 자기성찰을 통해 자기 자신의 가치를 발견하며 자신감을 높여준다.

4) 자기 자신의 욕구와 목표를 자유롭게 표현하도록 도와주며 책임감과 질서의식을 심어주고 사회에 적응할 수 있는 기술을 증진시켜 준다.

2.3. 음악치료의 실제

1) 음악치료의 종류
음악치료의 종류는 행동주의적 음악치료, 인본주의적 음악치료, 심상유도 음악치료, 자유즉흥연주치료, 박실의 음악치료, 게슈탈트 음악치료 등이 있다.

(1) 행동주의적 음악치료
① 행동주의적 음악치료는 음악치료 안에서 내담자의 행동을 바람직한 방향으로 변화시키기 위한 목적으로 음악치료사가 단계적으로 사용하는 치료이다.
② 내담자의 행동수정에 초점을 둔 음악치료이기 때문에 정확한 자료와 분석관찰이 필요하다.
③ 음악치료사는 음악치료 활동을 통해 나타나는 내담자들의 음악 외적 행동들을 치료 목적으로 두며 문제되는 행동들을 보완·수정한다.

(2) 인본주의적 음악치료
① 현대 인본주의 심리학에 근거하여 음악치료를 적용한 방법으로 자아발달을 중시하며 인간의 존엄성과 가치를 입증해주고 각 개인마다 독특한 잠재력이 있으며 모든 인간은 잠재력을 발휘할 수 있다는 사실을 가정으로 삼는다.
② 이론적 개념
　㉠ 첫째, 건강한 욕구와 필요를 스스로 조절하는 것은 인식의 경험을 유도하고 의사소통의 수단을 개발시켜 준다.
　㉡ 둘째, 내담자가 스스로 긍정적인 마음을 가지고 학습하도록 동기를 부여해 주면 외부세계로의 참여를 유도할 수 있고 만족감을 줄 수 있다.
　㉢ 마지막으로 인간관계는 자아발달을 이끌어 주며 인간의 존재를 전체로서 수용한다.

(3) 심상유도 음악치료

① G.I.M(Guided Imagery And Music)은 1978년 미국의 헬렌바니(Helenbonny) 박사가 처음 시작하여 발전시킨 음악치료이다.

② 음악의 연상 작용을 통해서 내담자의 상태, 필요 등을 치료사와 대화로써 이끌어 내는 치료방법으로 의식과 무의식의 상태를 알아야 하며 음악의 심리적 효과와 음악을 어떻게 사용할 것인가 하는 심층적인 음악치료기법이다.

③ G.I.M 치료는 클래식 음악을 사용하여 상상을 불러일으키고 그 상상을 말로 표현하게 함으로써 무의식의 세계를 탐구해 나가는 치료기법이다.

④ G.I.M 치료는 느낌보다는 소리에 관심을 갖기 때문에 이미지를 창출할 수 있는 인상파 음악이나 낭만파 음악을 많이 사용하고 쇤베르크 음악처럼 불협화음이 많은 음악은 사용하지 않는다.

(4) 자유 즉흥연주치료

① 1958년 영국에서 줄리엣 앨빈(Juliette Alvin)이 창안해 낸 치료기법으로 듣기, 연주, 기보, 작곡, 동작 등을 겸한 음악치료이다.

② 치료사는 내담자가 자유로이 즉흥연주를 할 수 있도록 완전한 자유를 내담자에게 제공해 주고 내담자는 리듬, 형식 등에 얽매이지 않고 자신의 음악을 자유롭게 연주한다.

(5) 박실의 음악치료

① 미국의 음악치료 전문가인 박실(Edith Boxill)의 음악치료는 인본주의 심리학을 근거로 인간의 존엄성과 가치에 바탕을 두고 모든 인간은 누구나 독특한 잠재력을 가지고 있다고 보았다.

② 내담자가 스스로 긍정적인 마음을 가지고 학습하도록 하여 음악에 능동적인 참여를 유도하고 자신과 타인을 인식하고, 자신과 환경을 인식하는 인식의 연속을 접근 방법으로 사용한다.

③ 음악치료사는 내담자를 있는 그대로 받아들이고 내담자가 하는 행동을 그대로 따라 해 주고 맞추어 주며 즉흥적인 노래나 연주로 즉각적인 피드백을 해 줌으로써 내담자가 음악을 인식하고 자신의 정체성을 확인할 수 있도록 해 주어야 한다.

(6) 게슈탈트 음악치료

① 게슈탈트(Gestalt)란 용어는 전체, 형상, 형태, 모습 등의 뜻을 지닌 독일어이며, 자신의 욕구나 감정을 하나의 의미 있는 전체로 조직화하여 지각하는 걸 의미한다.

② 게슈탈트는 내 안에서 일어나고 있는 모든 신체적, 심리적 작용을 일컫는다.

③ 게슈탈트 심리치료에 즉흥연주를 결합시킨 치료기법으로 치료사와 내담자는 음악을 계속적으로 만들어가며 경험되어지는 것을 느끼고 자각하게 된다.

④ 치료사는 내담자가 자신의 감정에 충실하면서 외부세계와 잘 연결해 나가도록 하는 데 치료의 목적을 두어야 한다.

2) 음악치료의 방법

음악치료는 치료자가 치료의 목적을 달성하기 위해 내담자와의 관계 속에서 음악을 도구로 사용하는 것이다. 이때 치료의 목표는 내담자의 행동변화와 관련된 음악 외적인 목적이 되며 결코 음악 자체를 목적으로 하지 않는데 이것이 음악교육과 다른 점이다. 그래서 음악치료자는 치료를 하기 전에 반드시 내담자의 증상을 정확히 파악한 후 이에 맞는 치료적 중재를 먼저 계획한 후 시행하도록 한다. 치료자가 임상중재를 시작하면 내담자는 음악적 경험을 하게 되는데 이때 자신의 행동변화와 관련되는 치료적 상황을 다른 말로 '의미 있는 음악적 경험'으로 표현할 수 있다.

(1) 즉흥연주

① 자유 즉흥음악치료는 줄리엣 앨빈(Juliette Alvin)에 의해 발달한 접근방법으로 이 접근법을 자유라고 하는 이유는 치료자가 내담자에게 규칙, 체계, 주제 없이 자신이 원하는 대로 즉흥적으로 연주하도록 하면서 내담자에게 절대적인 자유를 주기 때문이다.

② 음악치료 과정을 지적, 신체적, 사회-감정적 성장의 연속 단계에서 계획되어지고 충족되어야 하는 발달 과정으로 보고 발달 과정에서 내담자가 자기, 타인, 사물에 관계를 맺을 수 있게 도와주는 것을 가장 중요하게 생각한다.

③ 음악치료적 접근에 의한 부분으로 사용되는 것으로 감상, 연주, 기록, 동작이 포함된다.

④ 이 접근에서 악기는 치료자와 내담자 관계에 중요한 역동적 기능을 제공하기 때문에 악기의 사용이 매우 중요하다.

⑤ 즐겁고 창조적인 음악치료를 가능하게 하는 주요 방법으로서 음악치료자가 내담자로 하여금 음악을 이용하여 여러 가지 활동과 적극적인 참여를 상황에 따라 창조적으로 유발시키는 주요수단이다.

⑥ 목표는 내담자를 즉흥연주 과정에 참여시켜 음악에 대한 내담자의 반응이 치료경험의 중심이 되게 하기 위한 것으로 이때 음악은 치료과정에서 자극과 반응 매개체를 제공하여 내담자의 치료적 성장에 동기를 부여하고 긍정적인 영향을 미치는 주요한 수단으로 사용된다.

⑦ 음악이라는 틀을 통해 자신의 내부 경험을 표출할 수 있고 그것이 치료자로부터 인정받을 때 이런 음악치료의 경험은 즐거운 경험이 되고 보다 나은 삶으로 도약을 하기 위한 토대가 되기도 한다.

⑧ 형태로는 기악연주, 즉흥적 성악, 즉흥적 몸동작, 즉흥지휘 등이 있다.

(2) 재창조 연주의 경험

① 재창조 연주의 형태는 악기를 배우고 가르치는 활동과 핸드벨이나 그 외 그룹악기 연주 활동, 성악 활동 등이 있다.

② 음악치료자가 악기를 가르치거나 합주 그룹을 인도하지만 그것이 일반 음악활동과 다른 점은 음악활동이라는 도구를 통해 치료자가 목표로 하는 것이 음악 외적인 행동의 변화라는 점이다.

③ 치료적 목적은 감각운동기술을 발달시키고, 집중력과 현실감각을 향상시킨다.

④ 기억기술을 발달시키며, 다른 사람의 감정이입, 정체성 등의 기술을 발달시키고 그리고 상호교류 기술을 향상시킨다.

⑤ 재창조 연주는 크게 노래 부르기와 악기연주로 나눌 수 있다.

⑥ 노래 부르기는 아동으로 하여금 노래의 속성(음역, 높낮이, 음의 크기, 악절 나누기, 표현 등)에 주의를 기울이면서 동시에 다른 아동과 상호작용할 수 있도록 만든다.

⑦ 집단으로 노래를 부르는 것은 공동의 목표, 심미적 경험을 서로 나누어 가지게 하므로 집단구성원에게 연대감을 주고 동료애를 증진시킨다.

⑧ 악기 연주하기는 전자 악기를 포함한 모든 형태의 악기가 음악치료에 유용하게 쓰인다.

⑨ 치료자가 상당한 수준의 악기 다루는 훈련과 배경을 가지고 음악치료에 임하는 경우가 아니라면 오히려 '비형식적'인 악기는 비교적 연주법을 배우기가 쉽다.

ex) 많은 음악적 기술을 갖추지 않은 치료자에게 더욱 알맞은 것으로 이러한 악기에는 멜로디언, 피리, 실로폰, 하모니카 등이 있다.

⑩ 악기는 의사소통의 비언어적 수단으로 하나 또는 여럿을 조합하여 악기 자체의 의미 또는 사용자가 전달하고자 하는 의미들을 담아 서로에게 말할 수 있다.

ex) 기능수준이 높은 내담자들은 악기를 통하여 구체적인 의미를 가진 음악적 대화, 논쟁, 그리고 메시지를 주고받을 수 있다.

⑪ 악기를 연주하는 것은 신체적, 정서적으로 활성화시키고 즉각적이고 감각적이며 청각적인 피드백을 낳게 한다.

ex) 즉각적인 피드백은 한 단계 더 발전된 행동을 하도록 동기를 부여한다.

⑫ 악기 연주를 통해 정신운동성 기술, 근육운동 감각적 경험, 협응, 지각운동기술 등이 활성화된다.

ex) 악기치료에 사용하는 본질적인 측면은 그것이 정서 상태에 영향을 줄 수 있을 뿐 아니라 감정 표현의 배출구로서 기여할 수 있다는 데 있다. 북을 빠르고 힘차게 친다면 여기에는 에너지의 증대뿐 아니라 감정에 의해 활성화되는 신체동작이 포함되어 있는 것이다.

(3) 창작적 경험

① 치료자가 치료적 음악과 상황을 연속적으로 '창조'하고 내담자가 적극적인 음악 만들기에 참여하게 한다. 소극적이며 수용적인 것보다는 적극적이고 표현적인 것에 초점을 맞춘다.

② 창조적 음악치료에서 음악은 치료적 성장을 위한 자극과 반응으로 사용되고 언어적 상호작용은 최소한으로 한다.

③ 이 접근은 치료 안에서의 음악이 아니라 치료 도구로써 음악을 사용하는 것이다.

④ 목적은 계획과 조직력을 발달시키고 창의적 문제해결기술을 발달시키고자 한다.

⑤ 내면 경험으로부터 커뮤니케이션을 발달시킨다.

⑥ 창작경험의 형태는 작곡활동과 작시활동으로 나눌 수 있다.

※ 알고 가기 <작곡 활동>

· 때때로 아동에게 '맞는'노래를 찾기가 어렵거나 없을 수도 있다.
· 새로운 노래를 작곡해 볼 수도 있다.
· 처음에는 치료사와 아동이 서로 협력하여 작곡을 하지만 차츰 그 주도권과 책임을 아동이 갖도록 지도한다.

〈작시 활동〉
· 언어를 사용할 줄 아는 사람은 누구나 가사를 쓸 수 있다.
· 말은 리듬을 필요로 하지 않으나 여기에 리듬이 더해지면 대부분의 아동이 쉽게 따라 부를 수 있다.

(4) 감상적 음악경험

① 치료의 목적을 달성시키는 주요한 원인이 되는 것으로서 이를 통한 음악의 경험은 수용력을 향상시키고 특정한 몸의 반응을 유발시킨다.
② 정서적 상태나 경험을 발달시키고 심상을 유발시킨다.

제5장
문학치료

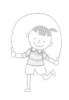

1. 문학치료의 이해

1.1. 문학치료의 개념

가장 흔히 쓰이는 용어는 독서치료로 고대 그리스어의 Biblion(책, 문학)과 Therapeia(도움이 된다, 의학적으로 돕다)의 합성어에서 유래되고 있다.

1) 문헌정보학 관점 : 테우스(1962)의 정의
(1) 문학치료는 치료자가 선정된 문학작품으로 내담자의 정서적인 문제를 치료하는 독서 프로그램이다.
(2) 치료자와 내담자의 상호작용이며 문학작품이 상호작용의 수단이자 치료를 강화시키는 촉매가 된다.
(3) 문학작품은 전문적인 사서의 협조를 얻어 기술적으로 처방되어야 한다.

2) 상담심리학 관점 : 베리(1978)의 정의
시에서부터 단편소설, 자서전, 개인일기, 생활사 등에 이르기까지 가능한 모든 문학적 형태를 포함하는 문학작품을 가지고 치료자와 참여자가 문학작품을 같이 이해하고 나누는 일종의 상호작용의 기술이다.

3) 미국문학치료학회의 정의

(1) 문학치료는 통합적 치료방법으로서 신체와 마음과 정신의 건강을 돌보기 위하여 여러 수단을 사용한다.

(2) 문학이 주도적으로 혹은 부수적으로 사용될 수 있다.

(3) 훈련받은 문학치료사가 참여자들에게 글쓰기 작업을 통하여 자신의 문제를 인지하고 감정을 표현하게 하여 자신의 삶을 변화할 수 있도록 도와준다.

1.2. 문학치료의 역사

1) 문학(독서)치료의 흐름과 발전

(1) 고대 그리스의 도시 테베의 도서관에는 '영혼을 치료하는 장소'라는 말이 새겨져 있는데, 이는 책이 의사소통이나 교육, 치료 등을 통하여 생활을 질적으로 더욱 풍부하게 해 준다고 생각한데서 비롯한 것이다.

(2) 아리스토텔레스는 일찍이 '시학'에서 정화에 대해 논하면서 문학이 치료적 기능을 갖는 정서를 불러일으킨다고 하였다.

(3) 초기 독서와 의학과의 관계에 대한 기록은 로마 백과사전 편찬자인 아우루수 코르네리우스 켈수스의 글 속에 기록되어 있다.

(4) 문학을 실제로 치료에 사용하였던 기록은 고대 아라비아의 아파츠 시대에 카리프아르미수르가 카이로에 건립된 병원에서 이슬람교 성전인 '코란'이나 기독교의 '성서'를 내담자에게 읽혀 병을 치료한 것이 최초라고 전해진다.

(5) 본격적으로 관심을 가지고 시작한 것은 20세기였다.

2) 미국에서 발전된 문학(독서)치료

(1) 문학의 치료적 기능을 잠정적으로 인정하는데서 나아가 문학의 치료적 효과를 본격적으로 연구하게 된 것은 쉬로드스(1950)가 Bibliotherapy라는 논문을 발표하면서부터이며, 문헌정보학, 교육학, 의학 및 간호학을 중심으로 지금까지 활발히 연구되어 오고 있다.

(2) 문학치료는 미국에서 일찍 발달되었는데 이렇게 발달된 데는 몇 가지 요인이 있다.

(3) 1930~1940년에 정신병원에서 문학치료를 사용하였는데 이때 문학치료는 책을 읽는
  활동을 포함한 치료 프로그램의 하나였다.

(4) 1950년대부터는 문제아와 비행청소년의 치료, 죄수들의 집단치료의 방법으로도 적용
  되기 시작하였으며, 리디(Leedy, 1969)는 최초로 '시 치료'라는 말을 사용하기 시작하
  였다.

(5) 1960년 정신적 문제와 적응의 문제들을 극복하는 데 문학치료가 효과가 있는지에
  관한 수많은 연구들이 나왔다.

(6) 문학치료가 심리치료에서 임상적으로 사용되는 것과 학교에서 교사나 상담자가 교
  육적인 목적으로 사용하는 것을 구별하기 시작했다.

(7) 1970년에는 러너가 로스앤젤레스에 문학치료연구소를 개설함으로써 더욱 발전하기
  시작하였다.

(8) 1980년 자기를 치료하기 위한 독서요법의 효율성에 대한 연구가 많았고, 1990년대
  2가지의 흐름이 있었는데 하나는 자기치료 독서의 효율성을 뒷받침해 주는 연구가
  계속되고 소설이 독서치료의 중요한 수단임을 입증하였다.

3) 한국에서 발전된 문학(독서)치료

(1) 우리나라에서는 유중희(1964)가 '도서관과 비브리오테라피'라는 제목으로 변역하여
  소개한 것을 시작으로 유아동학, 교육학, 상담심리학 등의 분야에서 역시 활발히 연
  구되고 있다.

(2) 2000년 이후 국내에서는 독서치료와 문학치료가 매우 적극적으로 소개되었다.

1.3. 문학치료의 장단점

1) 문학치료의 장점

(1) 잊어버리게 하는 기능과 다른 곳으로 유도하는 기능을 들 수 있다.

(2) 잊어버리는 기능은 내담자를 안도시키고, 긴장을 완화시키며 즐겁게 만든다.

(3) 다른 곳으로 유도하는 기능은 교화하고 감동시키고 동요시키며 태도의 변화를 일으키는 과정을 말한다.

(4) 문학치료가 우선 내담자에게 자기의 병으로부터, 즉 현실로부터 관심을 돌리게 하고 심리적 보상을 얻을 수 있는 기능이 있다는 것은 바로 문학의 본질이기도 하다.

(5) 클레버(D. Kleber)가 제시하는 문학치료의 장점

※ 알고 가기 <클레버(D. Kleber)가 제시하는 문학치료의 장점>

· 문제해결을 위한 현실적인 태도 변화를 유발한다.
· 감동을 시켜 인격을 조정·변화시킨다.
· 감정과 체험의 결과를 표현하게 한다.
· 자신의 특성과 행동양식을 인식시킨다.
· 새로운 체험을 할 수 있도록 유도한다.
· 인성을 강화하거나 제한한다.
· 치료사와 내담자의 관계를 원활히 한다.
· 사회적·문화적 행동양식을 제공한다.
· 대리만족의 기회를 제공한다.
· 사회적응력을 키워준다.

---

(6) 문학치료의 장점은 일반적인 독자 모두에게 적용되는 것이 아니다.

(7) 좋은 문학 자체보다 누가 어떠한 문학을 읽게 하는지, 어떻게 읽도록 하는지가 중요하다. 그렇기 때문에 일반적으로 문학 텍스트를 고를 때는 내담자의 언어, 인지능력을 고려해야 한다.

2) 문학치료의 단점

(1) 학업성적에 관한 것으로 지식의 확장이나 독서능력, 의사소통능력에서는 뚜렷한 장

점을 보이고 있으나 독서능력에는 큰 효과를 검증할 수 없다. 또한 성적 향상에도 별 효과가 없다는 것을 보이고 있다.

(2) 부부의 문제가 있는 사람은 문학으로 큰 도움을 받지 못해 부부관계에는 큰 도움이 되지 않는다.

(3) 불안감 감소에는 어느 정도의 효과만 있고, 큰 효과는 없다.

(4) 자아존중감 증진은 반반이다.

(5) 단점이 책읽기나 독서에만 집중되어 있기 때문에 문학치료의 단점이라고 이야기할 순 없다.

1.4. 문학치료의 목표

1) 문학작품을 통해서 독자들은 자신의 문제에 대한 통찰력과 이해력을 갖게 하고 자기와 비슷한 문제를 가진 사람과 동일시하며 자신의 문제를 일반화할 수 있다.

2) 문학작품을 통해 자신의 무의식에 있던 분노, 억압, 갈등 등을 의식화하므로 감정의 정화를 맛볼 수 있으며 문제해결능력을 지님으로써 긍정적인 인간관계를 할 수 있다.

3) 문학적인 경험을 통해서 다른 사람들의 삶에 관심을 갖고 문학적인 감동을 맛본다. 즉, 개인의 자아개념을 발달시키고 행동에 대한 동기부여를 증진시키며 정신적, 육체적인 억압을 해소시키고 자신의 문제를 일반화시킨다.

1.5. 문학치료의 이론적 토대

1) 정신분석 이론

(1) 인간은 문학을 통해서 욕구를 실현하려는 동기화 과정에서 작품의 주인공을 동일시하고, 동일시를 통해서 소망과 실현과 갈등을 해소하는 카타르시스를 경험하며 문학작품에서의 이러한 무의식적 체험이 실제의 삶 속에서 자신이 갖고 있는 현실적인 갈등관계의 인물들에 대해 전이함으로 변화하게 된다.

(2) 지속적인 변화는 성격을 구성하고 있는 Id(원초아)이고 superego(초자아)의 구성에도 변화를 가져옴으로써 건전한 성격의 발달을 가져오게 된다.

(3) 만일 책 속의 어떤 인물이 강하게 그의 주의를 끌면 그 인물과 동일화가 일어나고

전이가 이루어진다.

(4) 투영에 의해 정서를 무의식의 깊은 곳으로부터 해방시키는 카타르시스가 일어나며 과거의 경험상 꽁하게 맺힌 감정을 해소시켜 주위의 인물을 새롭게 이해하게 된다.

2) 분석심리이론

(1) 인간을 의식과 무의식 간의 본질적인 대립을 극복하며 하나로 통일해 나가는 전체적인 존재로 가정하고 성격의 발달을 개성화 과정을 통한 자기실현 과정으로 보았다.

(2) 융(Jung, 1968)은 개인의 의식적 체험과 무관한 또 다른 집단 무의식의 세계를 설정하고 있는데 집단 무의식 내의 무수한 아키타입이 신화나 동화와 같은 문학의 모티브가 된다고 본다.

(3) 동화에 나타나는 신화적 특징은 흔히 요정이 등장하는 비현실적인 환상과 마술적 요소, 권선징악적 테마, 갈등 해소의 극적구조로 표현된다.

(4) 이러한 요소는 동화의 관심이 독자에게 현실적으로 유용한 지식만을 주는 데 있는 것이 아니라, 내면의 무의식적 갈등의 문제를 해결해 주고 있는 것이다.

3) 게슈탈트 이론

(1) 형태심리학으로 불리는 게슈탈트(Gestalt)이론은 우리의 시각경험이 대상의 물리적인 특성에 의해서만 아닌 내적인 힘과 외적인 힘의 상호관계에 의해 결정된다고 본다.

(2) 구체적인 개체의 의미와 특징적인 실재의 의미를 지니며 분리된 어떤 사물로서 존재하고 그 속성의 하나로서 현상이나 형태를 가진다.

(3) 이 이론은 치료자가 내담자에게 지금 여기에서 알고 있는 것들을 충분히 경험할 수 있도록 도와주어야 한다고 주장한다.

(4) 문학 작품을 읽은 후에 거기에 나오는 등장인물의 역할을 맡는 역할극에 참여함으로써 자신의 내적인 갈등을 더 많이 인식하게 되어 심리적인 통합과 올바른 자아인식을 하게 되는 것이다.

4) 사회학습 이론

(1) 어린이가 성인적 생각과 행동을 모방하거나 또래 집단에서 영향을 주고받으며 새로운 심리적 특성을 발달해 가는 과정을 잘 보여주고 있다.

(2) 문학을 통해서 아동에게 사회적으로 용납되고 있는 것과 용납되지 않는 것들을 잘 보여준다.

(3) 사회학습이론에서 강조하는 관찰학습과 모델링이 가능하다고 할 수 있겠다.

(4) 참여자는 작품 속의 등장인물이 하는 바람직한 행동을 따라 하게 된다.

1.6. 문학치료의 4단계

1) 재인단계(Recognition)

(1) 아동들은 평소에 자신이 표현했던 감정과 태도를 정확하게 인식하지 못하기 때문에 자신의 행위를 객관적으로 이해하지 못해서 대부분 심각한 갈등과 문제를 갖게 되는 것이다.

(2) 내담자로 하여금 자신이 지금까지 이해하지 못했던 모호한 감정이나 태도를 다음의 문항기제를 통해서 분명하게 인식하도록 도움을 주는 데 초점을 맞추고 있다.

① 등장인물들의 문제를 보면서 자신의 문제를 인식할 기회를 갖는다.

② 문학을 통해서 자아인식의 계기를 마련한다.

③ 자신이 안고 있는 문제를 다른 사람도 갖고 있다는 것을 발견한다.

④ 자신의 문제를 스스로 해결해 보려는 의식을 갖는다.

2) 고찰단계(Examination)

(1) 문학작품에 대한 인지적 깨달음(Awareness)이 일어나는 과정이다.

(2) 책을 읽거나 문학작품을 이야기로 들었을 때 내담자들은 작품에 대한 느낌이나 감동이 일어나고, 그것을 여러 형태로 표현할 수 있다.

(3) 이 같은 표현이 단순히 작품에 대해 느끼는 소감으로 그치면 작품에 대한 보다 분명한 고찰은 일어나지 않는다.

(4) 작품에 대한 올바른 이해를 위해서는 작품에서 함축하고 있는 상징과 은유 속에 담겨 있는 의미들까지 찾아내는 작품에 대한 객관적인 분석이 요구된다.

(5) 이 과정은 다음과 같은 내용의 질문에 반응이 포함된다.

① 누가, 언제, 어디서, 왜, 어떻게 등의 질문에 반응한다.

② 상징과 은유로 표현된 의미를 알아낸다.

③ 작품의 의미를 보다 분명히 하기 위해 이해를 돕는 적절한 대화와 토론을 실시한다.

3) 통찰단계(Insight)

(1) 내담자들은 문학작품에 대한 재인, 고찰 과정을 경험하면서 처음에 자신이 갖고 있던 사물이나 현상, 문제에 대한 이미지와 나중에 새롭게 형성한 인상을 서로 대조해 보는 竝置(병치)상황을 맞이하게 된다.

(2) 이때 문학작품에서 발견하게 되는 개념, 상황, 등장인물, 이미지 등을 처음에 가졌던 가치상황, 개념태도, 느낌에 대한 고찰과 비교과정을 통해서 새로운 안목이 형성되는데 이 같은 안목이 형성되어 가는 과정이 바로 통찰의 단계이다.

(3) 통찰단계에서는 등장인물의 행위에 대한 내담자들의 다음과 같은 반응들을 이끌어내주어야 한다.

① 등장인물들의 행동은 적절했는가?

② 등장인물들의 바람직한 처신은 무엇인가?

③ 주인공의 장단점은 무엇이고, 그것이 어떤 결과를 초래했는가?

4) 적용단계(Application)

(1) 문학을 통해 재인, 고찰, 통찰력을 갖게 되며 내담자들은 지금까지 자신이 갖고 있던 관념에 대한 평가와 통합을 통해서 올바른 자기인식(Self-Awareness)을 갖게 된다.

(2) 자기인식이 형성되면 그들은 문학작품에 등장하는 인물들의 이야기는 그들의 이야기가 아니라 함축적인 자신의 이야기로의 의미를 수용하게 되고, 궁극적으로 자신의 생각과 행동을 보다 독창적인 가치 활용적인 행동으로 적용, 변화시켜 나가게 된다.

(3) 이 같은 자기적용의 단계에서는 다음과 같은 반응이 표출된다.

① 작중인물의 행동을 자신과 결부시켜 이야기한다.

② 작중사건과 상황을 자신의 상황과 비교해서 이야기한다.

③ 자신의 처지가 아무리 어렵고 고통스러워도 세상에는 그보다 더 어려운 이웃이 있으며, 어떻게 생각하느냐에 따라 행복해질 수도 있다는 신념을 갖게 해준다.

2. 문학치료의 실제

2.1. 문학치료의 과정

1) 문학치료의 3단계의 과정

(1) 진단과 상담단계
① 이 단계는 '상징단계'라고도 한다.
② 고통이나 외상이 무질서하게 어렴풋이 떠돌아다닌다는 뜻이다.
③ 우선 책을 읽게 하거나 글을 쓰게 하고 일주일쯤 후에 개별면담이나 그룹별로 읽고 쓴 것을 이야기하게 한다.
④ 변화하는 모든 일련의 과정을 유심히 살펴보고 치료사는 그때마다 소재를 자유롭게 응용해주어야 한다.
⑤ 내담자의 글쓰기를 통한 심리진단으로 일을 시작하는 단계라 할 수 있다.

(2) 해소단계
① 내담자의 의사에 따라, 그리고 진단한 증상이나 질병에 따라 문학을 선정하여 읽어주거나 연극을 행할 수 있도록 한다.
② 내용 가운데 무엇이 가장 인상 깊었는지를 물어보며 대화를 시도한다.
③ 대화하려고 하지 않을 때는 억지로 할 필요는 없으며 또 일방적으로 내담자가 이야기만 하면 그대로 들어주는 것도 해소의 일환으로 볼 수 있다.
④ 문제를 가진 내담자와 치료사가 같이 문제를 인식하며 문학의 주인공이나 현재 글을 쓰고 있는 자신의 이야기를 함으로써 능동적으로 대처하는 해소의 단계라고 할 수 있다.

(3) 치료단계
① 상징의 이미지였던 내담자의 현재의 고통을 설명할 수 있는 이미지로 현실화시켜 그것을 이용해 감정을 불러일으키는 구체적 이미지로 변화시킨다.
② 자신이 최초로 인식한 문제가 독서 후에 인식된 문제점과 어떻게 구별되는지 기술

하게 해 보고 왜 그렇게 바뀌었는지에 대해서도 이야기할 수 있게 한다.

③ 그렇게 하여 상징적 이미지였던 문제를 내담자 스스로 깨닫게 하여 그 결과를 스스로 평가하게 함으로써 치료의 효과가 나타나는 것이다.

2) 문학치료과정을 생성하는 원리(정신분석학적 관점)

(1) 쉬로드스(1950) : 동일시-투사-정화-통찰

(2) 파르텍(1998) : 동일시 및 투사-정화-분출 및 통합

(3) 3단계(동일시, 정화, 통찰)

① 동일시

　㉠ 개인이 1가지 또는 몇 가지 측면에서 다른 사람을 닮게 되는 자동적이며 무의식적인 정신과정으로 동일시는 성숙 및 정신 발달을 수반하며, 흥미, 이상, 버릇, 기타 다른 속성을 획득하거나 배우는 과정을 돕는다.

　㉡ 개인의 적응적 반응 유형과 방어적 반응 유형은 사랑하고 존경하는 사람이나 두려워하고 미워하는 사람과의 동일시를 통해서 형성될 수 있다.

　㉢ 클라인학파의 이론은 특별히 2가지 유형의 동일시를 강조한다.

　㉣ 투사는 단지 방어기제만을 말하지만, 투사적 동일시는 환상 내용을 포함한다.

　㉤ 동일시는 명확한 의식의 지각작용이라기보다는 잠재의식적인 반응의 결과이다.

※ 알고 가기 <클라인학파 이론의 2가지 유형의 동일시>

① 투사적 동일시
자기와 내적 대상의 부분들은 분리되어 외적 대상으로 투사되며, 외적 대상은 분리된 부분에 의해 소유되고 통제될 뿐 아니라 '동일시'된다.

② 방어로서의 투사적 동일시
목적은 분리를 피하기 위해 외적 대상과 하나가 되는 것, 박해 위협을 주는 파괴적이고 나쁜 대상을 통제하는 것, 자기의 좋은 부분을 분리시켜 치료자 안에 둠으로써 안전하게 보존하는 것 등이다.
· 이 기제는 편집-분열적 자리에서 시작되지만 발달 과정 내내 지속될 수 있다.
· 비록 클라인과 그녀의 동료들이 투사와 투사적 동일시라는 용어를 상호 교환적으로 사용하기는 했지만, 두 용어의 의미는 구별된다.

ⓑ 강한 동일시를 바탕으로 독자의 억압된 감정이 작품 속 인물과 공유될 때 독자는 부정적 사고와 행동을 인물에게 투사하면서 무의식적, 대리적으로 자신의 문제를 덜어버리게 된다.

ⓢ 문제와 자신 사이에 안전한 거리를 만드는 과정에서 정화가 촉진된다.

ⓞ 강한 동일시는 작품을 이해하고 공감하게 도와주면서 인물의 사고나 행동을 자신의 내면에 받아들이게 한다.

ⓩ 인물의 사고나 행동을 스스로 깨달음으로써 자신과 타인에 대한 통찰을 가능하게 한다.

ⓩ 동일시는 문학치료의 첫 단계로서 상당히 중요한 역할을 한다.

② 정화

ⓖ 현재는 정신분석의 용어로서, 정신장애의 요인이 되는 콤플렉스를 강하게 체험시킴으로써 이것을 해소하고 정신장애를 치료하는 것을 정화법이라고 부르고 있다.

ⓛ 역사적으로는 고대 그리스 미학에서 사용한 개념으로, 예술이 인간에게 주는 영향이란 말에서 생겼다.

ⓒ 아리스토텔레스에 의하면 무대 위의 비극을 봄으로써 연민이나 공포의 감정을 정화시키며, 또한 음악을 들으면서 인간들은 정화되어 마음이 후련해지는 즐거움을 느끼게 된다고 하였다.

ⓔ 카타르시스는 인간의 마음을 도덕적으로 고양시키는 것이라고도 해석되며, 또한 마음의 답답함으로부터 해방된다는 심리적 의미로도 해석되어 왔다.

ⓜ 고대 그리스인 사이에서도 이 용어는 여러 가지로 사용되어 미학적뿐만 아니라 종교적, 생리·의학적으로도 쓰였다.

ⓑ 생리·의학적으로는 강한 감정의 긴장해소를 카타르시스라고 보았다. 이 사용법을 위에서 말한 정신분석에서 채용하고 있는 것이다.

ⓢ 문학치료에서 정화는 작품 속 인물의 감정, 사고 성격, 태도 등에 대한 감상을 표현하면서 구체화된다.

ⓞ 의식적으로 판단해서 자신이 아니라 작품 속 인물에 대한 감상이므로 별 저항이나 죄책감 없이 이루어진다.

ⓩ 말이나 글로 감상을 표현해 나가는 동안 의식적인 억제나 억압이 점차 약해져 작

품 속 인물에 대한 감상이라는 간접적인 표현에서 현실생활의 인물에 대한 감상이라는 직접적인 형태로 나가게 된다.

ⓩ 문학치료에서는 이러한 과정이 독자에게 정서적으로 안정을 얻는 과정이 되지만 교사에게는 진단의 과정이 될 수도 있다.

③ 통찰

ⓐ 일반적인 사용에서 통찰은 직접적으로 이루어지는 명료하고 즉각적인 이해를 의미한다.

ⓑ 정신분석 치료에서는 소위 '아하' 경험이라 불리는 섬광과 같은 인식이나 이해로 간주되는데 이러한 통찰을 통해서 사고 혹은 행동의 결정 요인과의 연결관계 또는 개인적인 사고방식과 감정의 형태가 지닌 보다 보편적인 측면들을 하나의 커다란 관점 안에서 바라볼 수 있게 된다.

ⓒ 일반적으로 통찰은 자기 자신에 관한 지식이 서서히 점진적으로 축적되는 것을 통해서 이루어진다.

ⓓ 저항이 해석됨에 따라 억압되었던 생각들이 되살아나고 자아에 의해 받아들여질 수 있게 되며 따라서 정신의 재조직화가 촉진되게 된다.

ⓔ 이때 얻어지는 통찰은 정서와 인지라는 2가지 중요한 요소를 갖는데 인지적 자각만으로는 치료적 변화에 도달하지 못한다. 종종 통찰에 포함된 인지적 자각이 정신적 재조직화 과정에서 다시 억압되기도 하지만 새롭게 획득된 정서적 자유는 계속해서 유지된다.

ⓕ 작품 속 인물과 정서적 동질성을 바탕으로 하되 이질적인 것에서 오는 차이를 이해할 수 있을 때 그리고 그 차이를 독자의 의미로 구성해 나갈 때 실제적으로 새로운 통합이 이루어진다.

ⓖ 감정을 배출함으로 정서적 안정을 기하였다면 감정을 조절하는 힘을 강화하여 정서적인 성숙을 가하게 되는 것이다.

ⓗ 통찰의 경험은 이제까지 왜곡된 사고를 전환시키고 생산적인 행동으로 바꿀 수 있는 기회를 제공한다.

2.2. 문학치료의 적용범위

〈표 2-5〉 루빈(1978)이 분류한 문학치료의 적용범위

구분	시설	임상	발달
양식	개인이나 집단, 일반적으로 수동적	집단 활성화, 자발적 또는 비자발적	집단 활성화, 자발적
내담자	정신병	정서장애, 행동장애	위기상황의 정상인
계약자	사회	사회 또는 개인	개인
치료사	의사	의사, 문학치료사, 상담자	문학치료사
재료	지시	허구적 문학	허구적 문학
기술	단순한 글에 대한 대화	내담자의 반응과 통찰을 고려한 문학을 통한 대화	내담자의 반응과 통찰을 고려한 문학을 통한 대화
세팅	시설·제도	시설, 상담소	상담소
목표	안전한 상황 유지	통찰을 통한 행동 변화	자아강화, 정상생활 도출

2.3. 문학치료의 종류

1) 독서치료

(1) 문학치료의 하위 범주에 속하는 독서치료는 일부에서 번역하여 쓰는 비브리오테라피의 의미가 아니라 읽기치료라는 뜻이다.

(2) 문학작품은 독서와의 연계성으로 과거적 서사를 들 수 있다.

(3) 과거란 기억을 말하는 것이며 이 기억 속에는 화해 조정을 받은 기억이 있고 그렇지 못한 기억이 있다.

(4) 전자는 의사소통이 원활한 가정에서 자란 사람의 경우인데 이 사람은 어린 시절 문제가 있을 때 부모와 이 문제를 상의하여 그것을 하나의 해결된 스토리로 저장해 두었다. 말하자면 이 사람의 기억은 '늑대와 일곱 마리 아기 염소'나 '라푼젤'과 같은 동화, '호밀밭의 파수꾼' 같은 소설에서 찾아볼 수 있는 교훈처럼 화해 조정을 받은 기억, 즉 공개적인 기억으로 남는다.

(5) 후자인 사람들의 기억은 화해 조정을 받지 못하고 억압되어 성인이 된 후에는 유사한 상황을 접할 때마다 강박증세로 나타날 수도 있다. 환청이 들리거나 히스테리성 육체 질환이나 원인 모를 공포와 구토, 틱 장애, 심지어 그 분노가 우울로 이어져 자살을 선택할 수도 있다.

(6) 억압되어진 정신적 장애를 독서를 통하여 치료하는 것이 독서치료이다. 화해 조정

을 받지 않은 거절의 경험을 문학작품을 통하여 불안감, 분노, 애증의 원인을 이해하고 진단하고 해소할 수 있는 치료의 과정으로 이용할 수 있다.

(7) 독서를 통하여 인식하고, 느끼고, 참고, 견딤으로써 치료가 되는 것이다. 분노하거나 미워하거나 절망하는 많은 것들이 문학작품을 읽고 깨달음으로써 치유가 되는 것이다.

(8) 독서치료의 2단계

<독서치료의 2단계>

① 감정의 소산이다
치료의 일차적 과정으로 등장인물이 경험하는 괴로운 외상에 내담자가 감정이입함으로써 동일시, 공감을 얻게 되고 등장인물의 심정에 동의하게 된다.

② 통찰(재인식)과 치료단계이다
내담자에게 확인시킬 것은 작가의 '거절당하고 싶은 소망'이 내담자에게도 마찬가지로 쾌감으로 자리하고 있다는 점이다.

---

(9) 정상적인 사람이라면 어느 정도 쾌감은 있어도 계속해서 그것을 반복하지는 않겠지만 내담자는 그렇지 않을 수도 있다.

(10) 내담자에게 일회적 쾌감으로 남는다면 치료적 효과는 없다. 우선 내담자에게 그런 고통을 소산할 이야기들을 털어 놓을 수 있는 분위기를 만드는 것이 중요하며 집단치료를 하면 더욱 효과를 볼 수 있다.

2) 이야기 치료

(1) 이야기는 치료에서 내담자의 정보를 얻을 수 있는 가장 좋은 수단이다.

(2) 이야기를 듣는 순간 치료사는 이야기에 빠지지 않고 이야기 너머에 있는 이야기, 즉 이야기하는 내담자의 정서를 말해주는 실마리를 잡는 데 주력해야 한다.

(3) 내담자의 개인사를 아는데 이야기보다 더 좋은 것은 없다.

(4) 이야기에서 우리는 내담자의 고통을 일으키는 특별한 행동패턴이나 감정구조를 알 수 있다.

(5) 항상 지배적 이야기로 남아 있기 쉽다.

(6) 지배적인 이야기 구조는 외상이나 기억, 삶의 패턴을 간직하고 있기 때문에 진단할 수도 있고 그 이야기를 바꾸면서 내담자가 스스로의 삶을 다르게 만들어 가게 하는 것이다.

(7) 진단평가를 내릴 때 중요한 것은 내담자가 용기를 갖고 이야기에 거짓을 보태지 않고 이야기할 수 있는 환경을 만드는 것이다.

(8) 자유연상이나 공감은 내담자가 자연스런 분위기에서 자기 삶을 이야기할 수 있게 하는 수단이다.

(9) 치료사는 이야기에 너무 집중하지 말고 내담자의 정서나 행동 구조가 잘 드러날 수 있도록 분위기를 만들어야 한다.

(10) 이야기 치료에서 가장 중요한 것은 문제가 자신만의 것이 아니라는 것을 알게 하는 작업이다. 이후 내담자가 자신의 문제를 외재화하기 시작하면서 그와 연관된 이야기로 넘어갈 수 있다.

(11) 내담자가 어떤 이야기를 꺼낼지는 아무도 모르지만 그것은 대부분 현상기술일 가능성이 있다.

(12) 치료사는 이 현상기술에 현혹되어서는 안 되며 내담자 스스로 새로운 가능성과 새로운 자아를 열 수 있도록 대안을 설정해 주어야 한다.

(13) 이야기 치료는 내담자와 치료자가 직접 대화를 통해 치료가 이루어진다. 즉, 이야기는 치료적인 힘을 지니고 있어 이야기할 때 감정의 구속과 억압으로 자유로움을 얻게 된다.

(14) 이야기의 재구성은 독서치료에서도 활용되지만, 이야기치료가 이야기를 만들어 가는 과정을 통해서 문제를 해결하거나 상처가 치료되는 것이라면 독서치료는 이미 만들어진 이야기를 매개로 한다는 점이 다르다.

3) 드라마·연극 치료

(1) 드라마 치료는 아직은 생소한 영역이다.

(2) 사이코드라마나 로버트 랜디가 지은 '연극치료'가 우리에게 알려져 있는 정도이다. 그렇지만 미국이나 유럽에서는 심리치료에 상당히 많이 활용되고 있다.

(3) 드라마 치료에는 여러 가지 작업이 필요하다.

(4) 우선 역할과 무대, 동작과 음성이 필요하고 다음으로는 음악과 무용, 인형과 가면이

필요한가에 대해서도 고려해 볼 수 있다.

(5) 드라마 치료는 문학치료영역 중에서도 가장 효과 있는 영역이다. 왜냐하면 우선 드라마 안에 시나 동화, 서사 등을 많이 포함할 수도 있으며 치료에 전혀 관심이 없는 내담자나 집단치료가 불가능한 내담자들에게도 좋기 때문이다.

※ 알고 가기 <드라마 치료의 이점>

・다른 역할, 새로운 자세, 새로운 시점을 제시할 수 있고 소통하는 법, 역할교대, 다른 환경에의 적응 등을 훈련할 수 있다는 점이다. 그리고 주어진 개성과 특성을 새로 인식하고 그것을 확장할 수도 있다.

---

4) 시・쓰기 치료

(1) 수동적이고 인지적인 독서치료, 능동적이고 인지적인 드라마/연극치료와는 달리, 능동적이고도 감성적인 치료 장르로 시 치료가 있다.

(2) 시는 존재하는 모든 것에 대한 감성적 접근과 신화적, 마법적 특성이 있기 때문에 드라마나 소설, 영화 같은 장르보다 정서를 표출하기에 훨씬 좋은 장르이기에 문학치료의 일환으로써 잘 이용된다.

(3) 시의 언어는 상징적이고 비의적인 영역으로 영혼이 그 안에서 자연스럽고도 아름답게 살아 숨 쉬는 공간이라 할 수 있다.

(4) 시는 비밀스런 영역이며 리듬과 그림으로 펼치는 영혼의 영역이다.

(5) 병리학이라는 것이 리듬에 장애가 오는 것이고 이미지가 왜곡되는 것이며 세계가 불협화음을 이루는 것이고 마음의 고향을 잃는 것이라면, 리듬이 있고, 언어가 맥락을 찾고, 이미지가 순수하게 그려지는 시는 분명 치유할 힘을 갖고 있는 것이다.

(6) 시 치료는 먼저 시를 이해하고 감정이입을 해야 한다.

(7) 시를 이해하기 위해서는 천천히 그리고 내면적으로 읽어 보는 것이 중요하다.

(8) 두 번, 세 번 읽어서 시의 상황, 즉 이미지, 리듬, 음악성에 적응하게 되고 내담자는 산만한 생각을 버리고 집중할 수 있게 된다.

(9) 조용히 심상을 떠올릴 수 있고 그것을 觀照(관조)할 수 있게 된다. 이것은 시를 통한 치유를 얻기 위해서는 반드시 거쳐 가야 할 길목인 것이다.

(10) 시는 그 반복된 리듬, 음률을 통하여 우리 마음속의 어린아이를 볼 수 있다.

(11) 떼쓰고 사랑받고 싶어 하는 어린아이는 시의 반복된 리듬과 심상으로 그 아이를 달랠 수 있다.

(12) 불안하거나 우울한 기분은 차분하게 되고 또 자신을 솔직하게 만들어 그 시각적 장면을 떠올리고 그것과 대화할 수 있게 한다.

(13) 리듬은 여러 가지 형태로 나타나지만 우울한 시의 리듬은 하행종지로 되어 있다. 그러면서 혼잡한 내적, 외적 사건들을 단순한 내적 경험에 통합한다.

(14) 자기 안에 내재한 우울함이나 고통, 스트레스, 거부감 같은 것들을 리듬 반복을 통하여 긴장을 완화시킬 수 있다. 반복되는 리듬은 최면효과를 가지고 있다.

(15) 프로이드가 분석치료에서 최면 대신 연상을 치료수단으로 받아들인 것은 이 반복의 효과를 알았기 때문이다.

2.4. 대상에 따른 문학치료

1) 아동문학치료

(1) 아동은 문학치료를 통해 성장과 발달을 촉진시키며 현실에서 부모나 어른들로부터 받고 있는 억압, 갈등, 성장기의 불안 등을 해소하는 데 도움을 준다.

(2) 전문가가 문학을 매개체로 하여 아동의 직면한 문제, 갈등 해소, 분노의 표출뿐만 아니라 일상생활에서 부딪히는 일들이 문제시되는 것을 예방하는 방법이기도 하다.

(3) 동화, 동시, 동요, 그리고 상황에 맞는 미술, 심리프로그램을 개인 혹은 그룹으로 진행할 수 있다.

(4) 개인 아동들은 치료자와 일대일의 관계로서 그들의 문제를 의논할 수 있고 감정의 해소 방법으로 여러 가지 추후활동을 할 수 있다. 이렇게 함으로써 자아개념의 강화, 개인적 그리고 사회적으로 긍정적인 변화를 도울 수 있다.

(5) 그룹 활동에서 치료자는 정상적인 아동이나 문제 아동들에게 공통의 문제에 관련된 문학작품을 읽어주거나 직접 읽게 한 후 토론과 활동이 뒤따른다. 아동들은 그들의 느낌에 대해 함께 토론하고 참여함으로써 자신의 문제에 대한 일반화와 재인식을 할 수 있다.

(6) Gumaer(1997)은 독서치료에 대한 필수적 요건으로 세 가지를 들고 있다.

2) 치매노인 문학치료

(1) 치매란 정상적으로 성숙한 뇌가 후천적인 외상이나 질병 등의 원인에 의해 손상된 것으로 전반적인 지능, 학습, 언어 등의 인지 기능과 행동, 정신 기능의 감퇴를 초래하는 대표적인 신경정신계 질환이다.

(2) 치매는 감정적인 장애도 수반하기 때문에 읽기와 쓰기를 수반하는 문학치료의 심리치료적인 수단으로 사용될 수 있다.

(3) 문학치료는 이러한 노인 치매 내담자들에게 계획된 목적의식을 가지고 치료를 해야 한다.

(4) 치매노인의 인지기능과 정서적 기능향상에 문학치료가 미치는 영향은 다음과 같다.

① 문학의 정서순화 기능이다.

  문학은 그것을 창조하거나 감상하는 과정에서 감정이입 및 카타르시스 과정을 통해 정서의 순화를 가져온다. 이러한 정서 순화의 기능을 통하여 치매 노인의 정서적 기능 향상을 도모한다.

② 문학의 인지 기능이다.

  문학은 자신의 사상과 생각, 철학 등을 언어라는 매개로 표현한다. 이러한 과정의 경험을 통하여 치매 노인의 인지 기능의 향상을 도모한다.

③ 문학의 감정표현 기능이다.

  ㉠ 문학은 자신의 감정을 언어를 통해 표현한다.

  ㉡ 과정을 통하여 치매 노인의 표현능력의 증진은 물론 감정표출과 해소를 통한 정서 기능의 향상을 도모한다.

④ 문학의 언어적 기능이다.

　㉠ 문학은 언어를 통하여 자신의 감정과 사상 등을 표현한다.

　㉡ 문학은 언어이므로 심상의 표출과 함께 도식적 의사소통을 통하여 본인의 욕구와 동기를 표출하고 자신의 경험과 생활을 드러내므로 언어 장애를 보이는 치매에게는 언어치료의 효과까지 기대할 수 있다.

　㉢ 언어적 훈련을 통하여 치매노인의 언어인지 능력의 향상은 물론 이를 통한 의사소통 기술의 향상을 도모한다.

⑤ 문학의 창조적 기능이다.

　㉠ 문학은 예술의 한 분야로서 미를 창조하는 기능을 갖고 있으며 그 자체로서의 미학이 존재한다.

　㉡ 문학의 감상과 창작활동을 통한 창조적 활동경험을 통하여 노인들의 무기력을 감소시키고 에너지를 불러일으킬 수 있는 장점이 있다.

　㉢ 치매노인의 인지 기능과 정서적 기능의 향상을 도모한다.

2.5. 문학치료의 실제

1) 문학치료의 사례

문학치료의 종류에 따른 모든 예를 다 들기에는 무리가 따르므로 그중에서 시 치료에 대한 실제 사례를 들기로 한다. 우선 내담자들이 가질 수 있는 문제를 하나 정하고 그것을 치유할 수 있는 문학작품을 선정할 것이다. 그리고 선정된 문학작품의 치료적인 측면을 분석한 후 실제 문학치료에 관한 계획을 세울 것이다. 구체적인 문학치료계획은 첫째, 마음열기 단계, 둘째, 마음속으로 들어가기 단계, 셋째 마음속 치유단계로 진행될 것이다.

(1) 긍정적인 자아개념 형성을 위한 문학치료 프로그램

① 작품선정

　㉠ 이외수의 <화선지>

> 새 한 마리만 그려 넣으면
> 남은 여백 모두가 하늘이어라

ⓛ 선정한 작품의 문학 치료적 측면 분석

<선정한 작품의 문학 치료적 측면 분석>

① 이외수의 '화선지'는 아무것도 존재하지 않는 하얀색의 화선지 위의 외로움과 공허함을 단 한 마리의 새로 해결하고 있다.

② 그 공허한 화선지를 그 위에 단 한 마리의 새를 그려 넣음으로써 흔히 희망과 꿈을 상징하는 하늘로 변화시키고 있다.

③ 이처럼 단 두 줄의 시 속에 담긴 큰 의미는 독자의 마음을 움직일 수 있다.

④ 이 시는 짧지만 긴 여운을 남긴다. 또한 짧기 때문에 읽기에 부담이 없으며 단순한 이해에 그치는 것이 아니라 내담자의 상상력을 자극하여 생각을 하게 만든다.

⑤ 여기서 생각은 매우 긍정적인 방향일 것이다.

⑥ 내담자는 이 시를 읽음으로써 공허하던 마음, 외롭던 마음 또는 희망이 없던 현실 속에서 마음 속에 한 마리의 새를 가지게 될 것이다.

⑦ 내담자는 긍정적인 생각을 가지게 되고 위로를 받을 것이다.

⑧ 새 한 마리에 대한 의미를 조금만 생각을 달리하면 하얗게 텅 빈 마음이 푸른 희망으로 가득 찰 수 있다는 것을 깨닫게 된다.

⑨ 이 시는 부정적인 사고를 가진 내담자나 외로움과 공허함을 가진 내담자에게 위로를 줄 수 있는 문학치료적인 측면을 가진 시라고 할 수 있다.

② 구체적 문학치료 과정

㉠ 마음 열기 단계

ⓐ 내담자가 마음을 열어 문학치료에 참여할 수 있도록 유도하는 단계로 편안한 마음을 가질 수 있도록 도와주어야 한다.

ⓑ 우선 문학치료의 자료가 이처럼 시인 경우에는 천천히 음미하며 여러 번 반복해서 읽도록 한다.

ⓒ 작품을 읽으면서 내담자는 시 속에 담긴 언어의 리듬으로 인해 감정이 자극 받아 치료에 몰입하여 마음을 열게 된다.

ⓓ 자신도 알지 못했던 자신의 마음을 시에 의지해 털어놓기도 하는 것이다.

ⓔ 이 단계에서는 시에 대한 간단한 느낌을 말해 보도록 유도하는 등 내담자가 문학치료에 적극 참여할 수 있도록 이끌어 준다.

ⓕ 예를 들어, 다음과 같은 질문을 할 수 있겠다.

- 이 시를 읽은 느낌이 어때요?
- 이 시에서 가장 기억에 남는 단어는 무엇입니까?
- 이 시를 읽고 떠오르는 일이 있어요?
- 이 시를 색깔로 표현한다면 무슨 색깔일까요?

    ⓛ 마음속으로 들어가기 단계

    ⓐ 내담자가 마음을 열고나면 내담자는 보다 구체적으로 내담자의 마음을 읽어내야 한다.

    ⓑ 이번 단계에서는 문학 작품을 활용하여 여러 가지 쓰기 활동을 통해 내담자가 자유롭게 자신의 이야기를 할 수 있도록 유도한다.

    ⓒ 내담자는 다음과 같은 쓰기 활동을 통해 자연스럽게 자신의 문제에 대해 고민해 보게 될 것이다.

- 다음의 물음에 마음을 열고 자유롭게 답해 보세요.
- 요즘 나의 마음 상태를 5가지의 형용사로 표현해 보세요.
- 지금 내게 가장 그리운 단어 5가지는 무엇입니까?
- 이외수의 <화선지>에서 내게 새 한 마리를 대신할 수 있는 것은 무엇일까요? 그리고 그 이유를 적어보세요.
- 내게 치명적인 상처를 주는 단어를 5가지 적어 보세요.
- 이외수의 <화선지>에서 내게 새 한 마리와 반대되는 것은 무엇일까요?
  (예 : ○○만 그려 넣으면 남은 여백 모두가 어둠일 텐데)
  그리고 그 이유를 적어보세요.
- 요즘 자신의 마음 상태를 그림으로 표현해 보세요.
- 내가 가장 중요하다고 여기는 것은?(물건은 제외)

    ⓒ 마음속 치유단계

    ⓐ 시에 대한 인식과 자신에 대한 인식을 마친 단계에서는 구체적으로 문학작품을 활용한 치료를 실시한다.

    ⓑ 이 단계에서는 구체적인 독서활동을 통한 문학치료가 이루어진다.

    ⓒ 시를 여러 번 읽고 음미하는 단계를 통해 치료에 활용되는 '시'가 내담자에게 친

근하게 다가와 있을 것이다.

ⓓ 전 단계의 쓰기 활동을 통해 내담자는 충분히 자신의 마음을 연 상태일 것이다.

ⓔ 자신의 열린 마음을 문학작품에 담아보도록 유도하는 것이다.

ⓕ 자신의 마음을 문학작품에 담아보는 과정을 통해서 내담자의 마음은 보다 자연스럽게 치유될 수 있을 것이다.

ⓖ 다음과 같이 시 속에 칸을 비워놓고 내담자 마음대로 채워 넣는 방식의 문학치료는 자신의 마음을 위로하는 데 매우 효과적이다.

(   )만 그려 넣으면

남은 여백 모두가 (   )이어라

예시

꽃만 그려 넣으면
남은 여백 모두가 들판이어라
하트만 그려 넣으면
남은 여백 모두가 사랑하는 내 마음이어라
용기라는 글자만 그려 넣으면
남은 여백 모두가 자신감이어라

ⓗ 위의 예시와 같이 단순히 ( ) 채워 넣기로 자신의 마음을 표현할 수도 있고 아래와 같이 시를 좀 더 변형할 수도 있다.

예시

잘할 수 있다고 생각만 해도
남은 모든 일들 해낼 수 있는 용기가 생기리라
사실은 내가 그랬다고 진실한 고백만 해도
남은 것은 다 용서뿐이어라
서로 이해하려는 마음만 먹어도
우리 우정 변치 않으리라

ⓘ 과정을 통해 자신이 고민하고 있는 현재의 일들이 시를 통해 표출되게 된다.

ⓙ 일차적으로 시를 여러 번 읽고 공감함으로써 긍정적인 시각을 얻었고 이차적으로 시의 재구성을 통해 자신이 가진 문제를 긍정적으로 해결하려는 의도를 보이고 있는 것이다.

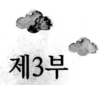

제3부

동물매개 예술치료기법

제1장

미술매체를 활용한 예술치료기법

1. 난화 상호 이야기 법

1) **주제** : 난화 상호 이야기 법
2) **매체** : 크레파스(좋아하는 색 한 개 선택), 사인펜, 연필, 볼펜, 용지
3) **그림**

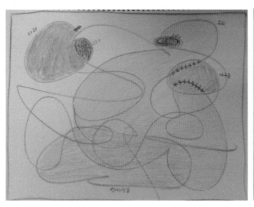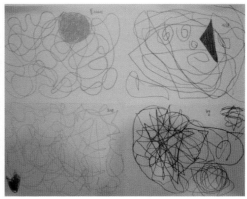

4) **활동내용**

(1) 2장의 그림을 사용하는 방법

① 내담자와 치료사가 각기 종이에 테두리선을 그린 후 종이를 교환한다.

② 내담자가 난화를 그리고, 치료사가 이미지화하여 그림을 그린다. 혹은 치료사가 먼저 그리고, 내담자가 이미지화하여 그림을 그린다.

③ 내담자와 치료사가 각기 다른 종이에 그린 그림이 무엇인지 이야기한다.

④ 치료사가 두 장의 그림으로 이야기를 꾸며 나간다.

⑤ 내담자가 두 장의 그림으로 이야기를 꾸며 나간다. 이러한 과정을 반복한다.

(2) 용지를 4등하여 실시하는 방법

① 앞서 치료사가 종이에 테두리를 설정하고 용지를 4등분한다.

② 내담자가 난화를 그리고 치료사가 이미지화하여 그림을 그린다. 혹은 두 사람이 반대로 한다.

③ 앞의 방법을 반복하면서 용지의 네 군데에 모두 그린다. 그려나간 순서와 상관없이 서로 이야기를 꾸민다.

2. 난화게임

1) **주제 :** 난화게임
2) **매체 :** 연필, 지우개, A4용지, 크레파스
3) **그림**

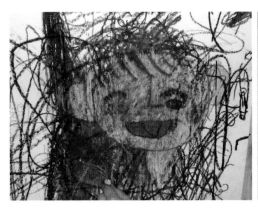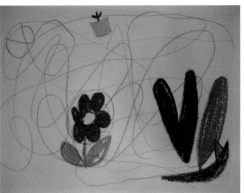

4) **설명 :** 난화게임은 내담자와 치료사가 각기 종이 한 장씩을 가지고, 그 종이에 원, 직선, 곡선, 지그재그선 등의 난화를 그려 상대방에게 주면, 각자 상대방의 난화를 이용해서 그리고 싶은 것을 마음대로 표현해나가면서 난화를 완성한 후, 그림의 내용 및 그리는 과정에서의 느낌 등에 관해 이야기를 나누는 것이다.

5) **활동내용**

(1) 치료사가 종이에 난화를 그린 후, 아동에게 제시하면서 지시사항에 따라 그림을 표현하도록 한다.

(2) 그림을 그리고 난 후 그 그림에 관해 이야기를 나누고, 그림의 의미를 명료화하기 위해 다음과 같은 질문을 한다.

　① 무슨 일이 일어났는가?

　② 어떻게 느껴지는가?

　③ 그 전에 무슨 일이 일어났는가?

　④ 이후에 무슨 일이 일어날까?

(3) 질문을 한 후에 내담자가 했던 것과 같은 방식으로 치료사는 그림을 그리고, 이야기를 만든다.

3. 핑거페인팅(밀가루 풀)

1) **주제** : 핑거페인팅
2) **매체** : 물감, 아크릴판 또는 우드락, 이젤, 젓가락, 밀가루 풀, 도화지
3) **그림**

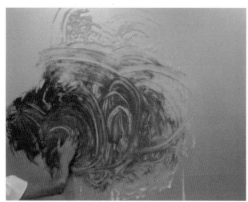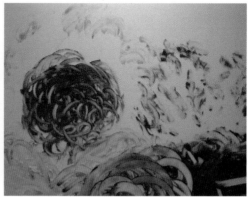

4) **설명** : 핑거페인팅은 미술치료 초기 혹은 말기에 사용한다. 정서적인 안정감, 저항의 감소 및 긴장이완, 작업의 촉진, 스트레스의 완화를 촉진한다.

5) **활동내용**

⑴ 물감과 밀가루 풀을 섞어서 손바닥으로 감촉을 느끼면서 자유롭게 그림을 그린다.

⑵ 단, 발달지체 아동이나 부적응 아동이 물감을 짜고 섞는 과정에서 지나치게 부적절한 행동(물감으로 손장난하기, 물감을 옷이나 얼굴에 문지르기, 주위에 튀기도록 철썩철썩 물감을 치기 등)이 있을 때는 보조 치료사를 두어 행동통제를 같이 하면서 경험하게 하는 것이 필요하다.

⑶ 작업할 때의 촉감, 과정 등에 대해서 이야기를 나눈다.

※ 위의 작품 사진은 특수 강화 유리가 붙어 있는 벽에 밀가루 풀과 그림물감을 이용해서 작업한 것이다.

4. 핑거페인팅(쉐이빙크림)

1) **주제** : 핑거페인팅(쉐이빙크림)
2) **매체** : 물감, 쉐이빙크림, 우드락, 이젤, 전지와 비닐, CD 플레이어
3) **그림**

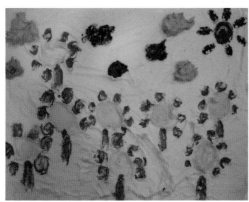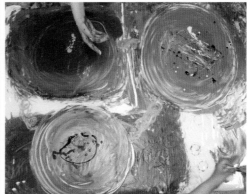

4) **설명** : 개별 또는 집단 작업이 가능하며 집단으로 할 경우 책상 위에 전지를 깔고 비닐을 덮은 후에 사용해도 된다. 왼쪽의 사진은 개별 작업 시 자유롭게 표현한 것이다.

5) **활동내용**(집단으로 할 경우)

(1) warm up : 음악에 맞춰 손을 움직여 연주하여 최고의 멋진 지휘자가 되어 본다.

(2) 쉐이빙 크림을 탐색하는 시간을 갖는다.

(3) 쉐이빙 크림과 내가 좋아하는 물감의 색을 섞어 솜사탕도 만들어보고 구름, 바다, 화산 등을 표현해 본다.

(4) 집단원과 함께 충분히 작업을 즐긴 후 각자 음악에 맞춰서 손으로 문질러 하나의 원을 만든다.

(5) 원 안에 만다라 작업을 한 후 집단원들이 만다라 작업한 것과 고리를 연결하여 작품과 작품이 이어지게 한다.

(6) 작품에 제목을 지어주고 작업할 때의 느낌, 하나의 작품일 때와 작품과 작품이 연결되었을 때의 느낌 등에 대해서 나눈다.

※ 주의할 점 :

① 원을 만들 때 원을 왼쪽으로 돌리기도 하고 오른쪽으로 돌리기도 하며, 안에서 밖으로 돌리기도 하고 밖에서 안으로 돌리기도 한다.

② warm up 할 때의 음악과 작업할 때의 음악은 같은 음악을 사용한다.

5. 핑거페인팅(전분가루)

1) **주제** : 핑거페인팅(전분가루)
2) **매체** : 전분가루(감자 전분), 불어펜, 4절 검정 켄트지, 플라스틱 그릇, 물
3) **그림**

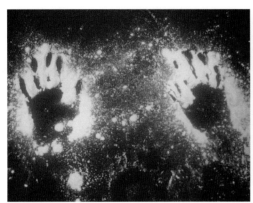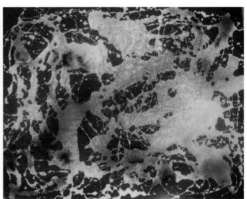

4) **설명** : 개별 또는 집단 작업이 가능하며 미술치료 초기에 사용하면 긴장을 이완시키고 미술치료에 대한 흥미를 느끼게 하고 라포형성에 도움을 준다. 전분 반죽에 그림물감을 섞어 색깔을 만든 후 검정 켄트지나 흰색 전지에 손으로 뿌려도 된다.

5) **활동내용**
(1) 전분을 플라스틱 그릇에 담고 충분히 만져보며 느낌을 다양하게 말해본다.
(2) 4절 검정켄트지 위에 자신의 한쪽 손을 대고 다른 한 손으로 전분을 뿌려가며 자신을 축복하는 노래를 부른다.
※ 개인치료의 경우 치료사가 내담자에게, 집단일 경우 2인 1조가 되어 옆 친구와 짝을 정해서 마주보며 상대방의 손에 전분 가루를 뿌려주며 서로 축복해 준다.
(3) 전분 가루를 다시 플라스틱 그릇에 넣은 후 전분 가루에 물을 부어 반죽하고 만져보며 다양한 모양과 느낌을 경험해본다.
(4) 전분 반죽을 4절 검정켄트지 위에 손으로 뿌려서 자유롭게 표현해 본다.
(5) (4)번 작업 위에 불어펜으로 불어서 다양한 색으로 표현해 본다.
(6) 작품의 제목을 정하고 작업할 때의 느낌과 작품을 본 느낌에 대해서 나눈다.

6. 상호색채분할법

1) **주제** : 상호색채분할법
2) **매체** : 도화지, 크레파스
3) **그림**

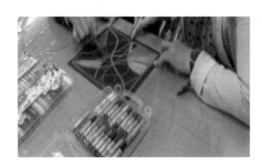

4) **설명** : 상호색채분할법의 목표로는 관계형성 및 거부감 감소, 흥미유발, 활동의 촉진이 있으며, 준비물로는 다양한 크기의 도화지, 사인펜, 크레파스가 있다.

※ 이때 내담자가 한 번에 한 칸씩 칠하지 않고 2~3칸을 칠해도 된다. 내담자가 원하는 대로 하도록 한다. 색칠을 잘하는 것이 목적이 아니고 신뢰관계를 형성하는 것이 목적이므로 내담자가 원하는 방식으로 잘 맞추어 주는 것이 초기 단계에서의 치료사의 역할이라고 할 수 있다.

5) **활동내용**

(1) 치료사는 내담자에게 가장자리에 테두리가 그려진 도화지를 제시하면서 '선생님하고 같이 선을 그려서 색칠해 보자'라고 말한다.

(2) 치료사가 '먼저 선을 한번 그어볼까?'라고 하며 직선(혹은 곡선)을 한 줄 그린 다음, 내담자에게 '너도 그려 볼래?'라고 지시한다.

(3) 치료사와 내담자가 번갈아 가며 몇 개의 선을 더 그려 넣는다.

(4) 내담자에게 크레파스로 칠하고 싶은 색을 골라서 원하는 부분에 색칠하도록 한다.

(5) 색칠을 하고 나면 치료사가 색칠을 한다. 치료사와 아동이 번갈아 가며 색칠을 하여 다 완성하도록 한다.

7. 잡지 그림 콜라주

1) **주제** : 잡지 그림 콜라주법
2) **매체** : 4절지 혹은 8절지 켄트지, 가위, 풀, 광고지, 카탈로그, 잡지, 신문
3) **그림**

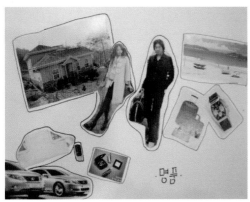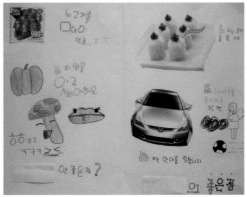

4) **활동내용**

(1) '콜라주를 해볼까요. 콜라주란 자신의 마음에 드는 사진이나 그림을 자유롭게 잘라서 붙이는 거예요'라고 이야기한다.

(2) 콜라주 작품을 멀리 두고 서로 감상을 하지만 치료사는 해석적인 말을 하지 않도록 한다.

(3) 내담자가 작품에 대한 이야기를 하며 서로 교류하고, 치료사가 작품에 대해 느낀 감상을 정리하여 말하고 종료한다.

8. 비전 액자 콜라주

1) **주제** : 꿈꾸는 다락방(비전 액자 콜라주)
2) **매체** : 책(꿈꾸는 다락방), 가위, 뚜껑 있는 상자, 연필, 딱풀, 잡지책, 편지지, 편지봉투, 음악 CD
3) **그림**

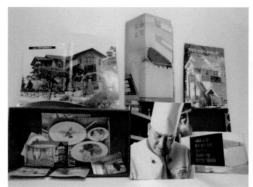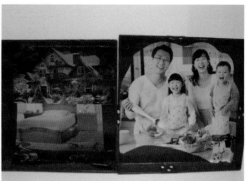

4) **설명** : '어린이를 위한 꿈꾸는 다락방'의 책 내용 중 '꿈을 이룬 먼티의 꿈의 노트'에 나오는 내용을 읽어 주고, 자신이 이루고 싶은 소망이나 앞으로의 비전에 대해서 표현하게 한다.

5) **활동내용**
(1) 잡지책을 넘기면서 자신이 갖고 싶은 것, 좋아하는 것, 이루고 싶은 비전과 관련된 것을 찢는다.
(2) 찢은 잡지를 오려서 상자와 상자 뚜껑의 안과 밖에 자유롭게 꾸민다.
(3) 자신이 이루고 싶은 소망과 비전에 대해서 편지지에 구체적으로 적어본다.
(4) 작품의 제목을 정하고 작품을 액자처럼 진열한다.
(5) 작품을 감상하며 자유롭게 작업을 통해 표현한 것과 느낌을 나누고 편지지에 쓴 내용을 읽어 본다.

9. 박스 콜라주

1) **주제** : 콜라주 박스법
2) **매체** : 4절지 혹은 8절지의 화지, 가위, 풀, 광고지, 카탈로그, 잡지신문, 박스, 채색
   도구
3) **그림**

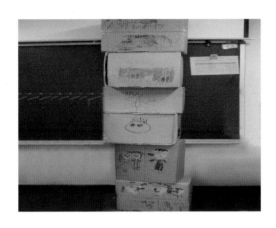

4) **활동내용**

(1) 먼저 잡지에서 다양한 사물을 오린 후 상자 속에 넣어둔다.

(2) '상자 안에 있는 그림을 선택해서 도화지에 붙여주세요'라고 치료사가 말한다.

(3) 완성된 작품을 토대로 연상되는 것들에 대하여 서로 이야기를 나눈다.

(4) 무언가 그리기를 원하면 그려도 좋다고 한다.

(5) 콜라주 작품을 멀리 두고 서로 감상을 하면서 치료사는 해석적인 말을 하지 않도록
   주의한다.

10. 만다라

    1) **주제** : 만다라

    2) **매체** : 전지나 켄트지, 실, 연필, 가위, 자, 스카치테이프, 반짝이 풀, 크레파스, 색종이

    3) **그림**

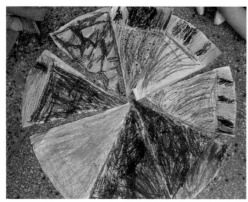 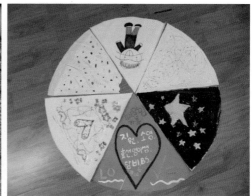

    4) **활동내용**

    (1) 인사를 하고 한 주 동안 있었던 일에 대해 이야기를 나눈다.

    (2) 집단원이 함께 전지 2장을 붙이고 큰 원을 그린 후 6등분으로 나눈다.

    (3) 개인 작업을 한 후에 피자 형태로 모아서 큰 만다라를 만든다고 설명한다.

    (4) 자신만의 영역을 다양한 매체를 활용해서 자유롭게 꾸며 나간다.

    (5) 자신의 작품에 제목을 적는다.

    (6) 각자 만다라를 모아서 큰 만다라를 만든 후 공동 제목을 의논해서 정한다.

    (7) 작품 만든 것을 중간에 모아 놓고 원하는 사람이 먼저 발표한다.

    (8) 각자 영역에 대해서 나누고, 개인 작업의 느낌과 공동작품의 느낌에 대해 나눈다.

    (9) 작품에 대해 서로 피드백을 나눈다.

11. 점토만다라

1) **주제** : 점토만다라
2) **매체** : 밀대, 물병, 분무기, 파라핀지, 동그란 쿠키커터, 아이스크림막대, 조개껍데기, 비즈, 자동 날인기, 단추, 구슬, 작은 나무 조각, 스팽글, 모루, 점토를 눌러서 자국을 남길 수 있는 다양한 물품.
3) **그림**

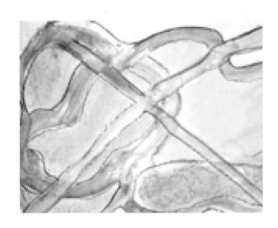

4) **활동내용**

(1) 점토를 주무르고 반죽하며 자유롭게 점토를 탐색하게 한다.

(2) 파라핀지 위에 납작한 점토조각을 올려놓는다.

(3) 점토의 두께가 1/2인치가 되도록 민다.

(4) 동그란 쿠키커터를 점토에 대고 눌러준다.

(5) 나머지 점토는 제거하고, 봉지에 담아 저장해둔다.

(6) 내담자들이 만다라 작업을 하면서 느낀 점에 대해 서로 공유하고, 만다라 디자인과 문양에 대해 이야기를 나눈다.

(7) 자신의 만다라의 의미에 대해 이야기를 나눈다.

(8) 집단원들의 작품을 보며 자신과 유사한 테마가 존재하는지 찾아본다.

(9) 만다라 작업을 하면서 내적 집중과 일체감이 어떻게 연결되는지에 대해 이야기를 나눈다.

12. 꽃잎 만다라

1) **주제 :** 꽃잎 만다라

2) **매체 :** 시트지, 꽃과 자연물, 가위

3) **그림**

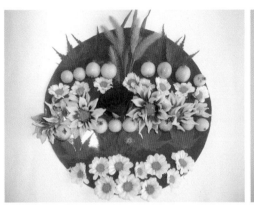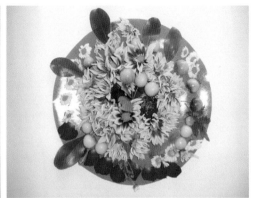

4) **설명 :** 시트지는 다양한 색을 준비하여 내담자가 원하는 색을 선택하게 한다. 왼쪽
   의 작품사진은 주황색 시트지를 원 모양으로 오려서 작업한 것이고(70대 남자 어르
   신의 작품), 오른쪽 작품 사진은 분홍색 시트지를 오려서 작업한 것이다(90대 여자
   어르신 작품). 집단으로 작업할 경우 개인의 작품을 다 한군데로 모아서 또 하나의
   만다라를 표현할 수 있다. 아동부터 어르신까지 다양한 대상에게 적용가능하며 성
   취감과 만족감도 높고, 다양한 감각을 자극할 수 있다.

5) **활동내용**

(1) 꽃과 자연물을 만져보며 향기를 맡아본다(시각, 촉각, 후각).

(2) 원하는 색의 시트지를 골라 원하는 모양으로 자른다.

(3) 꽃과 자연물을 이용해 만다라를 표현해 본다.

(4) 작품의 제목을 정하고 작업할 때의 느낌과 결과물을 보고 떠오르는 느낌을 나눠 본
   다(집단일 경우 개별 작품을 감상할 때와 작품을 한군데로 모아서 전체 만다라를 표
   현하고 전체 작품을 감상할 때의 느낌에 대해서도 나눈다).

13. 벽돌로 쌓은 벽

1) **주제** : 벽돌로 쌓은 벽
2) **매체** : 점토 혹은 인공클레이, 물, 파라핀지
3) **그림**

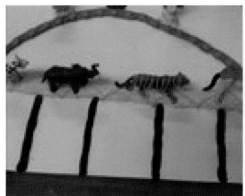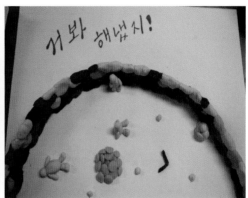

4) **설명** : 내담자들을 과거로부터 분리시키기 위한 필연적인 경계를 벽돌로 간주하여 표현하게 하는 기법이다. 이를 통해 내담자들이 혐오하거나 두려워하는 대상을 인식할 수 있게 하고, 회복을 가로막는 장애물에 대해 지각하고 대처할 수 있게 한다.

5) **활동내용**

(1) 내담자들에게 벽돌이 은유적, 상징적으로 무엇을 나타낼 수 있는지 말하게 한다.

(2) 작업을 하기 위해 점토 한 덩어리와 파라핀지를 나누어 준다.

(3) 점토로 벽돌을 만들게 한다.

(4) 어떤 방법으로든 벽돌을 쌓아 벽을 만들게 한다.

(5) 벽 건너편에 무엇이 있는지 상상하게 하고, 그것을 마음속으로 생각하면서 점토로 만들어 표현하게 한다.

(6) 벽과 벽 뒤에 표현한 상징과의 관계에 대해 이야기를 나눈다.

① 벽의 모양, 높이, 넓이는 어느 정도인가?

② 구멍과 틈이 있는가? 틈새 없이 꽉 차 있는가?

③ 벽돌의 크기는 작은가, 큰가?

④ 벽은 얼마나 견고한가?

⑤ 벽을 쌓아 올린 지는 얼마나 되었나?

14. 나의 정원

1) **주제 :** 나의 정원

2) **매체 :** 검정색 8절 켄트지, 흰색 8절 켄트지, 양면테이프(넓은 것), 꽃과 자연물, 색모
   래, 칼라스톤, 가위

3) **그림**

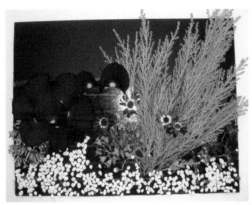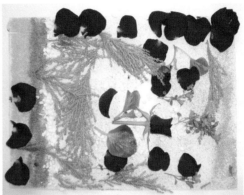

4) **설명 :** 왼쪽 작품사진(60대 남자 어르신)은 검정색 켄트지에, 오른쪽 작품사진(90대
   여자 어르신)은 흰색 켄트지에 작업한 것이다.

5) **활동내용**

(1) 꽃과 자연물, 색모래, 칼라스톤을 만지며 향기를 맡고 촉감을 느껴 본다.

(2) 어렸을 때 느꼈던 정원에 대해서 생각해 보며 이야기를 나눈다.

(3) 원하는 색의 도화지를 선택하고 양면테이프를 도화지에 붙이고, 위의 종이를 떼어낸다.

(4) 다양한 재료를 이용해 정원을 표현해 본다.

(5) 작품의 제목을 정한다.

(6) 작업할 때의 느낌, 촉감, 작품에 대해서 이야기를 나눈다.

15. 소망 나무 1

1) **주제** : 소망 나무
2) **매체** : 꽃소금(희고 고운 것), 파스텔, 청자토, 우드락, 투명 플라스틱 컵, 아이클레이, 머메이드지, 색종이, 나뭇가지, 이쑤시개, 글루건, 칼라스톤 등
3) **그림**

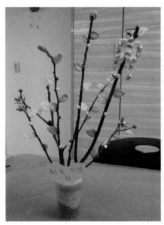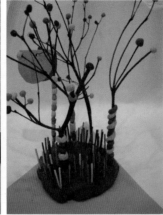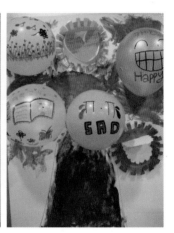

4) **설명** : 왼쪽의 작품사진은 파스텔과 꽃소금을 이용해 아래의 활동내용대로 작업한 것이고, 중앙의 작품사진은 우드락 위에 청자토를 이용해 작업한 것이고, 오른쪽 작품사진은 풍선과 색종이 접시, 쉐이빙크림, 물감을 이용해 작업한 것이다.

5) **활동내용**

(1) 소망나무로 표현하고 싶은 나뭇가지를 모아 나뭇가지 밑을 나뭇가지가 움직이지 않을 정도로만 청자토로 고정시킨다.

(2) 나뭇가지를 투명 플라스틱 컵에 놓고, 종이 위에 원하는 색의 파스텔을 갈아서 소금을 넣고 손으로 비벼서 물들인 후 컵에 넣는다. 다양한 색으로 (2)의 과정을 반복한다.

(3) 아이클레이와 머메이드지나 색종이를 이용해 열매와 잎을 꾸며준다.

(4) 머메이드지에 작품 제목, 이루고 싶은 소망을 적어서 이쑤시개에 붙여 화분에 꽂는다.

(5) 색종이나 머메이지로 잎을 만들고 거기에 소망을 하나씩 적어서 붙여도 된다.

(6) 치료실에 칼라스톤이 있으면 색 소금 맨 위에 원하는 색의 칼라스톤을 올려도 된다.

(7) 작품을 감상하고 작품과정과 이루고 싶은 소망에 대해서 나눈다.

16. 소망 나무 2

1) **주제** : 소망 나무
2) **매체** : 4절 켄트지, 한지, 꽃지(박엽지), 머메이드지, 색종이, 가위, 풀, 크레파스 등
3) **그림**

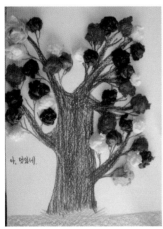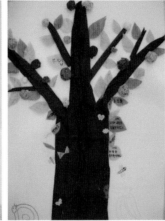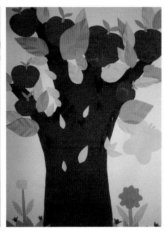

4) **설명** : 왼쪽의 작품사진은 크레파스와 꽃지(박엽지)를 이용해 아래 활동내용에 따라 작업한 것이다. 중앙의 작품사진은 한지를 이용해 작업한 것, 오른쪽 작품사진은 휄트지와 머메이드지, 색종이를 이용해 작업한 것이다.

5) **활동내용**

(1) 소망에 대해서 생각해 보는 시간을 갖는다.

(2) 원하는 재료를 선택하여 소망나무를 표현한다.

(3) 소망나무에 이루고 싶은 소원, 비전, 새로운 각오, 가족에게 하고 싶은 말 등을 표현한다.

(4) 작업이 끝나면 소망나무에 이름을 지어주고 나무를 본 느낌, 작업하면서 느낀 것, 자신이 표현한 것 등에 대해서 나눈다.

17. 나의 손(석고로 본뜨기)

1) **주제** : 나의 손(석고로 본뜨기)
2) **매체** : 석고 붕대, 핸드로션, 도화지, 물, 플라스틱 쟁반, 가위, 유성매직
3) **그림**

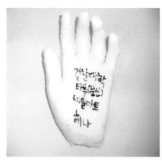 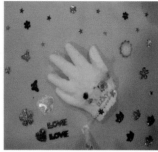 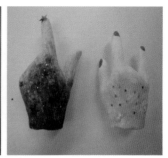

4) **설명** : 첫 번째 작품 사진은 아래의 활동내용대로 작업한 것, 2번째 작품 사진은 스팽글과 반짝이 풀 등 다양한 재료로 꾸민 뒤 우드락에 붙이고 장식한 것, 3번째 작품사진은 그림물감으로 색칠한 후 스팽글을 붙인 것이다. 내담자의 성향과 치료목표에 따라 다양한 방법으로 접근할 수 있다.

5) **활동내용**

(1) 인사를 하고 한 주 동안 있었던 일에 대해 이야기를 나눈다.

(2) 석고 붕대를 다양한 크기로 자른다.

(3) 원하는 미래를 가질 수 있도록 손바닥을 안쪽으로 향하게 해서 자신이 원하는 손의 포즈를 취한다.

(4) 손바닥 안에 많은 양의 로션을 바른다.

(5) 오려 둔 석고붕대에 물을 조금 묻힌 후 손으로 펴 바르면서 손의 형태를 만들어 간다.

(6) 석고 붕대가 다 마르면 손의 형태를 떼어 내고 자신이 미래에 되고 싶은 것을 적는다.

(7) 작품의 제목을 정한다.

(8) 작품 만든 것을 중간에 모아 놓고 원하는 사람이 먼저 발표한다.

(9) 손을 본 뜬 느낌, 미래에 되고 싶은 것에 대해 이야기를 나눈다.

(10) 작품에 대해 서로 피드백을 나눈다.

18. 되고 싶은 얼굴(석고 본뜨기)

1) **주제** : 되고 싶은 얼굴(석고 본뜨기)
2) **매체** : 석고 붕대, 핸드로션, 도화지, 물, 플라스틱 쟁반, 가위, 유성매직, 모루, 반짝이 풀, 거울
3) **그림**

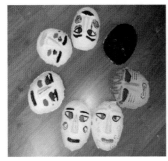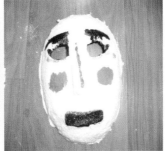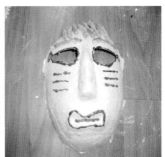

4) **활동내용**

(1) 인사를 하고 한 주 동안 있었던 일에 대해 나눈다.

(2) 석고 붕대를 다양한 크기로 자른다.

(3) 거울을 보면서 얼굴에 많은 양의 로션을 바른다.

(4) 오려 둔 석고붕대에 물을 조금 묻힌 후 손으로 펴 바르면서 얼굴의 형태를 본뜬다.

(5) 석고 붕대가 전부 마른 후에 떼어 내고 자신이 미래에 되고 싶은 얼굴을 다양한 매체로 꾸민다.

(6) 작품의 제목을 정한다.

(7) 작품 만든 것을 중간에 모아 놓고 원하는 사람이 먼저 발표한다.

(8) 얼굴을 본 뜬 느낌을 나누고 자신이 미래에 되고 싶은 인물에 대해서 나눈다.

(9) 작품에 대해 서로 피드백을 나눈다.

※ 로션을 얼굴에 바르는 대신 크린랲을 잘라서 코로 숨 쉴 수 있는 구멍만큼 자른 후 얼굴에 씌우고 본을 떠도 된다. 랲으로 얼굴을 씌울 때 먼저 코로 숨 쉴 수 있게 하는 것이 중요하고 아동과 작업 시 특별한 주의가 요구된다.

19. 버리고 싶은 것

1) **주제** : 버리고 싶은 것
2) **매체** : 도화지, 크레파스, 사인펜, 유성매직
3) 그림

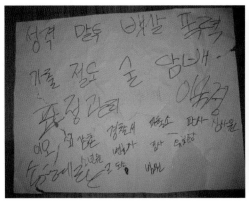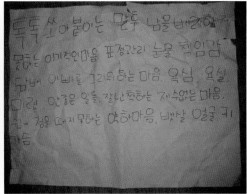

4) **활동내용**

(1) 인사를 하고 한 주 동안 있었던 일에 대해 이야기를 나눈다.

(2) 자신의 인생에서 버려야 할 것이 무엇인지 생각해 본다.

(3) 자신이 지닌 내·외적인 것 중 버려야 할 부분을 글로 적는다.

(4) 글로 적은 것을 '떠나가라'라고 큰 소리로 말을 한 다음 힘껏 던지기를 한다.

(5) 작품의 제목을 정한다.

(6) 작품 만든 것을 중간에 모아 놓고 자유롭게 작품을 감상한다.

(7) 자신이 버려야 할 것이 무엇인지를 나눈다.

(8) 작품에 대해 서로 피드백을 나눈다.

20. 물과 색의 만남 1

1) **주제** : 물과 색의 만남
2) **매체** : 와트만지, 수채물감, 넓은 붓, 얇은 붓, 물통, 팔레트용 접시
3) **그림**

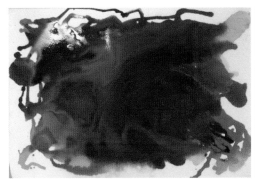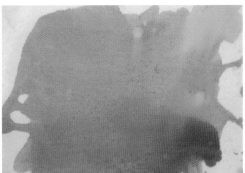

4) **활동내용**

(1) 인사를 하고 한 주 동안 있었던 일에 대해 이야기를 나눈다.

(2) 와트만지 위에 천천히 넓은 붓으로 물을 펴 가면서 반복적으로 앞뒤를 돌려가면서
    물을 바른다.

(3) 습지 위에 다양한 색의 물감을 네 면의 모서리 가장자리에서부터 번져 가게 해서
    중간에서 만나게 한다.

(4) 습지를 들고 물감이 자연스럽게 퍼질 수 있도록 손을 움직이면서 한다.

(5) 물감이 번지는 것을 현재 자신의 감정과 연결 지어서 표현한다.

(6) 작품의 제목을 정한다.

(7) 물과 색이 만나서 번지는 느낌과 완성된 작품을 보고 생각나는 부분에 대해 이야기
    를 나눈다.

(8) 작품에 대해 서로 피드백을 나눈다.

21. 물과 색의 만남 2

1) **주제** : 물과 색의 만남
2) **매체** : 4절 켄트지, 수채화 물감, 넓은 붓, 얇은 붓, 물통, 팔레트, 분무기
3) **그림**

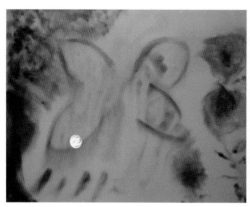 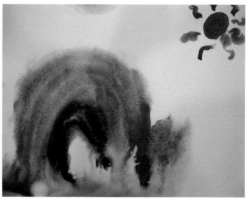

4) **활동내용**

(1) 인사를 하고 한 주 동안 있었던 일에 대해 나눈다.

(2) 켄트지 위에 분무기로 물을 뿌려서 종이가 충분히 젖게 한다.

(3) 물에 충분히 젖은 붓으로 물감을 묻혀 젖은 켄트지 위에 대고 물감이 번지는 느낌
을 경험해 본다.

(4) 같은 방법으로 자유롭게 표현해 본다.

(5) 제목을 정하고 물과 색이 만나서 번지는 느낌과 작품을 본 느낌을 나눈다.

(6) 작품에 대해 서로 피드백을 나눈다.

22. 습식 수채화

1) **주제** : 습식 수채화
2) **매체** : 8절이나 4절 켄트지, 분무기, 그림물감, 물통, 붓, 팔레트, CD플레이어
3) **그림**

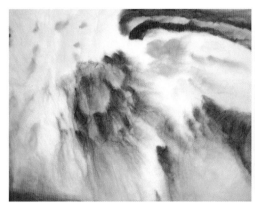 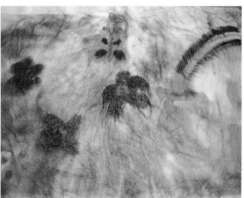

4) **설명** : 위 작품 사진은 요양병원에 계시는 80세가 넘는 어르신들의 작품이다. 아동부터 어르신까지 다양한 대상에게 적용가능하며 촉감을 통한 긴장이완, 감정표출, 스트레스 해소에 도움이 되고 초기와 중기에 적용할 수 있다.

5) **활동내용**

(1) 4절(8절) 켄트지 위에 분무기로 물을 뿌려서 화지를 충분히 적신다.

(2) 티슈를 젖은 종이 위에 한 장씩 펴서 붙이고 손바닥으로 눌러주면서 촉감을 경험한다.

(3) 종이가 두툼해지고 촉감이 부드럽게 느껴질 때까지 분무기로 뿌리면서 티슈 붙이는 작업을 반복한다.

(4) 음악에 맞춰 손바닥으로 종이를 두드리면서 난타를 연주한다.

(5) 물에 충분히 젖은 붓으로 물감을 이용해 자유롭게 꾸며 본다.

(6) 작품의 제목을 정한다.

(7) 작업과정, 촉감, 작품에 대해 이야기를 나누며 감상한다.

23. 마음대로 표현하기

1) **주제** : 마음대로 표현하기

2) **매체** : 도화지, 크레파스, 연필, 사인펜, 음악 CD

3) **그림**

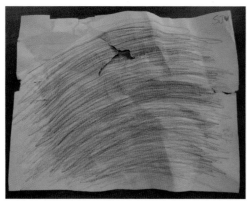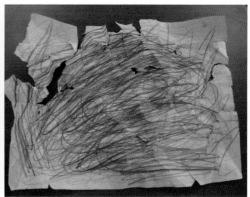

4) **활동내용**

(1) 약 5분 정도 눈을 감고 음악을 감상한다.

(2) 도화지 위에 원하는 매체로 음악을 따라 천천히 대각선 양쪽 끝에서부터 난화를 그린다.

(3) 눈을 감고 왼손으로 난화를 그리고, 선이 끊기지 않도록 자유롭게 그린다.

(4) 난화를 그린 후 느낌이 가는대로 도화지를 그냥 두기, 던지기, 뭉치기, 밟기 등 자유롭게 표현한다.

(5) 작품의 제목을 정한다.

(6) 난화를 그릴 때의 느낌과 자신이 자유롭게 표현한 느낌에 대해서 이야기를 나눈다.

(7) 작품에 대해 서로 피드백을 나눈다.

24. 웅덩이

1) **주제 :** 웅덩이
2) **매체 :** 도화지, 크레파스, 연필, 사인펜, 유성매직
3) **그림**

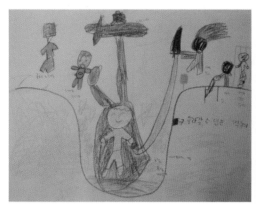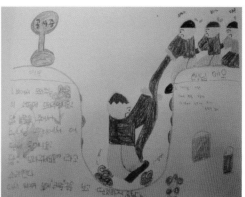

4) **설명 :** 웅덩이 안에 빠졌을 때의 느낌에 완전히 몰입할 수 있도록, 눈을 감고 천천히 그 상황 속으로 들어갈 수 있도록 진행한다. 웅덩이 안에 빠졌을 때의 느낌에 완전히 몰입할 수 있도록 조용한 음악과 함께 포르티아 넬슨의 '다섯 마당 자서전' 시를 읽어주어도 된다.

5) **활동내용**

(1) 웅덩이에 빠진 자신의 모습을 그린다.

(2) 웅덩이에 빠졌을 때 어느 정도 깊이의 웅덩이인지, 자신은 어느 위치에 있는지를 그린다.

(3) 웅덩이에 빠졌을 때의 느낌, 어떻게 빠져 나올 것인지, 나를 도와줄 사람이 누구인지에 대해서 표현해 본다.

(4) 작품의 제목을 정한다.

(5) (2)번, (3)번, 어떻게 웅덩이에서 빠져 나왔는지, 웅덩이에 다시 빠지지 않으려면 어떻게 해야 되는지에 대해서 이야기를 나눈다.

25. 나의 마음 표현

1) **주제** : 나의 마음 표현
2) **매체** : 도화지, 크레파스, 사인펜, 유성매직
3) **그림**

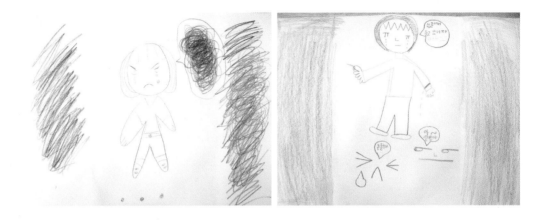

4) **활동내용**

(1) 규범을 지켜야 하는 생활에서 외부로 보여지는 마음과 내부로 보여지는 마음에 대해 생각해 본다.
(2) 도화지를 접어서 외부와 내부의 현재 자신의 감정을 표현한다.
(3) 자유 표현이나 이모콘티나 낙서 등을 이용해서 표현한다.
(4) 집단에서 자유의사를 표현하지 못하게 하는 대상이 있으면 간접적으로 표현한다.
(5) 작품의 제목을 정한다.
(6) 자신의 내부와 외부의 느낌, 지금까지 하지 못한 힘든 이야기를 나눌 수 있도록 한다.
(7) 작품에 대해 서로 피드백을 나눈다.

26. 나를 구속하는 것

1) **주제 :** 나를 구속하는 것
2) **매체 :** 도화지, 지점토, 사인펜, 풀
3) **그림**

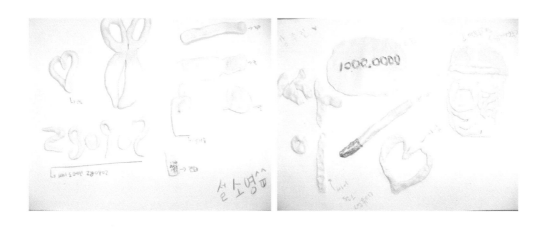

4) **활동내용**

(1) 지점토로 던지기, 주무르기, 누르기 등을 한다.

(2) 자신의 생활 가운데에서 원하는 것 중 조절하기 힘든 것, 자신의 생활에 방해받는
   것을 생각한다.

(3) 자신을 방해하는 요인을 지점토로 만들고 글자로 적어서 표현한다.

(4) 제목을 정한다.

(5) 작품 만든 것을 중간에 모아 놓고 자유롭게 감상한다.

(6) 자신이 조절하기 힘든 부분과 조절하기 위한 방법에 대해서 이야기를 나눈다.

(7) 작품에 대해 서로 피드백을 나눈다.

27. 나를 분노하게 하는 것(콜라주)

1) **주제** : 나를 분노하게 하는 것(콜라주)
2) **매체** : 도화지, 잡지, 잡지 사진, 풀, 가위
3) **그림**

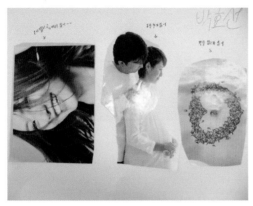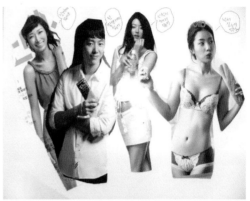

4) **활동내용**

(1) 자신을 분노하게 하는 대상을 생각하고 A4용지를 찢은 후 던지기를 한다.

(2) 자신이 가장 억울했던 때, 가장 화가 났을 때를 생각한다.

(3) 잡지에서 인물이나 내가 표현하려고 했던 것과 관련된 것을 20장 정도 찢은 후 붙일 것을 선택하여 가위로 오린다.

(4) 오린 것을 도화지 위에 자유롭게 붙이고, 하고 싶은 말을 적어 놓는다.

(5) 작품의 제목을 정한다.

(6) 작품을 중간에 모아 놓고 원하는 사람이 먼저 자신을 분노하게 하는 사람, 분노하게 하는 상황에 대해서 이야기를 나눈다.

(7) 작품에 대해 서로 피드백을 나눈다.

28. 감정 터뜨리기

1) **주제** : 감정 터뜨리기
2) **매체** : 켄트지 전지, 풍선, 양면테이프, 크레파스, 사인펜, 4B연필, 지우개
3) **그림**

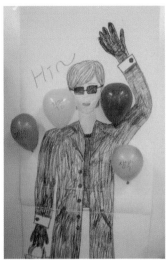 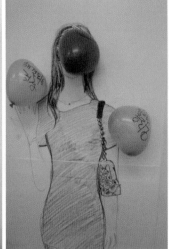 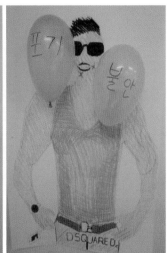

4) **활동내용**

(1) 자신이 원하는 색의 풍선을 선택하여 분다.

(2) 자신의 분노 감정에 대해 생각해 본다.

(3) 전지에 자신의 신체를 본뜨고, 풍선에 자신의 분노 감정을 적는다.

(4) 분노 감정을 적은 풍선을 자신의 신체 본뜬 것에 붙인 후 이쑤시개로 터뜨린다.

(5) 작품의 제목을 정한다.

(6) 분노 감정을 터뜨린 후 작품과 자신의 느낌에 대해 자유롭게 나눈다.

(7) 작품에 대해 서로 피드백을 나눈다.

29. 감정의 화산

1) **주제** : 감정의 화산
2) **매체** : 하드보드지, 점토, 물감
3) 그림

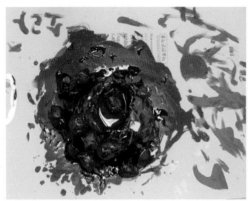 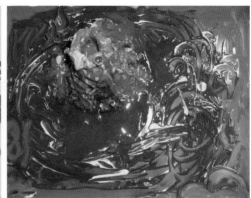

4) **활동내용**

(1) 점토로 던지기, 주무르기, 누르기, 문지르기 등의 활동으로 분노감정을 발산한다.

(2) 점토로 화산 형태를 만든다.

(3) 자신의 분노 감정을 그림물감을 이용해 용암이 폭발한 것처럼 표현한다.

(4) 화산의 바닥에도 용암이 넘친 것을 표현한다.

(5) 작품의 제목을 정한다.

(6) 작품 만든 것을 중간에 모아 놓고 자유롭게 감상한다.

(7) 자신을 분노하게 하는 사람이나 분노하게 하는 상황에 대해 이야기를 나눈다.

(8) 작품에 대해 서로 피드백을 나눈다.

30. 나의 과거와 현재, 미래

1) **주제 :** 나의 과거와 미래
2) **매체 :** 도화지, 잡지 책, 풀, 가위, 연필, 지우개, 사인펜
3) **그림**

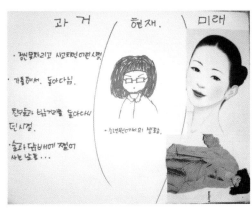 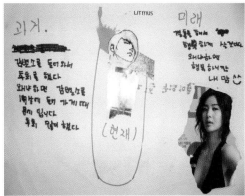

4) **활동내용**

(1) 자신의 과거 중 가장 생각나는 것, 현재의 자신의 모습, 자신이 바라는 미래의 모습에 대해 생각해 본다.

(2) 과거, 현재, 미래를 잡지나 다양한 매체로 표현한다.

(3) 과거는 어떠했는지, 현재 자신의 모습은 어떤지, 미래는 어떻게 할 것인지 구체적으로 표현한다.

(4) 작품의 제목을 정한다.

(5) 작품을 중간에 모아 놓고 자유롭게 감상하며 과거, 현재, 미래에 대해 이야기를 나눈다.

(6) 작품에 대해 서로 피드백을 나눈다.

31. 내가 보는 나, 타인이 보는 나

1) **주제** : 내가 보는 나, 타인이 보는 나

2) **매체** : 도화지, 사인펜

3) **그림**

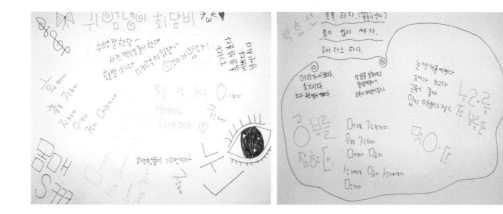

4) **활동내용**

(1) 지금까지 함께한 집단원의 장점에 대해 이야기를 나눈다.

(2) 도화지 위의 가장 자리에 자신의 이름을 적는다.

(3) 집단이 함께 서로 돌아가면서 처음 만났을 때와 지금까지의 모습이 어떤지 적는다.

(4) 단점보다는 장점에 대해 적는다.

(5) 자신의 이름이 적혀진 작품을 받게 되면 작품의 제목을 정한다.

(6) 작품을 중간에 모아 놓고, 집단이 자신에게 적어준 피드백에 대한 느낌이 어떤지 나누고, 서로 지지해주고 격려해 준다.

32. 문 그리기

1) **주제** : 문 그리기
2) **매체** : 도화지, 마커, 크레파스, 파스텔
3) **그림**

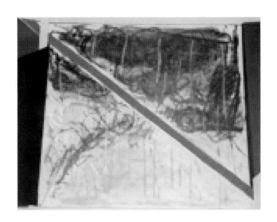

4) **설명** : 타인과의 관계 및 태도, 자기 발견에 초점을 두고, 숙고해 볼 질문들을 통해
   인지 및 대인관계능력을 향상하고, 자기지각력 향상 및 다양한 선택을 할 때, 목표
   를 향한 자기의지 및 준비성 탐구에 유용한 기법이다.
5) **활동내용**
(1) '문을 그려주세요'라고 치료사가 말한다.
   ① 문만 한 개 그렸는지? 혹은 집에 문이 붙어 있는지?
   ② 문이 향하는 곳은 어디인지?
   ③ 문은 열려 있는지? 조금 열린 상태인지? 완전히 닫혀 있는지?
   ④ 문이 큰지? 작은지? 들어갈 수 있는지?
(2) 이러한 점이 자신의 성격과 태도에 대해 어떤 의미가 있는지에 관해 이야기를 나눈다.

33. 갑옷 그리기

1) **주제** : 갑옷 그리기
2) **매체** : 도화지, 파스텔, 크레파스, 마커
3) **그림**

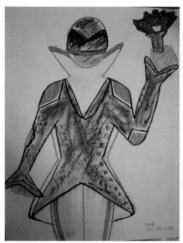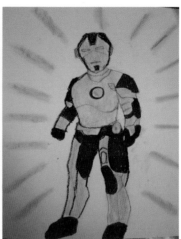

4) **설명** : 자기방어력 증진 및 타인과의 사이에 놓인 벽을 제거하는 방법을 알아보는
   데 유용한 기법이다.

5) **활동내용**

(1) 갑옷이 무엇이고 수세기 동안 그 갑옷은 어떻게 사용되어 왔는지에 대해 이야기를
   나눈다.

(2) 자신만의 갑옷을 그릴 것을 제안한다.

(3) 자신은 어떻게 갑옷을 사용하여 주위 사람을 멀리하거나, 자신들을 감정들로부터
   멀어지게도 하고 가까이하게 하기도 하는지에 초점을 맞추어 이야기를 나눈다.

(4) 갑옷의 종류와 크기, 무게, 광택, 수, 다루기 힘든 것 등에 대해 이야기를 나눈다.

34. 행복으로 가는 다리

1) **주제** : 행복으로 가는 다리
2) **매체** : 도화지, 마커, 크레파스, 파스텔
3) **그림**

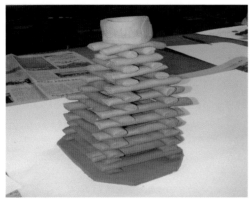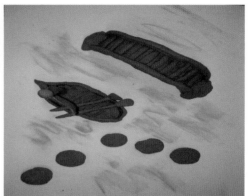

4) **설명** : 삶의 목표 및 행복의 요소를 확인하는 데 유용한 기법이다.

5) **활동내용**

(1) 행복에 이르게 하는 다리를 그리도록 한다.

(2) 집단원들의 작품을 감상하고, 그려진 다리의 형태가 평범한가, 아기자기한가, 튼튼한가, 약한가, 긴가, 짧은가, 색은 어떠한가에 대해 이야기를 나눈다.

(3) 집단원들이 그들이 그린 다리 끝에서 어떠한 즐거움을 발견할 수 있는지 서로 묻고 이야기를 나누도록 한다.

(4) 다리를 건널 때의 기분은 어떠한지, 건너는데 시간은 얼마나 걸리는지, 어떤 방법으로 건너는지에 대해서 이야기를 나누고, 웅덩이 혹은 구멍 같은 것들이 있을 경우에라도 인내하며 건너기를 포기하지 않는지를 알아본다.

35. 바위가 된 자신

1) **주제** : 바위가 된 자신
2) **매체** : 도화지, 마커, 크레파스, 파스텔
3) **그림**

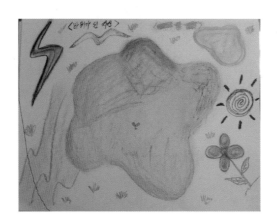

4) **설명** : 바위를 관찰하고 탐구함을 통해 변화에 대한 내담자의 자세를 다른 사람들과 공유하는 데 유용한 기법이다.
5) **활동내용**
(1) 자신의 특징을 담아 바위로서의 자신을 그려 보도록 한다.
(2) 단단함, 차가움, 움직임 없음, 울퉁불퉁함 등의 바위의 특징을 살펴보게 한다.
(3) 큰지, 작은지, 움직이는지, 움직이려 하지 않는지, 생기가 있는지 없는지, 검은색인지, 갈색인지, 다채로운지, 표정이 없는지 있는지에 관해 이야기를 나눈다.
(4) 바위와 내담자 자신의 현재 기분 및 성격을 비교해 보도록 한다.
(5) 내담자 자신은 삶을 유연하게 이끌어 나가는 능력이 있는지 바위와 연관시켜서 이야기를 나눈다.

36. 축하해 주기(종결 파티)

1) **주제** : 축하해 주기(종결 파티)

2) **매체** : 색도화지, 반짝이 풀, 폴라로이드 카메라, 사인펜, 끈, 집게

3) **그림**

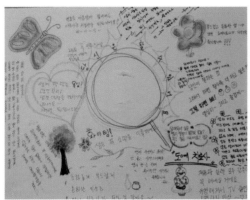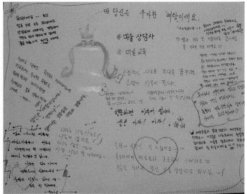

4) **활동내용**

(1) 폴라로이드 카메라로 자신이 원하는 자유로운 포즈를 취하고 사진을 찍고, 줄에 붙여 놓고, 단체 사진을 찍는다.

(2) 원하는 색도화지를 선택해서 자신만의 특별한 포즈의 사진을 붙인다.

(3) 자신의 바람이나 새로운 결심을 적는다.

(4) 색도화지를 집단원에게 돌리고, 집단원은 색도화지에 집단원들이 앞으로 열심히 살아갈 수 있도록 희망과 용기와 격려의 글을 적는다.

(5) 다 완성되면 작품을 중간에 모아 놓고 감상한다.

(6) 집단원들이 자신에게 적어준 글에 대한 느낌과 지금까지 함께한 소감에 대해 나눈다.

(7) 다른 집단원들은 미래의 긍정적 설계에 대해 자신감을 갖도록 격려하고 악수한다.

37. 동물가족화

1) **주제** : 동물가족화
2) **매체** : 도화지, 크레파스, 색연필, 연필, 지우개 등
3) **그림**

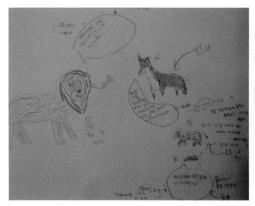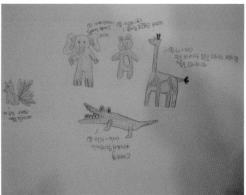

4) **설명** : 감정에 대하여 이야기하고 싶어 하지 않는 내담자에게 유용한 활동이다. 가족구성원에 대한 부정적 감정을 표현하기보다 가족을 나타내는 동물에 대해 부정적 감정을 표출함으로써 가족에 대한 내담자의 감정을 심리적인 부담 없이 안전하게 꺼내도록 도울 수 있다.

5) **활동내용**

(1) 가족들을 동물로 그릴 것이라고 말해준다.

(2) 가족 구성원을 어떤 동물로 표현할지 생각해 본다 .

(3) 가족구성원을 동물로 표현하고, 표현한 동물과 가족 구성원이 어떤 점이 닮았는지, 만약 다른 동물로 바뀐다면 어떤 동물로 바뀌었으면 좋은지에 대해서도 표현한다.

(4) (3)의 내용에 대해서 같이 나눈다.

38. 애완동물 그리기(만들기)

1) **주제** : 애완동물 그리기(혹은 만들기)
2) **매체** : 청자토
3) **그림**

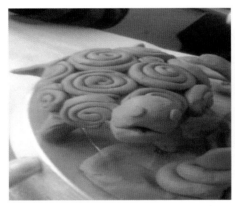 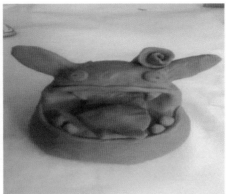

4) **설명** : 점토로 만들어도 되고 그림으로 그려도 된다. 위의 작품사진은 아래 활동내용에 있는 대로 점토로 만들기를 한 것이다.

5) **활동내용**

(1) 내담자에게 자신이 키우고 있거나 키웠던 애완동물을 만들라고(혹은 그리도록) 한다.
(2) 애완동물의 생김새나 그와 함께 경험했던 특징도 함께 표현한다.
※ 예 : 공 던지기 놀이를 좋아했다면 공을 만들 수 있다.
(3) 작품 제목을 정하고 감상한다.
(4) 애완동물과 함께 했던 경험, 애완동물과 가졌던 관계와 얼마나 내담자의 삶에 영향을 미쳤는지 혹은 미치고 있는지에 대해서 나눈다.
(5) 이 활동을 할 때 내담자가 느꼈던 느낌을 다른 사물이나 사람에 집중함으로써 느낄 수 있는 방법을 알아본다.

39. 가족풍경

1) **주제** : 가족풍경

2) **매체** : 점토, 데라코타점토, 화지, 마커, 크레파스, 파스텔

3) **그림**

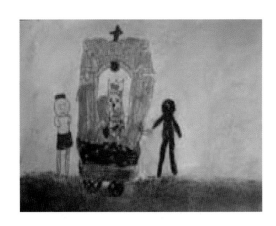

4) **설명** : 자기지각, 가정에서의 내담자의 자아존중감, 정서, 관점, 치료방향에 미치는 영향력을 인식하는 데 유용한 기법이다.

5) **활동내용**

(1) 내담자에게 자신의 가족을 나타내는 피규어를 만들게 한다.

(2) 피규어들이 실제와 비슷하지 않아도 된다고 말해준다.

※ 내담자가 원하는 만큼의 피규어를 만들어도 되지만 가능한 한 최소 2개를 만들도록 한다.

(3) 피규어가 완성되면 큰 종이(12*18인치) 위에 놓는다.

(4) 피규어 주위에 환경을 그려 넣으라고 말해준다(예 : 거실, 공원, 바다 등).

(5) 만든 피규어와 그 이유에 대하여 이야기를 나눈다.

(6) 종이 위에 놓인 위치, 서로의 관계성, 크기를 탐색하며 이야기를 나눈다.

(7) 표현되지 않은 가족 구성원들에 관하여 이야기 나눈다.

40. 나비

1) **주제 :** 나비

2) **매체 :** 나무 빨래집게(용수철이 없는 구형집게), 흰색 커피필터, 물, 수성물감, 붓, 신문지, 유성마커, 실(나비를 매달기 위해)

3) **그림**

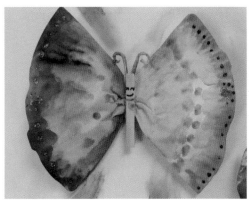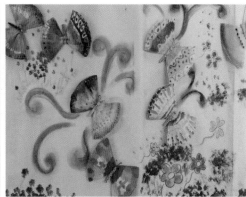

4) **설명 :** 나비는 내담자들에게 변신을 뜻하는 훌륭한 암시이다. 나비의 변태과정이 바로 아동에게 변화를 가져오게 할 수 있는 은유적 표현인 것이다. 불안한 내담자는 애벌레가 고치 안에서 얼마나 안전한지에 대해 궁금해 한다. 아동은 나비들이 고치를 떠나 바깥세상으로 날아갈 때의 느낌을 자신의 느낌으로 쉽게 투영할 수 있다. 바로 이 점이 내담자와 나비를 만드는 동안 이야기해야 할 중요한 대화의 핵심이다.

5) **활동내용**

(1) 커피필터에 수성 물감으로 원하는 색과 디자인으로 색칠하게 한다.

(2) 색칠을 끝마치면 커피필터의 중앙에 빨래집게를 꽂고 양쪽에 날개 모양이 되도록 필터를 주름잡는다.

(3) 원하는 대로 나비의 얼굴을 그린다.

(4) 내담자가 어디엔가 매달고 싶어 할 때는 실을 나비에 묶어준다.

(5) 나비의 날개 부분을 말린다.

(6) 날개가 마르면 빳빳하게 변해 보관하기 한층 쉬워진다.

41. 고치에서 나비가 되기까지

1) **주제** : 고치에서 나비가 되기까지
2) **매체** : 켄트지(4절), 풀, 가위, 색종이, 사인펜, 크레파스, 색연필, 파스텔 등
3) **그림**

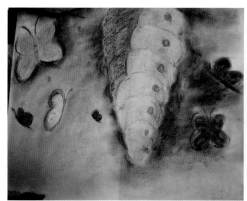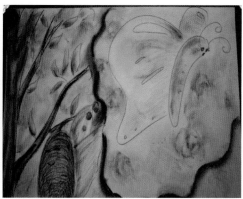

4) **설명** : 치료자가 트리에나폴리스의 '꽃들에게 희망을'의 줄거리를 이야기해 준 후 도화지를 주고 애벌레 시기(어린 시절), 번데기 시기(고민과 방황의 시기), 나비 시기(자아실현의 시기)를 표현하게 한다. 사람은 결정적인 존재가 아니라 자아실현 경향성을 지닌 존재임을 부각시켜서 현재의 모습보다 성장할 수 있음을 제시해 준다. '꽃들에게 희망을'이라는 동영상을 보여주고 작업해도 좋다.

※ **주의** : 나비 시기는 반드시 현재완료형으로 쓰게 한다.

5) **활동내용**

(1) '꽃들에게 희망을' 동영상을 보여준다.

(2) 원하는 재료를 선택하여 애벌레 시기(어린 시절), 번데기 시기(고민과 방황의 시기), 나비 시기(자아실현의 시기)를 표현하게 한다.

(3) 번데기 시기에서는 고민과 방황의 시기도 되지만 나비가 되기 위해서(비전을 이루기 위해서) 지금 준비해야 되는 것이 무엇인지를 표현해도 된다.

(4) 작업이 끝나면 작품에 제목을 정하게 하고, 작업할 때의 느낌과 3가지 시기에 대해서 나눈다.

42. 나를 상징하는 것

1) **주제** : 나를 상징하는 것
2) **매체** : 8절 도화지, 청자토, 크레파스, 파스텔, 기타 재료
3) **그림**

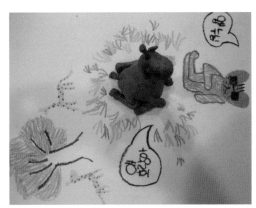 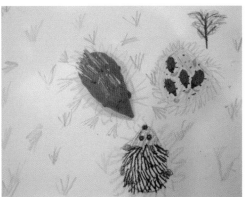

4) **설명** : 위의 작품사진은 집단에서 2인 1조로 작업한 것이다. 점토로 먼저 자신을 상
징하는 것을 동물로 만들고 원하는 위치에 놓으면 다른 집단원이 크레파스를 이용
해 주변을 꾸며 주는 것이다. 개별로 작업할 경우는 내담자 자신이 자신을 꾸며 주
어도 되고, 치료사가 꾸며주어도 된다.

5) **활동내용**
(1) 청자토로 '나 자신을 상징하는 것'을 동물로 표현하게 한다.
(2) 나를 상징하는 동물을 8절 도화지의 원하는 위치에 놓는다.
(3) 동물이 놓인 종이를 상대방과 바꾸고, 서로 동물 주변을 크레파스를 이용해 꾸며준다.
(4) 다 완성되면 서로 바꾸어서 상대방에게 작품을 돌려주고, 자신의 작품을 받은 내담
자는 작품의 제목을 정한다.
(5) 상징을 이 동물로 표현한 이유, 집단원이 나를 꾸며 주었을 때의 느낌 등에 대해서
나눈다.

43. 동물 머리띠 만들기

1) **주제** : 나를 상징하는 것
2) **매체** : 두꺼운 흰색 도화지, 도화지, 가위, 풀, 고무줄, 크레파스, 펀치
3) **그림**

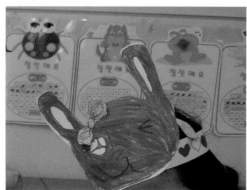 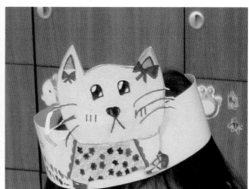

4) **설명** : 자신을 상징하는 것을 동물뿐 아니라 식물이나 다른 사물로 표현해도 된다. 초기 회기에 활용하면 좋다.

5) **활동내용**

(1) 나를 동물로 표현한다면(나를 상징하는 것) 어떤 동물로 표현하고 싶은지 생각해 본다.

(2) 나를 상징하는 동물모양을 그리고, 그림도구를 이용해 색칠한 후 동물 모양을 오린다.

(3) 두꺼운 도화지를 머리띠 모양으로 오린 후 동물 모양을 붙인다.

(4) 두꺼운 도화지에 구멍을 뚫어서 고무줄을 끼워 머리띠를 만든다.

(5) 머리띠를 한 후, 자신을 상징하는 동물의 소리와 동작을 흉내 내며 자신을 소개한다.

※ 집단의 경우 집단원 중 한 사람이 자신을 상징하는 동물의 소리와 동작을 표현할 때 다른 집단원들은 따라서 같이 해 준다.

(6) 이 동물이 자신을 상징하는 이유, 머리띠를 한 느낌, 동물을 소리와 동작으로 표현한 느낌, 집단원이 같이 반응해 주었을 때의 느낌 등을 나눈다.

※ 참고

어린 아동의 경우 자신을 상징하는 것을 그리라고 하면 어려워하므로 자신이 좋아하는 것을 그리게 하는 것이 좋다. 머리띠 모양으로 하지 않고 가면 모양으로 할 수도 있다.

44. 강 건너기

1) **주제** : 강 건너기
2) **매체** : 4절 켄트지, 파스텔, 크레파스 등
3) **그림**

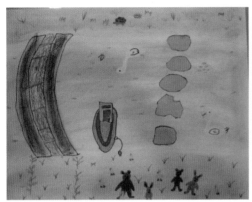 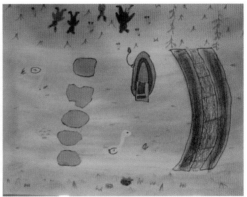

4) **설명** : 집단에서 2인 1조로 작업한 것을 내담자들의 입장에서 찍은 사진이다. 개별
   작업과 집단 작업 모두 가능하다.

5) **활동내용**

(1) 집단원과 의논하여 강을 그린다.

(2) 집단원과 의논하여 강을 건널 수 있는 여러 가지 방법을 다 그린다.

(3) 강 건너편에는 무엇이 있는지 표현해 본다.

(4) 집단원과 의논하여 작품의 제목을 정한다.

(5) 내가 건너야 할 강은 어떤 것인지?

(6) 그것을 해결하려면 어떻게 해야 되는지?

(7) 그것을 해결하고 나면 강 건너편에는 무엇이 기다리고 있는지?

(8) 그것을 해결하려고 할 때 나를 지지해 줄 사람은 누가 있는지 등에 대해서 나눈다.

(9) 집단원들과 함께 서로 마주보고 잘 할 수 있을 것이라고 격려해 준다.

※ 자신의 어깨에 손을 얹고 스스로에게 '잘 할 수 있어'라고 말해준다.

45. 집단 사포

1) **주제** : 사포로 동물 표현하기
2) **매체** : 사포(집단 인원수만큼), 크레파스, 스카치테이프
3) **그림**

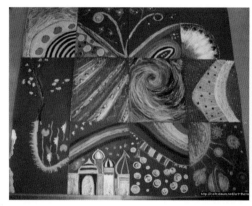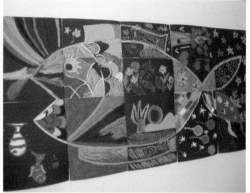

4) **설명** : 오른쪽 작품 사진은 80~100세 이상의 어르신들이 작업한 것이다. 집단의 크기에 따라 더 많은 역동이 일어날 수 있고, 동물뿐 아니라 다양한 주제를 표현할 수 있다.

5) **활동내용**

(1) 집단원의 인원수만큼 사포를 준비하여 바닥에 놓고 뒤집어 놓는다.

(2) 스카치테이프로 연결하고 각각의 사포에 번호를 표시한다(1, 6, 8, 9, 11 등의 숫자인 경우 혼돈하지 않도록 잘 표시해야 한다).

(3) 붙인 사포를 뒤집어 놓고 치료사가 집단에서 표현할 주제(틀)를 크레파스로 진하게 그린다.

(4) 표현하고 싶은 주제(틀)를 그린 뒤 다시 사포를 뒤집어서 스카치테이프로 붙인 것을 떼고 사포를 하나씩 선택한다.

(5) 크레파스를 이용해 자유롭게 표현한다.

(6) 작업이 끝나면 각각의 사포를 번호 순으로 놓고 테이프로 붙인다.

(7) 붙인 사포를 뒤집어 놓고 작품 전체의 제목을 정한다.

(8) 개별로 작업했을 때의 느낌, 전체 작품으로 연결했을 때의 느낌 등을 나눈다.

46. 물고기가족화

1) **주제** : 물고기가족화
2) **매체** : A4용지, 연필, 지우개, 색연필, 색 사인펜, 크레파스 등
3) **그림**

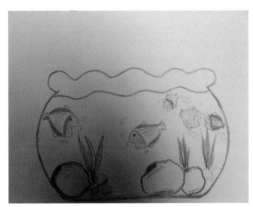 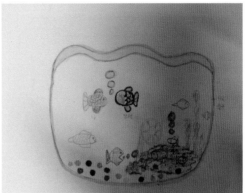

4) **설명** : 물고기가족화는 어항을 그린 도식을 주어 그 안을 자신이 꾸미고 싶은 세계로 꾸며보게 한다. 단 자기 집에 있는 수족관이나 식물을 보고 그리면 안 되며 자신이 꾸미고 싶은 세계를 꾸미게 한다. 치료사가 의도하여 "나"를 포함한 물고기의 세계를 표현하라고 해도 무방하며 자신의 가정에 대한 비유나 마음속 내면에 대한 것을 그리게 코멘트해도 무방하다. 그림을 그린 사람에게 반드시 왜 그렇게 그렸는가의 설명을 들어서 분석에 도움이 되고 정확한 갈등과 억압의 상태를 알 수 있도록 한다. 이를 통해 가족관계의 역동성, 현재 심리적 갈등을 일으키는 주제를 파악한다.

5) **활동내용**

(1) A4용지를 나눠주고 '어항 속에 물고기가족을 그려보세요. 몇 마리를 그릴지, 어떤 상황을 그릴지는 자유입니다. 그린 물고기마다 그린 순서와 역할을 쓰세요'라고 지시한다(엄마, 아빠, 나, 동생, 할머니 등).

(2) 자기 그림에 대해서 이야기한다(서로 설명하기 어려워하거나 꺼려하는 분위기일 경우에는 그림의 빈 여백에 어떤 상황인지를 적도록 한다).

(3) 무엇을 느끼거나 알게 되었는지 이야기를 나눈다.

47. 계란화

1) **주제** : 계란화
2) **매체** : 8절 도화지(내담자의 욕구에 따라 다양한 크기 사용), 연필, 색칠 도구
3) **그림**

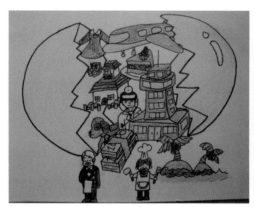 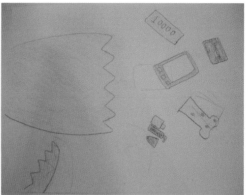

4) **설명** : 계란화는 계란이라고 하는 물체 이미지를 자극하고 타원 테두리 내측에 초점을 두어 계란을 발견하고 새롭게 탄생하는 과정을 그림의 공간에서 표현하는 것이다. 계란화의 특징은 타원 테두리의 공간 파괴에 내담자를 참가하게 하여 내담자와 치료자 쌍방이 예측하지 못한 새로운 것이 탄생하는 것을 묘사하는 것으로 계란의 금은 내담자의 현재의 심리적 에너지 강도를 나타낸다.

5) **활동내용**

(1) 먼저 치료자가 그림 용지에 계란모양의 큰 타원을 그린다.

(2) 내담자에게 '무엇으로 보이는가?' 하고 묻고, '계란'이라고 대답하면 '맞아요', '그래요'라고 한다. 만약 내담자가 타원으로 인지하지 못하면 '이것은 계란이에요'라고 알려 준다.

(3) 치료자가 그린 타원형을 내담자가 계란으로 인지하면 '이 계란에서 지금 뭔가 태어나려고 해요. 그러니까 당신이 이 계란에 금을 넣어 태어나는 것을 도와주시면 좋을 것 같아요'라고 말한다.

(4) 내담자가 금을 그리고 난 후 '계란에서는 무엇이 태어날까요?'라고 묻는다. 대개 '병

아리'라고 대답한다. 그러면 '그렇죠, 병아리가 태어나죠'라고 주고받기를 한다.

(5) '이 알은 황금(요술 계란)계란이므로 어떤 것이든 태어날 수 있어요. 게다가 당신이 지금 금을 그어 주었기 때문에 당신의 계란이라고도 말할 수 있습니다'라고 이야기하고, '당신이 계란으로부터 나오면 좋겠다고 생각하는 것을 계란껍질과 함께 그려 주세요' 하며 다른 종이에 이것을 그리게 한다.

(6) 마지막으로 채색의 희망 유무를 물어 색칠하기를 선택하도록 한다.

(7) 내담자로 하여금 반드시 계란의 금을 긋도록 한다. 계란의 금을 통해서 내담자의 심리적 에너지를 알 수 있다

(8) 계란화에서 표현되는 것은 해석할 필요는 거의 없다. 내담자가 표현을 했다면 '아! 그런 것이 태어났구나'라고 반응을 하고 내담자가 표현할 수 있었다는 것을 존중해 준다.

(9) 계란에서 나오는 것이 구체적인 것이 아닐 때는 구체화시키는 것이 필요하다. 예를 들어, 도깨비 방망이가 나오는 경우가 있다. 그럴 때는 '도깨비 방망이를 두드렸을 때 무엇이 나오면 좋나요?' 하고 질문하여 구체화시킨다.

48. 진주핀 만다라

1) **주제** : 진주핀 만다라

2) **매체** : 칼라 진주핀, 우드락(or 두꺼운 스티로폼), 다양한 만다라 문양

3) **그림**

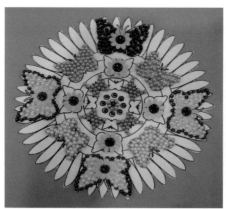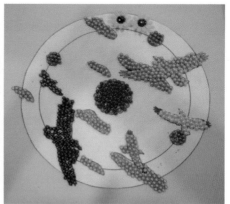

4) **설명** : 만다라 문양은 내담자가 다양한 것을 선택할 수 있다. 위의 사진은 동물을 주제로 한 것이다. 밑에 두꺼운 스티로폼을 대도 되고, 스티로폼이 치료실에 준비되어 있지 않다면 우드락을 여러 장 겹쳐도 된다. 맨 위의 우드락은 내담자가 원하는 색과 원하는 모양으로 할 수 있도록 하면 좋다. 만다라 문양을 축소 복사해서 작업을 한다면 완성하는 데 시간이 많이 걸리지 않지만 A4 크기의 것을 사용할 경우 시간이 2~3회기 걸릴 수 있다. 내담자가 이 작업을 선택했을 때 치료자가 1회기에 완성할 수 없음을 안내해 주는 것이 필요하다.

5) **활동내용**

(1) 만다라 문양 중 원하는 것을 선택하여 테두리를 가위로 자른다.

(2) 원하는 색의 우드락을 선택하고, 원이나 사각형 중 어떤 모양으로 할 것인지 선택하게 한다.

(3) 우드락(핀이 밖으로 나가지 않도록 여러 장을 대고 맨 위에는 원하는 색) 위에 만다라 문양을 놓고 진주핀을 꽂는다.

(4) 완성되면 작품의 제목, 이 문양을 선택한 이유, 작업 과정과 완성했을 때의 느낌, 작품을 보고 떠오르는 것 등에 대해서 이야기를 나눈다.

49. 손 본뜨기(집단)

1) **주제** : 손 본뜨기
2) **매체** : 8절 도화지, 두꺼운 전지, 연필, 색연필이나 사인펜, 반짝이 풀, 가위, 풀
3) **그림**

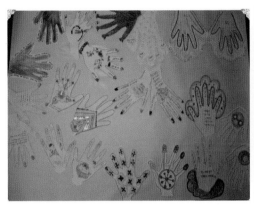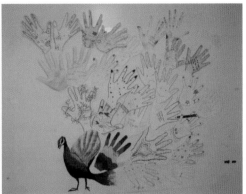

4) **설명** : 왼쪽의 작품 사진은 집단원들이 손을 본뜨고 오려서 자유롭게 전지에 붙인 것이고, 오른쪽 사진은 전지에 공작새를 그리고 공작새의 날개 모양으로 손 본뜬 것을 붙인 것이다. 개별로 작업한 후 위와 같이 다양한 방법으로 접근할 수 있으며 여백에 집단원들끼리 장점이나 격려하는 말을 적어 주어도 된다. 위의 사진은 서로의 장점이나 격려하는 말을 적어주는 것은 시간이 부족하여 생략된 작품이다.

5) **활동내용**
(1) 자신의 손을 본뜨고 꾸민 후, 한 손에는 장점, 한 손에는 고칠 점을 적는다.
(2) 손 본뜬 것을 가위로 오린다.
(3) 전지에 공작새를 그리고 날개모양으로 손 본뜬 것을 붙인다.
(4) 여백을 이용하여 집단원들끼리 서로의 장점이나 서로 격려하는 말을 적어준다.
(5) 전체 작품의 제목을 정한다.
(6) 자신의 장점과 고칠 점, 집단으로 작품을 완성했을 때의 느낌, 집단원들이 나의 장점과 나에게 피드백을 주었을 때의 느낌 등에 대해서 이야기를 나눈다.

50. 동물농장

　1) **주제** : 동물농장

　2) **매체** : 8절 도화지, 노트북, 연필, 색연필이나 사인펜, 지우개

　3) **그림**

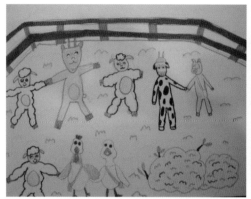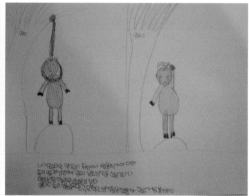

　4) **설명** : '동물농장' 동영상을 보고 그림으로 표현한 작품이다. 동영상을 본 후 역할극
　　을 해도 되고, 염소와 양을 다양한 매체(점토나 아이클레이)로 만들어서 도화지에
　　놓은 후 색칠도구로 주변상황을 꾸며주어도 된다. 집단의 경우 염소에게 하고 싶은
　　말, 양에게 하고 싶은 말을 말풍선을 이용해 표현해도 된다.

　5) **활동내용**

　(1) '동물농장' 동영상을 보고 가장 마음에 남는 장면을 그린다.

　(2) 원하는 매체로 색칠한 후 작품의 제목을 정한다.

　(3) 동영상을 본 느낌은 어떤지?

　(4) 이 부분이 왜 가장 마음에 남았는지?

　(5) 내가 염소라는 이런 상황에서 어떻게 했을 것인지?

　(6) 친구관계에서 '동물농장'의 상황과 비슷한 경험을 한 적은 있는지?

　(7) 만약에 있다면 앞으로 어떻게 해결할 것인지 등에 대해서 나눈다.

51. 미운 오리새끼

1) **주제 :** 미운 오리새끼
2) **매체 :** 8절 도화지(or 오리 그림 본뜬 것), 책, 연필, 색연필이나 사인펜, 지우개
3) **그림**

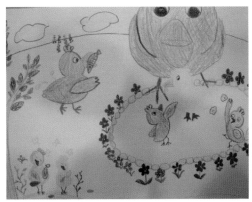 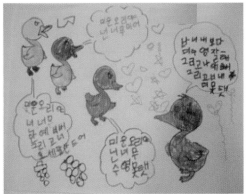

4) **설명 :** '미운 오리새끼' 책을 읽을 때 치료자가 읽어주어도 되고, 집단의 경우 한 사람이 한 페이지씩 돌아가며 읽어도 된다. 내담아동이 어려서 오리를 그리는 것을 부담스러워 할 경우 오리형태를 본뜬 것에 색칠하고 주인공 오리와 다른 오리들에게 하고 싶은 말을 적게 한다. 활동내용에서는 집단의 경우를 소개한다.

5) **활동내용**

(1) 잔잔한 음악을 틀어주고 동그랗게 둘러앉아 눈을 감고 한 사람씩 책의 내용을 한 페이지씩 돌아가며 읽는다.

(2) 미운오리 그림을 본뜬 것에 색칠한다.

(3) '내가 만약 미운 오리라면' 나를 보고 다른 친구들이 어떻게 말하는지 말풍선을 만들어 주어 다른 친구들이 나에게 말하는 것을 대화체로 쓰게 한다.

(4) 친구들의 말을 듣고 나는 어떤 생각을 하는지? 나의 생각을 말풍선에 적게 한다.

(5) 작품의 제목을 정한다.

(6) 아이들이 어떻게 생각하고 반응하는지?

(7) 내가 만약에 미운 오리라면 어떻게 대처할 것인지 나누게 한다.

52. 나는 날 수 있어요

1) **주제** : 나는 날 수 있어요.
2) **매체** : 8절 또는 4절 도화지, 새 모양(여러 가지 모양의 새 본뜬 것), 색연필이나 사인펜, 반짝이 풀, 스팽글, 매니큐어
3) **그림**

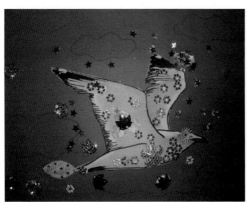
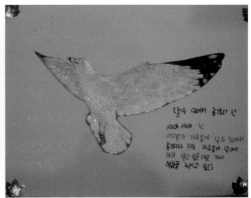

4) **설명** : 위의 작품 사진은 개별로 진행한 것이다. 집단의 경우 새를 색칠하여 꾸민 후 집단의 크기에 따라서 4절 켄트지나 전지에 새를 원하는 위치에 붙이고 다양한 재료를 이용해 주변을 꾸민다. 집단의 목표와 성향에 따라서 여백에 새들에게 서로 격려할 말을 써 주어도 된다. 활동내용에서는 개별의 경우를 설명한다.

5) **활동내용**

(1) 'I believe I can fly' 음악을 틀어준다.
(2) 새가 날아가는 모습을 몸동작으로 표현한다.
(3) (1)의 자세로 자유롭게 하늘을 나는 모습을 상상하며 팔로 날개를 움직이는 동작을 표현한다.
(4) 하늘을 나는 새의 모양 중 가장 마음에 드는 것을 선택한다.
(5) 새를 색칠한 후 도화지에 새를 붙이고 다양한 재료로 꾸민다.
(6) 작품의 제목을 정한다.
(7) 나를 자유롭지 못하게 하는 것, 나에게 자유란 무엇인지, 내가 만약 하늘을 날 수 있다면 등에 대해서 나눈다.

53. 내가 좋아하는 동물 만들기

1) **주제** : 내가 좋아하는 동물 만들기
2) **매체** : 플레이콘, 스펀지, 물, 아이클레이, 하비볼클레이
3) **그림**

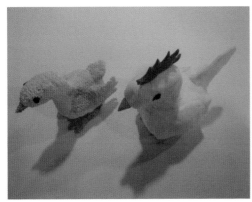 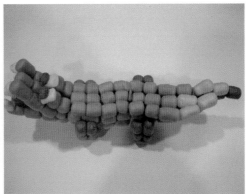

4) **설명** : 왼쪽 작품 사진은 하비볼클레이와 아이클레이를 이용해서 만든 것이고, 오른쪽 작품 사진은 플레이콘을 이용해서 만든 것이다. 내담자는 다양한 매체를 선택하여 자신이 좋아하는 동물을 만들 수 있다. 이 외 찰흙, 지점토로 만드는 것도 가능하다. 활동내용에서는 플레이콘으로 만드는 것을 설명한다.

5) **활동내용**

(1) 내가 좋아하는 동물에 대해서 생각한다.

(2) 플레이콘으로 내가 좋아하는 동물을 만든다.

※ 치료사는 스펀지에 물을 적당히 묻혀서 준비해 주고 내담자가 플레이콘을 처음 사용할 경우 잘 사용할 수 있도록 안내한다. 물을 너무 많이 묻히면 플레이콘이 녹을 수 있고, 물이 너무 덜 묻으면 플레이콘이 잘 붙지 않아 작품이 마르기 전에 떨어져서 좌절감을 느낄 수 있다.

(3) 왜 이 동물을 좋아하는지, 만들 때의 느낌과 작품을 볼 때의 느낌은 어떤지, 자신과 동물이 비슷하다고 하면 어떤 점에서 비슷한지 등에 대해서 나눈다.

54. 동화를 이용한 미술치료

1) **주제** : 동화를 이용한 미술치료
2) **매체** : 캔버스, 아크릴물감, 아크릴 붓, 물통, 팔레트, 연필, 지우개
3) **그림**

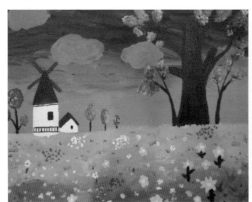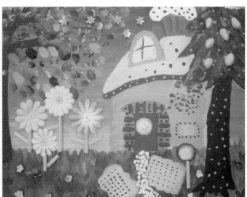

4) **설명** : 왼쪽의 작품사진은 내담자가 좋아하는 동화책을 읽고 동화책에 나오는 한 장면을 캔버스에 아크릴 물감으로 그린 것이고, 오른쪽 작품사진은 '헨젤과 그레텔'을 읽고 가장 기억에 남는 부분을 캔버스에 아크릴 물감으로 그린 후 수수깡과 다양한 재료로 꾸민 것이다. 더 다양한 재료를 사용하여 콜라주 작업으로 연결해도 된다. 완성 후 만족도가 높은 작업이지만 1회에 완성하기는 어렵고 내담자에 따라 2~3회기 걸리니 내담자가 이 작업을 선택했을 경우 충분한 안내가 필요하다. 활동 내용에서는 오른쪽 작업과정에 대해서 설명한다.

5) **활동내용**

(1) '헨젤과 그레텔'을 읽어준다.

※ 내담자에 따라 내담자와 치료사가 번갈아서 한 장씩 읽어도 된다.

(2) 동화책을 읽고 난 느낌과 가장 기억에 남는 부분에 대해서 이야기를 나눈다.

(3) 가장 기억에 남는 부분을 그린 후 작품의 제목을 정한다.

(4) 내가 헨젤과 그레텔이었다면 어떻게 했을 것인지, 부모님에 대한 긍정적인 감정과 부정적인 감정 등에 대해서 나눈다.

55. 도자기 핸드 페인팅

1) **주제** : 도자기 핸드 페인팅
2) **매체** : 초벌로 구운 도자기, 아크릴 물감, 아크릴 붓, 물통, 팔레트, 연필, 지우개
3) **그림**

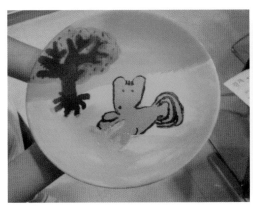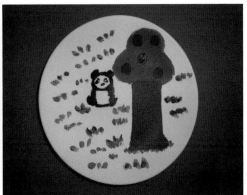

4) **설명** : 왼쪽의 작품 사진은 '내가 좋아하는 동물'을 그린 것이고, 오른쪽 작품사진은
   내담자가 자유롭게 그린 것이다. '나를 상징하는 동물', '내가 좋아하는 동물', '내가
   키우고 싶은 동물', '내가 키웠던 동물' 등 주제선택은 내담자의 성향과 치료목표에
   따라 달라질 수 있다.

5) **활동내용**

(1) 나를 상징하는 동물, 내가 좋아하는 동물, 내가 키우고 싶은 동물, 내가 키웠던 동
   물을 생각해 본다.

(2) 초벌 구이한 도자기 위에 연필로 동물을 그린다.

(3) 아크릴 물감으로 동물과 동물 주변을 그린다.

(4) 작품의 제목을 정한다.

(5) 작품을 본 느낌, 동물을 보면 떠오르는 이미지, 이 동물을 선택한 이유 등에 대해서
   이야기를 나눈다.

※ 내담자가 '내가 키웠던 동물'을 그렸다면 동물과 즐거웠던 기억을 나누면 좋다.

56. 필름지 대고 따라 그리기/포일에 동물 그리기

1) **주제** : 필름지 대고 동물 따라 그리기 / 포일에 동물그리기
2) **매체** : OH필름지, 유성매직, A4 용지, 동물이 나오는 그림책/포일, 골판지, 글루건, 병줄, 우드락, 양면테이프
3) **그림**

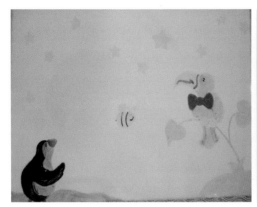 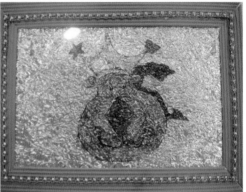

4) **설명** : 왼쪽의 작품 사진은 그림책에 OH 필름지를 대고 유성매직으로 따라서 그린 것이고, 오른쪽 작품 사진은 포일에 동물을 그리고 그린 부분을 구긴 것이다. 포일을 구기면 구긴 부분이 반짝거린다. 두 개의 작품 모두 우드락과 골판지를 이용해 액자로 만들어 장기보관이 가능하다. 왼쪽의 경우 그림을 완성한 후 OH필름지 밑에 A4용지를 대면 그림이 더 선명하게 보인다. 활동내용에서는 오른쪽 작업과정에 대해서 설명한다.

5) **활동내용**

(1) 어떤 동물을 그릴지 생각해 본다.

(2) 그리려고 하는 것보다 포일을 조금 더 크게 자른다.

(3) 포일에 그리고 싶은 동물을 유성매직으로 그린다. 가장자리는 액자를 만들 공간이므로 내담자가 액자를 만들고 싶어 할 경우 가장자리에는 그리지 않도록 한다.

(4) 동물이 그려진 부분을 손으로 호일을 잡고 구긴다.

(5) 호일 뒤에 우드락을 대고 원하는 색의 골판지를 선택하여 액자를 만든다.

(6) 작품의 제목을 정하고 작품 감상 후 피드백을 나눈다.

57. LMT(풍경구성법)

1) **주제** : 풍경구성법

2) **매체** : 4절이나 8절 도화지(내담자의 욕구에 따라 크기 조절), 검은색 사인펜, 크레파스 혹은 색연필

3) **그림**

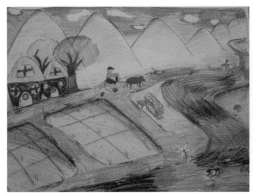 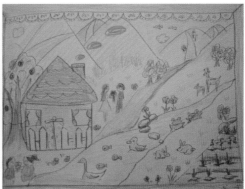

4) **설명** : 왼쪽의 작품사진은 동물을 소를 그린 것이고, 오른쪽 작품사진은 동물을 사슴과 토끼를 그린 것이다. 동물은 내담자 자신을 상징하는 것이다.

5) **활동내용**

(1) 치료사가 검은색 펜으로 용지에 테두리를 그려 내담자에게 제시한다.

(2) 지시사항에 따라 그림을 그리게 한다.

※ 지시문 : "지금부터 풍경화를 그릴 거예요. 그림을 잘 그리거나 못 그리는 것은 중요하지 않습니다. 제가 지금부터 말하는 순서대로 그려 주세요. 10개의 항목으로 하나의 풍경화를 만듭니다."

(3) 내담자에게 10개의 항목[강, 산, 논(밭), 길, 집, 나무, 사람, 꽃, 동물, 돌]을 차례대로 불러주고 내담자는 검은색 사인펜으로 풍경화를 순서대로 그린다.

(4) 그린 후 "그 외 추가로 더 그려 넣고 싶은 것이 있으면 그려 넣으세요"라고 말한다.

(5) 그림을 다 그린 후 원하면 색칠하도록 한다(색칠을 반드시 해야 하는 것은 아니다).

(6) 작품이 완성된 후 상담자와 내담자는 같이 그림을 보면서 묻고 싶은 부분이 있을 때 자연스럽게 물어본다.

58. 동물로 가족 표현하기

1) **주제** : 동물로 가족 표현하기
2) **매체** : 동물 피규어, 인형
3) **그림**

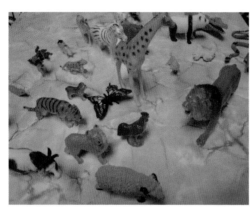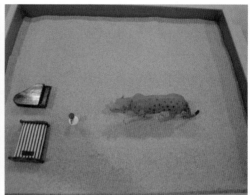

4) **설명** : 왼쪽에 있는 것과 같은 피규어들을 이용해 가족을 동물로 표현하는 것이다.
   내담자들은 동물가족화보다 더 쉽게 표현할 수 있고, 3차원의 세계로 표현이 가능
   하다. 그리기를 부담스러워 하는 내담자에게 더욱 좋다. 가족구성원들로 표현된 동
   물은 내담자가 인식하고 있는 가족에 대한 이미지로 볼 수 있고, 동물상징의 이미지
   와 연결하여 해석할 수 있다. 오른쪽 사진에서 작은 소년은 내담자 자신이고 오른쪽
   에 있는 사자는 내담자의 모를 표현한 것이다. 모에게 혼날까봐 두려워하는 자신을
   사자 앞에 있는 작은 소년으로 표현했다.

5) **활동내용**

(1) 가족 구성원을 동물로 표현하고 이야기를 나눈다.
(2) 각각의 가족 구성원이 다른 동물로 바뀐다면 어떤 동물로 바뀌었으면 좋은지에 대
   해서도 나눈다.
(3) 가족 구성원의 위치도 원하는 위치로 자유롭게 바꿔보고 이야기를 나눈다.

제2장

동물을 활용한 미술치료기법

1. 자유로운 카메라

1) **대상 :** 아동, 청소년, 성인, 개인, 집단

2) **적용시기 :** 초기/중기/종결

3) **준비물 :** 치료도우미견, 리드줄 2개, 애견 간식, 폴라로이드 카메라, 내담자가 동물
   과 함께 찍은 사진

4) **시간 :** 40분

5) **활동내용**

(1) 내담자가 동물과 함께 찍은 사진을 준비한다.

(2) 내담자가 동물과 함께 사진을 찍는다.

(3) 이 사진은 디지털 카메라나 또는 폴라로이드 카메라로 찍는다.

(4) 그들에게 서로 서로의 사진을 보고 이야기할 수 있도록 도와준다.

(5) 준비한 소형 액자에 넣어 본다.

※ 참고 :

걸어 놓기 위해 액자 틀을 꾸밀 수도 있다. 그들과 함께 찍은 사진을 대신해 오직 동물
만 찍혀 있는 사진을 선택해도 좋다. 이 사진은 침실 벽 위에 걸려 있게 될 것이다. 이것
은 또한 한 주 한 주에 걸쳐 팀의 멤버를 기억하는 데 어려움을 겪고 있는 내담자에게
도움이 되는 학습 활동이다.

2. 집단 구성원

1) **대상** : 아동, 청소년, 성인, 개인, 집단

2) **적용시기** : 초기/중기

3) **준비물** : 치료도우미견, 리드줄 2개, 애견 간식

4) **시간** : 40분

5) **활동내용**

(1) 이는 능숙한 동물매개심리상담사들 사이에서 매우 의미 있는 비유적인 수단이라고 볼 수 있다.

(2) 동물에 관한 아이들 서적 중 이야기를 꾸며내거나 실제적인 이야기 등을 선택한다.

(3) 내담자의 적용범위에 적용할 수 있는 상황이나 느낌을 토론해 본다.

(4) 내담자들이 이야기를 통해 같은 느낌을 받았을 때 이를 자신과 동일시하게 될 수 있는 시간을 갖도록 한다.

(5) 그리고 이러한 기분들을 내담자와 동물들에게 둘 다 도움이 될 수 있는 방법 등을 토론해 본다.

(6) 예를 들어, 만약 내담자가 권리의 포기라는 문제에 직면했다면, 동물이 치료사와 살기 위해 엄마를 떠나야 하는 이야기 등에 대해 토론해 볼 수 있다.

(7) 동물의 엄마가 그때 어떤 감정이었을지 그리고 자신 또한 어떤 감정과 상태에 있는지를 표현할 수 있는 기회를 제공해 준다.

(8) 동물매개심리상담사는 내담자와 함께 양육 포기의 감정에 대해 이야기할 수 있게 된다.

※ **참고**

내담자는 또한 동물의 몸짓 언어를 관찰하고 이것들을 인간의 감정과 반응 등에 적용해 본다. 하나의 예로, 내담자가 말한다. "강아지가 자신의 머리를 발 위에 올려놓았어요. 그녀는 아무래도 아픈가 봐요. 아니면 여기 있는 게 지루한 거겠죠. 그녀는 집으로 가서, 자기 집에 있고 싶나 봐요." 그러면 동물매개심리상담사는 내담자와 함께 그녀가 집에 가고 싶어 하는 이유에 대해서 토론할 수 있다.

3. 추억 회상하기

1) **대상** : 아동, 청소년, 성인, 개인, 집단

2) **적용시기** : 초기/중기

3) **준비물** : 치료도우미견, 리드줄 2개, 애견 간식

4) **시간** : 40분

5) **활동내용**

(1) 회상하기는 동물들이 했던 일들에 대한 것이다.

(2) 내담자와 함께 함으로써 치료도우미 동물은 귀여움을 받게 되고 이야기 주제가 된다.

※ 참고

"회상할 만한 것"에 대한 여러 개의 질문이 적혀 있는 카드를 만들어 본다.

ex) "어린 시절 애견 동물을 묘사해 본다면?"

"당신은 실외 동물이나 실내 동물이 있었습니까?"

내담자들은 차례를 정해 카드를 선택해 질문에 답하면 된다.

4. 동물과 함께하는 점토놀이

1) **대상** : 아동, 청소년, 성인, 개인, 집단

2) **적용시기** : 초기/중기

3) **준비물** : 치료도우미견, 리드줄 2개, 애견 간식, 점토

4) **시간** : 40분

5) **활동내용**

(1) 내담자는 그들의 창조물을 위한 영감으로, 치료도우미 동물과 함께 그들 자신만의 작품을 창조한다.

(2) 치료도우미견 모형을 만들어 보기 위한 준비를 도와준다.

(3) 작품이 완성될 때까지 동물매개심리상담사는 지켜보면서 격려한다.

5. 동물과 함께하는 손도장 찍기

1) **대상** : 아동, 청소년, 성인, 개인, 집단

2) **적용시기** : 초기/중기

3) **준비물** : 치료도우미견, 리드줄 2개, 애견 간식, 수채물감, 붓, 기타

4) **시간** : 40분

5) **활동내용**

(1) 내담자는 치료도우미견과 마주앉는다.

(2) 도화지를 펼치고 준비한 물감을 보여준다.

(3) 좋아하는 색상을 고르게 한 후 그릇에 물감을 풀어본다.

(4) 치료동물의 발에 물감을 바른다.

(5) 도화지 위에 발을 딛도록 하여본다.

(6) 내담자의 손에도 물감을 칠한 후 손도장을 찍어 보게 한다.

(7) 도화지 위의 손 모양을 비교하면서 토론하도록 한다.

6. 동물 콜라주

1) **대상** : 아동, 청소년, 성인, 개인, 집단

2) **적용시기** : 초기/중기

3) **준비물** : 치료도우미견, 리드줄 2개, 애견 간식, 애견잡지

4) **시간** : 40분

5) **활동내용**

(1) 애견 용품이나 카탈로그 또는 동물 잡지를 이용한다.

(2) 내담자는 그날의 토론과 관계되는 사진을 잘라낸다.

(3) 그리고 나서 콜라주 예술을 창조해 내게 된다.

(4) 풀질을 해서 종이 위에 붙이기도 한다.

7. 복사본 만들기

1) **대상** : 아동, 청소년, 성인, 개인, 집단

2) **적용시기** : 초기/중기

3) **준비물** : 치료도우미견, 리드줄 2개, 애견 간식

4) **시간** : 40분

5) **활동내용**

(1) 각각의 내담자에게 예술가라고 명명해주고 라인이 있는 그림을 준다.

(2) 많은 소프트웨어 프로그램은 본 그림을 라인으로만 나타날 수 있게 하는 능력을 갖고 있다.

(3) 치료도우미 동물과 같은 종에 대한 라인 그림을 찾아 준비한다.

(4) 내담자에게 투사용지를 제공한다.

(5) 내담자가 사진의 윤곽을 따라 그릴 수 있도록 한다.

8. 동물벽화

1) **대상** : 아동, 청소년, 성인, 개인, 집단

2) **적용시기** : 초기/중기

3) **준비물** : 치료도우미견, 리드줄 2개, 애견 간식, 도화지, 크레파스, 사인펜

4) **시간** : 40분

5) **활동내용**

(1) 아이들에게 동물 그림을 그리도록 도화지와 크레파스를 준비시킨다.

(2) 도화지 위에 평소 좋아하는 동물을 그리도록 한다.

(3) 완성된 그림을 가지고 내담자의 생각을 이야기해 보는 시간을 보낸다.

9. 동물과 함께하는 발 찍기 놀이

1) **대상** : 아동, 청소년, 성인, 개인, 집단

2) **적용시기** : 초기/중기

3) **준비물** : 치료도우미견, 리드줄 2개, 애견 간식, 물감

4) **시간** : 40분

5) **활동내용**

(1) 지워질 수 있는 물감을 사용한다.

(2) 치료도우미 동물의 발, 발굽, 발자국 등을 찍어서 만들어 본다.

(3) 몇몇의 내담자는 자유재량으로 발굽을 찍는 것을 즐거워한다.

(4) 또는 그들 자신의 손과 발을 찍어서 만드는 것을 선호할 것이다.

　※ **참고**

트래킹(tracking)에 대해 조사하거나, 지문에 대해 학습해 본다.

10. 좋은 친구들

1) **대상** : 아동, 청소년, 성인, 개인, 집단

2) **적용시기** : 초기/중기

3) **준비물** : 치료도우미견, 리드줄 2개, 애견 간식, A4용지, 사인펜

4) **시간** : 40분

5) **활동내용**

(1) 내담자가 왜 자신들이 동물을 좋아하는지에 대한 이유를 적어볼 수 있도록 A4용지와 연필을 준비해 준다.

(2) 내담자가 왜 자신들이 동물을 좋아하는지에 대한 이유가 적혀 있는 목록을 갖고 있게 한다.

(3) 그리고 나서 서로 이것을 공유하며 어떻게 그들이 좋은 친구가 되기 위해 같은 기술들을 이용하고 있는가를 생각해 보도록 한다.

ex) "그는 언제나 나와 함께 시간을 보내는데 흥미로워 한다. 그는 절대 바쁘지 않고,

좋은 청취자이죠."

11. 퍼즐놀이

1) **대상** : 아동, 청소년, 성인, 개인, 집단

2) **적용시기** : 초기/중기

3) **준비물** : 치료도우미견, 리드줄 2개, 애견 간식, 동물모양이 그려져 있는 종이, 가위

4) **시간** : 40분

5) **활동내용**

(1) 각각의 내담자에게 다양한 동물모양이 그려져 있는 종이를 준다.

(2) 모양대로 잘라내게 한다.

(3) 동물의 형태대로 조립하도록 하게 한다.

(4) 이것은 퍼즐과 같이 실행한다.

12. 나만의 티셔츠

1) **대상** : 아동, 청소년, 성인, 개인, 집단

2) **적용시기** : 초기/중기

3) **준비물** : 치료도우미견, 리드줄 2개, 애견 간식, 옷감용 물감, 흰색 티

4) **시간** : 40분

5) **활동내용**

(1) 흰색 면티를 준비한다.

(2) 좋아하는 동물을 생각해 본다.

(3) 옷감용 물감으로 동물을 주제로 한 티셔츠를 장식한다.

(4) 내담자는 치료도우미 동물의 발자국을 티셔츠 위에 새겨도 좋고, 또는 스텐실이나 스펀지를 사용해도 좋다.

일반적인 동물 티셔츠를 사서 페인트를 칠해도 좋다.

13. 작가들

1) **대상** : 아동, 청소년, 성인, 개인, 집단

2) **적용시기** : 초기/중기

3) **준비물** : 치료도우미견, 리드줄 2개, 애견 간식

4) **시간** : 40분

5) **활동내용**

(1) 내담자가 동물에 관한 이야기나, 시, 연극, 노래를 쓰도록 한다.

(2) 그리고 그들은 이것에 대해 설명해야 하며 또한 그들이 쓴 이야기대로 치료 도우미 동물들과 함께 연극해 보고 이를 사진이나 비디오로 담아 둘 수 있다.

14. 가족 유사점

1) **대상** : 아동, 청소년, 성인, 개인, 집단

2) **적용시기** : 초기/중기

3) **준비물** : 치료도우미견, 리드줄 2개, 애견 간식

4) **시간** : 40분

5) **활동내용**

(1) 동물매개심리상담사가 동물의 가족에 대한 사진을 가지고 있다면 더욱 효과적으로 작용한다.

(2) 그렇지 않다면, 다른 동물가족의 구조도를 보는 것도 좋다.

(3) 세대 간에 걸쳐 어떤 특징들이 유전되어 왔는지를 의논해 보면 좋다.

(4) 스콜랜드 조랑말들이 어떻게 어린 새끼들을 갖게 되는지, 그리고 Siamese 고양이는 어떻게 언제나 Siamese 새끼 고양이만 낳게 되는지 등을 의논해 볼 수 있다.

(5) 두 가지의 동물을 보여주고 내담자들이 그들의 아이가 어떻게 생겼을지, 부모님과 아이의 사진을 통한 매치를 할 수 있도록 활동을 제공해 준다.

15. 20개의 질문

1) **대상** : 아동, 청소년, 성인, 개인, 집단
2) **적용시기** : 초기/중기
3) **준비물** : 치료도우미견, 리드줄 2개, 애견 간식
4) **시간** : 40분
5) **활동내용** : 이 활동에서 내담자는 동물에 관한 질문에 대해 묻거나 대답할 수 있다.
※ **주의**

‘누구, 무엇, 어디, 언제, 왜, 어떻게’라는 단어를 포함하여 질문을 만든다. 내담자들 또한 질문에 앞서 그들의 질문에 답해 볼 수도 있다.

16. 머리, 어깨, 무릎, 발

1) **대상** : 아동, 청소년, 성인, 개인, 집단
2) **적용시기** : 초기/중기
3) **준비물** : 치료도우미견, 리드줄 2개, 애견 간식
4) **시간** : 40분
5) **활동내용**
(1) 각 신체 부위에 대한 이름을 말하는 데서 시작된다.
(2) 내담자가 스스로 각 신체부위를 찾게 하고, 이 부위에 대해 같은 부위를 동물에게도 찾을 수 있게 시킨다.
※ **주의**

내담자가 자신의 신체부위에 스티커를 붙이게 한다. 그러면 내담자는 청진기를 사용해서 각 몸 부분의 소리를 들을 수 있다. 동물 사진 위에 신체 부위에 대해 라벨링을 하여

붙여본다.

17. 사랑스러운 생각

1) **대상** : 아동, 청소년, 성인, 개인, 집단
2) **적용시기** : 초기/중기
3) **준비물** : 치료도우미견, 리드줄 2개, 애견 간식
4) **시간** : 40분
5) **활동내용**
(1) 이 활동은 내담자가 동물의 행동에 대해 배우는 것을 포함한다.
(2) 내담자는 동물의 행동에 대해 관찰한다.
(3) 치료도우미 동물이 어떠한 감정을 느낄지에 대해서 생각해 보고 이야기할 수 있도록 한다.

※ 주의

내담자에게 인간의 행동에 대한 동물들의 반응을 관찰하고 이야기할 수 있도록 해 준다. 예로 들면, "강아지는 내가 소리를 크게 지를 때마다 그의 머리를 돌리는데 이것을 통해 본다면 그는 내가 큰 소리를 낼 때 긴장하는 것에 틀림없다"이다. 또한 내담자는 가설에 근거하는 상황의 결과로서 보여줄 치료도우미 동물의 행동을 예측할 수 있게 된다. 이는 어떻게 다른 사람들이 내담자의 행동에 반응할 것인지 등에 잘 부합하는지 보여주게 된다.

18. 조사

1) **대상** : 아동, 청소년, 성인, 개인, 집단
2) **적용시기** : 초기/중기
3) **준비물** : 치료도우미견, 리드줄 2개, 애견 간식
4) **시간** : 40분

5) **활동내용**

(1) 내담자가 치료도우미 동물에 대해 연구하고 조사를 통해서 알아낼 수 있는 질문들을 생각해 보도록 시킨다.

(2) 내담자들은 온라인과 책 아니면 개인적인 경험이나 인터뷰 등을 통해서 답 을 찾아내면 된다.

ex) 그들의 아이들을 어떻게 보살피는지, 어떤 종류의 음식을 먹는지, 무리에서 그들의 역할은 무엇인지, 서로 어떻게 의사소통하는지, 집에서 사육되는 동물의 역사는 어떻게 되는지, 어떤 종류의 감각이 작용하는지, 언제 그리고 왜 털갈이를 하는지, 어떤 소리를 내고 그 소리가 의미하는 것이 무엇인지 등등.

(3) 발표를 하고 보고서를 작성하고 그들이 무엇을 학습했는지에 대해 내용이 담긴 팸플릿이나 파워포인트의 슬라이드 쇼 또한 다른 사람들을 가르치기 위한 좋은 방법 중 하나이다.

19. 문화들

1) **대상** : 아동, 청소년, 성인, 개인, 집단

2) **적용시기** : 초기/중기

3) **준비물** : 치료도우미견, 리드줄 2개, 애견 간식

4) **시간** : 40분

5) **활동내용**

(1) 동물이 각 나라와 문화마다 그들의 역할이 어떻게 다른지 조사해 본다.

(2) 그것이 자기 자신의 나라에서는 또 어떤 점이 같고 다른지를 비교해 볼 수 있다.

20. 사슴의 뿔과 다리

1) **대상** : 아동, 청소년, 성인, 개인, 집단

2) **적용시기** : 초기/중기

3) **준비물** : 치료도우미견, 리드줄 2개, 애견 간식, 도화지, 마커, 파스텔, 크레용

4) **시간** : 40분

5) **활동내용**

(1) 우화를 읽고 간단히 토론해 본다.

(2) 내담자에게 종이를 반으로 접고 한쪽에는 자신의 인생에서 소중한 것이 무엇인가를 그리고, 다른 한쪽에는 자신이 비판하는 것이 무엇인가를 그리게 하거나 당연하게 여기는 것이 무엇인지를 그려보게 한다.

〈사슴의 뿔과 다리〉

어느 날 사슴 한 마리가 물에 비친 자신의 모습을 보고 뿔의 크기에 몹시 감탄했지만, 얇은 다리를 보면서 자신에 대해 화가 났다. 계속 자신의 모습을 응시하고 있는 동안, 우물가에 사자가 나타났다. 사슴은 날아가듯 도망쳤고 사자와 안전한 거리를 쉽게 확보할 수 있었는데, 결국 숲에 들어가서 뿔이 나뭇가지에 걸려 꼼짝 못하게 되었다. 사자는 재빠르게 따라잡아 사슴을 잡았다. 너무 늦게야 사슴은 자신을 이렇게 자책하였다. "비통하다! 내가 내 자신을 속였구나! 나를 살릴 수 있었던 이 다리를 나는 경멸했고, 나에게 파멸을 가져다준 이 뿔을 내가 영예로 여겼구나." 우화의 교훈이 미술작품 및 그려진 사물들과 어떻게 연관되는지에 토론의 초점을 맞춘다. 어쩌면 더 고맙게 생각해야 되는데도 불구하고 비판하는 사물들을 고찰해 본다.

ex) 지저분하지만 가장다운 남편, 종종 점심약속에 늦지만 착한 딸, 파란 핏줄로 가득하지만 튼튼한 다리 등

21. 남자와 사자

1) **대상** : 아동, 청소년, 성인, 개인, 집단

2) **적용시기** : 초기/중기

3) **준비물** : 도화지, 마커 파스텔, 크레용

4) **시간** : 40분

5) **활동내용**

(1) 우화를 읽고 간단히 토론해 본다.

(2) 내담자에게 종이를 반으로 접고 한 면에는 어떤 관점을 표현하는 사람을 그리고, 다른 면에는 또 다른 관점을 표현하는 사람을 그려보라고 한다.

〈남자와 사자〉

한 남자와 사자는 숲속을 함께 여행하고 있었다. 그들은 곧 힘과 용맹함에 있어 상대방보다 자신이 얼마나 뛰어난지 자랑하기 시작했다. 논쟁을 벌이던 중 그들은 '한 남성에 의해 질식사한 사자'를 나타내는 석상 앞을 지나가게 되었다. 여행가는 이점을 지적하며 "우리가 얼마나 강한지 여기를 봐라. 우리는 동물의 왕도 압도한다"라고 말했다. 사자가 대답했다. "이 석상은 인간에 의해 만들어졌다. 만약 우리 사자들이 조각상을 만들 줄 알았다면 사자의 앞발에 눌린 남자를 보게 됐을 것이다."

6) 토론

묘사된 상황과 그림으로 그려진 다른 관점에 토론의 초점을 맞춘다. 개방적인 생각과 감정이입, 그리고 한 가지 상황을 다각도에서 조망해 보는 일의 중요성을 고찰해 본다.

22. 두 염소의 우화

1) 대상 : 아동, 청소년, 성인, 개인, 집단
2) 적용시기 : 초기/중기
3) 준비물 : 종이, 파스텔, 크레용, 마커
4) 시간 : 40분
5) 활동내용

내담자들에게 우화를 크게 읽고, 토론하고, 다른 사람과 '머리 방아를 찧는' 자신을 그려 보도록 한다.

〈두 염소의 우화〉

옛날에 거만한 염소 두 마리가 높은 산맥의 반대 절벽에서 서로를 응시하고 있었다. 절벽 사이에는 깊고 바위가 많은 골짜기가 있었는데, 그 밑에는 세찬 강물이 흐르고 있었다.

강을 건널 수 있는 유일한 다리는 쓰러진 나무 한 그루였으며 그 다리는 너무 좁아 한 번에 염소 한 마리밖에 건널 수가 없었다. 거만한 염소 두 마리는 모두 자신이 먼저 강을 건널 자격이 있다고 생각했으며 곧바로 좁은 나무를 건너기 시작했다. 두 염소는 다리 중간에서 머리를 맞대게 됐다. 어느 한쪽도 길을 비켜 주려 하지 않았고 결국 염소 두 마리는 모두 거칠게 흐르는 강으로 떨어지게 되었다.

6) 토론

그림에서 머리방아를 찧는 사람들에게 초점을 맞춘다(결론 없는 다툼, 논쟁, 교착 상태에 봉착).

23. 가족구성원을 동물로 표현하기

1) **대상** : 아동, 청소년, 성인, 개인, 집단

2) **적용시기** : 초기/중기

3) **준비물** : 도화지, 잡지, 풀, 가위, 마커, 크레용, 파스텔

4) **시간** : 40분

5) **활동내용**

(1) 가족들을 동물로 그릴 것이라고 이야기해 준다.

(2) 가족 구성원을 나타내는 동물의 사진을 오려 내게 한다.

(3) 다음으로, 집단 구성원이 동물 주변에 환경을 만들어 주도록 한다.

ex) 만약 남편이 소리를 많이 지른다면 그를 나타내기 위해 사자를 그릴 수 있다. 감정에 대하여 이야기하고 싶어 하지 않는 내담자에게 유용한 활동이다. 그들은 심적인 부담 없이 동물들에 대해 이야기할 수 있다. 형제, 자매 또는 부모에 대해 비판적이기보다는 개, 코 원숭이에 대해 비판함으로써 가족에 대한 내담자의 감정을 안전하게 꺼내도록 도울 수 있다.

6) **토론**

가족 구성원이 선택된 동물과 어떻게 유사한지 내담자들이 공유하도록 격려한다. 동물들이 서로 어떻게 상호작용하며 종이의 어느 곳에 위치하고 무엇을 하고 있는지 토론해 보도록 한다.

24. 애완동물 그리기

1) **대상** : 아동, 청소년, 성인, 개인, 집단
2) **적용시기** : 초기/중기
3) **준비물** : 도화지, 마커, 크레용, 파스텔
4) **시간** : 40분
5) **활동내용**
(1) 내담자에게 자신이 가지고 있거나 가졌던 애완동물을 그리라고 한다.
(2) 애완동물의 생김새나 그에 대한 세부사항을 그리게 한다.
ex) 공 던지기 놀이를 좋아했다면 공을 그릴 수 있다. 이와 더불어 선, 모양, 색깔을 이
    용해 애완동물과 함께 이때 자신들이 겪었던 경험에 대해 그려 보게 한다.
6) **토론**
내담자가 애완동물과 가졌던 관계와 얼마나 그것이 내담자의 삶에 영향을 미쳤는지 혹
은 미치고 있는지에 토론의 초점을 맞춘다. 이 활동을 할 때 내담자가 느꼈던 느낌을 다
른 사물이나 사람에 집중함으로써 느낄 수 있는 방법을 알아본다.

25. 추억의 미니정원

1) **대상** : 아동, 청소년, 성인, 개인, 집단
2) **적용시기** : 중기
3) **준비물** : 무덤을 위한 식물, 추억의 미니정원에 심을 식물 (혹은 화분), 헬륨 풍선,
    마커펜
4) **시간** : 40분
5) **활동내용**
(1) 사랑했던 사람이나 동물이 묻혀 있는 곳에 심을 식물들을 준비한다.
(2) 물론 그곳에 심을 계획량의 두 배로 식물을 구입해야 한다.
(3) 사랑했던 사람이나 동물이 묻혀 있는 곳에 심을 식물과 추억의 미니정원에도 심을
    식물을 준비한다.

(4) 미니정원은 언제라도 옮기길 원할 경우에는 화분에 꾸며도 되고, 땅에 직접 심어도 된다. 식물들이 자라 꽃이 피고 질 때마다 추억의 미니 정원을 통해 사랑하는 사람이나 동물이 묻혀있는 곳에서도 똑같이 꽃이 피고 지는 모습을 마음에 그릴 수 있다.

6) 토론

무덤을 위한 식물과 추억의 화분 혹은 정원은 어떤 연결고리를 가지는가에 관하여 상상해 보고 이야기한다. 각자 한 개씩 헬륨풍선 위에 그리운 동물에게 하늘로 보낼 메시지를 적는다. 메시지를 풍선에 매달고 내담자들은 모두 동시에 풍선을 하늘로 날린다.

26. 종이접기로 동물원 꾸미기

1) **대상** : 아동, 청소년, 성인, 개인, 집단

2) **적용시기** : 초기/중기

3) **준비물** : 종이접기용 종이, 풀, 종이, 고무찰흙, 아이스크림막대

※ **참고**

종이 : 두꺼운 도화지나 색 캔트지 등 다양한 재료를 사용해도 된다.

동물원을 만들어서 보관하고 싶으면 우드락 위에 동물원을 만들어도 된다.

4) **시간** : 40분

5) **활동내용**

(1) 동물원의 동물들을 몇 마리나 종이로 만들 수 있는지 물어본다.

(2) 이를 접어서 동물들을 서 있게 하거나 동물들을 풀로 붙여 고정시킨다.

(3) 가능한 한 다양하게 만들어서 동물원을 꾸민다.

(4) 종이와 고무찰흙, 작은 돌 또는 아이스크림 막대로 동물들의 우리를 직접 만든다.

27. 작가

1) **대상** : 아동, 청소년, 성인, 개인, 집단

2) **적용시기** : 초기/중기/종결

3) **준비물** : 필기도구

4) **시간** : 40분

5) **활동내용**

(1) 내담자에게 동물에 관한 이야기, 시, 놀이, 혹은 노래를 하거나 짓거나 불러보도록 한다.

(2) 이후 위의 작업들에 관하여 삽화를 그려보도록 한다.

(3) 그들의 이야기를 치료도우미 동물과 함께 연극해 본다(표현한 것에 대하여 어떤 활동이든 선택해서 할 수 있다).

6) **토론**

그렸던 그림 혹은 위의 과정을 찍은 비디오를 보며 느낀 것과 변화된 점을 이야기 나눈다.

28. 이야기 시간

1) **대상** : 아동, 청소년, 성인, 개인, 집단

2) **적용시기** : 초기/중기/종결

3) **준비물** : 동물에 관한 내용이 담긴 책, 동물모양의 스탬프

4) **시간** : 40분

5) **활동내용**

(1) 동물매개심리상담사(동물을 대신한다고 말해주어도 됨)가 동물에 관한 내용이 담긴 책을 동화구연을 구사하는 것과 흡사한 목소리로 재미있게 읽어 줄 동안 내담자는 치료도우미 동물이 크기가 작다면 내담자가 품에 안거나, 내담자보다 큰 동물이라면 치료도우미 동물에게 푹신하게 기대거나 묻혀 있는 등 내담자가 편안히 여기는 자세로 있도록 한다.

(2) 내담자가 동물에게 책을 읽어 주게 하여도 된다.

(3) 책의 내용은 상관없으나 동물과 연관된 것으로 선정하여야 한다.

(4) 연장해서 동물그림이 있는 그림 혹은 카드에 동물이야기가 적혀 있는 것 등도 사용할 수 있으며, 치료도우미 동물에게 내담자가 읽어주거나, 동물매개심리상담사가 동물을 가장하여 읽었던 카드 혹은 책의 부분에는 동물모양의 스탬프를 찍어주고, 이후 모든 책이나 카드를 다 읽었을 경우에는 집으로 가져가 보관하도록 한다.

29. 어휘놀이

1) **대상** : 아동, 청소년, 성인, 개인, 집단

2) **적용시기** : 초기/중기

3) **준비물** : 폴라로이드 카메라, 연필

4) **시간** : 40분

5) **활동내용**

(1) 동물매개심리상담사는 내담자가 사진을 찍을 동안 치료도우미 동물을 다른 곳에 두어 다른 활동을 하게 한다.

(2) 찍은 사진을 엮고 목적을 가르치는 단어를 글씨로 써서 책을 만든다.

(3) 예를 들어, 동사에 관한 것을 하고 있다면, 고양이가 뛰거나, 자거나, 앉거나, 가르릉거리는 장면 등을 사진으로 담는다.

(4) 문장에 관한 것을 하고 있다면, 사진 아래에 문장을 쓰고 분야를 설정해 준다.

(5) 이는 동사, 형용사, 부사, 서술어, 외국어 등을 표기할 수 있다.

(6) 마무리 : 단어와 문장을 쓰고 분야를 설정하는 것에 대해 이야기해 본다.

제3장

동물매개치료기법

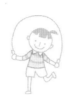

1. 오늘은 무엇을 할까?

1) **대상** : 아동, 청소년, 성인, 개인, 집단

2) **적용시기** : 초기/중기/종결

3) **준비물** : 치료도우미견, 리드줄 2개, 애견 간식, 활동 제목이 적힌 카드

4) **시간** : 10분

5) **활동내용**

① 오늘 어떤 게임을 할 것인지 정하게 되는 중요한 활동 중 하나이다.

② 책에 제시된 수십 개의 게임을 카드 위에 작성한다.

③ 활동이 적혀 있는 카드 등을 동물의 조끼나 준비물 가방에 넣어둔다.

④ 내담자가 조끼나 가방에서 카드 하나를 빼게 한다.

⑤ 그 선택된 것을 오늘의 게임으로 실행할 준비를 한다.

※ Warm up으로 할 때는 카드 하나를 뽑아서 5~10분 정도 진행하지만, 한 회기 동안 사용할 때는 카드를 하나씩 뽑아서 여러 가지 게임을 할 수 있다.

2. 손 닦기

1) **대상** : 아동, 청소년, 성인, 개인, 집단

2) **적용시기** : 모든 회기의 시작과 마무리

3) **준비물** : 치료도우미동물, 비누, 세면시설, 수건

4) **시간** : 10분

5) **활동내용**

① 동물을 만지기 전에도, 만지고 난 후에도 내담자가 그들의 손을 닦을 것을 명심하게 한다.

② 병이나 세균으로부터 막기 위한 손의 청결이 얼마나 중요한지를 토론한다.

3. 토론 / 동물 관련 이슈

1) **대상** : 아동, 청소년, 성인, 개인, 집단

2) **적용시기** : 중기

3) **준비물** : 동물 관련 동화책, 소설, 잡지, 영화, 만화책

4) **시간** : 40분

5) **활동내용**

동물에 관련된 논쟁이 될 만한 주제를 선택하여 내담자들에게 실질적이고 서로를 존중하는 대화의 장을 열게 만드는 기회를 제공한다.

<주의> 이에 대한 내용을 지역 변호사에게 편지를 써도 좋은데 이때 포함될 수 있는 주제로는 순혈종의 동물 vs 잡종 동물, 가정 내에서 양육, 개 우유, 동물의 권리, 양육 금지, 현재 동물학대법 등이 있을 수 있다.

4. 감사하기

1) **대상** : 아동, 청소년, 성인, 개인, 집단

2) **적용시기** : 종결

3) **준비물** : 치료도우미동물

4) **시간** : 10분

5) **활동내용**

① 동물친구들과 치료사 및 그리고 방문을 가능하게 만들어준 전문가에게 내담자가 감사한 마음을 갖고 표현할 수 있게끔 한다.

② 치료도우미 동물은 동물매개심리상담사와 일하면서 많은 주제에 대한 토론을 돕는다. 동물매개치료 활동들은 동물이 이런 토론에 참여할 수 있게 할 수 있는 좋은 방법들이다.

5. 사소한 일

1) **대상** : 아동, 청소년, 성인, 개인, 집단

2) **적용시기** : 초기/중기

3) **준비물** : 치료도우미견, 리드줄 2개, 애견 간식

4) **시간** : 10분

5) **활동내용**

① 내담자와 치료도우미 동물과 인사를 나누도록 한다.

② 내담자에게 이전 방문을 통해 학습 했던 내용과, 치료도우미 동물에 대한 사실 등을 회상할 수 있게끔 물어본다.

③ 내담자들이 얼마나 많은 사실을 기억하고 있는지를 살펴본다.

6. 준비물 가방

1) **대상** : 아동, 청소년, 성인, 개인, 집단

2) **적용시기** : 초기/중기

3) **준비물** : 치료도우미견, 리드줄 2개, 애견 간식, 준비물가방

4) **시간** : 20분

5) 활동내용

① 동물매개심리상담사는 준비물에 대해 설명하기에 앞서 준비물 가방에서 물건을 하나하나씩 꺼낸다.

② 내담자에게 '치료도우미 동물과 동물매개심리상담사가 이 준비물들을 어떻게 사용할지' 상상하고 추측할 수 있는 기회를 제공해 준다.

7. 긴장상태

1) **대상** : 아동, 청소년, 성인, 개인, 집단

2) **적용시기** : 중기, 종결

3) **준비물** : 치료도우미동물

4) **시간** : 20분

5) **활동내용**

① 선택된 것을 오늘의 게임으로 실행할 준비를 한다.

② 내담자에게 치료도우미 동물을 진정시키는 전략에 대해 가르쳐 준다.

③ 예를 들어, 하품하기, 입술 핥기, 돌아서기, 헐떡거리기, 깃털을 부풀게 하기, 그들의 귀를 뒤로 고정시키기 등이 있다. 내담자는 원한다면 시도해 볼 수 있다.

④ 인간과 동물에게 긴장상태를 주는 요인에 대해서 토론해 보고, 그것에 반응 및 대처하는 효과적인 방법에 대해 생각해 본다.

8. 물건 선택하기

1) **대상** : 아동, 청소년, 성인, 개인, 집단

2) **적용시기** : 초기/중기

3) **준비물** : 치료도우미견, 리드줄 2개, 애견 간식, 준비물 가방

4) **시간** : 20

5) **활동내용**

① 동물매개심리상담사는 그/그녀가 들고 다니던 물품 상자에 있던 내용물을 펼쳐 놓는다.

② 어떤 물건이 필요하면 그/그녀는 내담자에게 그것을 선택하라고 말한다.

③ 내담자의 적용범위에 따라 적응이라는 것은 선택된 물건 또한 포함한다.

④ 눈으로 응시하기, 맞다 · 아니다의 반응, 접근하거나, 지목하거나, 사인을 주거나, 또는 의사소통 보드를 사용함으로써 동물매개심리상담사에 의해 물건이 다루어지는 것이다.

9. 중지하고 다시 갖게 하기

1) **대상** : 아동, 청소년, 성인, 개인, 집

2) **적용시기** : 초기/중기

3) **준비물** : 치료도우미견, 리드줄 2개, 애견 간식, 타임워치

4) **시간** : 20분

5) **활동내용**

① 내담자가 보상물을 치료도우미견이 접근할 수 있는 곳에 놓는다(예 : 손, 발, 무릎 등).

② 개가 접근하려고 하면 "중지"라는 명령을 받는다.

③ 보상물을 받기 위해 내담자가 "가져"라는 말을 하기 전까지 그 상태로 기다려야 한다.

④ 기다리는 치료도우미견에게 내담자는 "가져"라는 명령을 내린다.

⑤ 여러 곳에서 반복 시행해 본다.

10. 바라보기

1) **대상** : 아동, 청소년, 성인, 개인, 집단

2) **적용시기** : 초기/중기/종결

3) **준비물** : 치료도우미견, 리드줄 2개, 애견 간식, 타임워치

4) **시간** : 20분

5) **활동내용**

(1) 내담자에게 치료도우미 동물과 눈을 바라보게 한다.

(2) 코끝을 향해 보상물을 10초 동안 잡은 상태를 유지하면서 치료도우미 동물에게 자신을 보도록 요청한다.

(3) 내담자에게 1부터 10까지 숫자를 세게 한다.

(4) 10초가 끝나면, 내담자는 치료도우미 동물에게 보상물로써 칭찬을 해 주면 된다.

(5) 여러 차례 반복하여 시행한다.

11. 친구 알기

1) **대상** : 아동, 청소년, 성인, 개인, 집단

2) **적용시기** : 초기

3) **준비물** : 치료도우미견, 리드줄 2개, 애견 간식, 준비물 가방, 치료도우미견에 대한 지식 메모

4) **시간** : 30분

5) **활동내용**

(1) 내담자들에게 수많은 종류의 동물을 소개시켜 준다.

(2) 그리고 내담자들에게 어떻게 치료도우미 동물이 양육되는가에 대해 알아보게 한다.

(3) 동물들의 신체적, 행동적, 사회적응방법에 대해 알아본다.

<참고> 콜리는 집단 양과 함께 양육되어져 왔으며, 그들은 땅 아래에서 낮게 달리며, 많은 에너지가 있고 매우 영리하다. 따라서 콜리는 요즘 다른 개들이나 아니면 자신의 가족들과 함께 무리지어 살아 갈 수 있도록 시도되고 있다. 그렇지 않다면 그들은 그들의 넘쳐나는 에너지로 문제를 발생시킬 수 있기 때문이다.

12. 스킨십

1) **대상** : 아동, 청소년, 성인, 개인, 집단

2) **적용시기** : 초기

3) **준비물** : 치료도우미견, 리드줄 2개, 간식

4) **시간** : 40분

5) **활동내용**

(1) 치료도우미 동물과의 부드러운 스킨십은 내담자에게 매우 편안함을 준다.

(2) 원하는 목표에 도달하기 위해 치료도우미 동물과 여러 가지 자세를 취할 수 있다.

(3) 치료도우미 동물을 내담자 옆에 앉게 하기, 서 있게 하기, 평평하지 않은 곳에서 서 있게 하기, 위·아래·앞·왼쪽·아래쪽·옆 등에 놓기 등이 포함된다.

13. 보상물 사냥

1) **대상** : 아동, 청소년, 성인, 개인, 집단

2) **적용시기** : 초기

3) **준비물** : 치료도우미견, 리드줄 2개, 애견 간식, 준비물 가방

4) **시간** : 40분

5) **활동내용**

(1) 이 게임은 밖에서 이루어진다.

(2) 각각의 내담자는 약간의 냄새나는 보상물의 조각을 준비한다.

(3) 그리고 이것을 잔디밭에 마구잡이로 던지게 한다.

(4) 개가 그 보상물의 조각을 찾는 것을 지켜보면 된다.

(5) 칭찬과 함께 스킨십을 해주도록 한다.

14. 비눗방울 불기

1) **대상** : 아동, 청소년, 성인, 개인, 집단

2) **적용시기** : 초기/중기

3) **준비물** : 비눗방울, 애견 간식

4) **시간** : 30분

5) 활동내용

(1) 치킨이나 소고기 맛의 비눗방울은 동물용품 판매점에서 살 수 있다.

(2) 이 활동에서는 내담자가 비눗방울을 불고 그동안에 동물은 그 비눗방울을 잡으려고 그 주위를 돌게 된다.

15. 치료 제공

1) **대상** : 아동, 청소년, 성인, 개인, 집단

2) **적용시기** : 초기/중기

3) **준비물** : 준비물가방, 치료도우미견, 구급상자

4) **시간** : 40분

5) **활동내용**

동물매개심리상담사는 내담자들을 위해 치료도우미 동물에게 제공할 치료방법 등을 가져 올 수 있다. 내담자들은 안전한 방법으로 그 지시사항을 따른다.

① 서늘하고 조용한 곳에 도우미 동물을 안내한다.

② 구급상자를 준비한다.

③ 체온계사용법을 알려 준다.

④ 상처소독법을 알려 준다.

⑤ 순서대로 동물의 위급상황에 대처하도록 한다.

⑥ 근육 마사지 방법을 알려 준다.

⑦ 영양제 투여 방법을 알려 준다.

16. 네가 이것을 불었다!

1) **대상** : 아동, 청소년, 성인, 개인, 집단

2) **적용시기** : 초기

3) **준비물** : 치료도우미견, 리드줄 2개, 애견 간식

4) **시간** : 30분

5) **활동내용**

(1) 이 게임은 특히 공에 큰 호감을 갖고 있는 작은 개와 함께 하면 큰 효력을 발할 수 있다.

(2) 내담자에게 탁구공을 테이블을 가로 질러 불게 한다.

(3) 공이 떨어지면 개가 그것을 가지러 가서 모으게 된다.

(4) 만약 개가 공을 삼키거나 깨물려고 한다면 이 활동을 하지 말아야 한다.

<참고> 테이블 표면을 대신해서 물의 표면에서 부는 것도 괜찮다. 고양이가 쫓아가도록 하기 위해서는 공 대신에 솜털이 있는 깃털 종류 등을 불어도 좋다.

17. 앉고 공유하기

1) **대상** : 아동, 청소년, 성인, 개인, 집단

2) **적용시기** : 초기

3) **준비물** : 치료도우미견, 리드줄 2개, 애견 간식

4) **시간** : 40분

5) **활동내용**

(1) 내담자와 치료도우미견, 동물매개심리상담사는 상담실이나 일반 방에서 앉게 된다.

(2) 그곳에서 내담자는 다른 사람들에게 팀을 소개시켜 주고 그들에게 치료도우미동물과 함께 대화하고 만질 수 있도록 기회를 준다.

18. 아름다운 휴게소

1) **대상** : 아동, 청소년, 성인, 집단

2) **적용시기** : 중기/종결

3) **준비물** : 치료도우미견, 리드줄 2개, 애견 간식, 물, 발톱 깎기, 리본, 기타 그루밍 용품

4) **시간** : 40분

5) 활동내용

(1) 내담자는 약간의 친구 몇 명을 선택한다.

(2) 아름다운 휴게소를 차리고 치료도우미 동물을 손질해 준다.

(3) 한 명은 치료도우미견의 털을 손질해 줄 준비를 한다.

(4) 한 명은 치료도우미견의 발톱을 손질해 줄 준비를 한다.

(5) 한 명은 치료도우미견에게 줄 물과 간식을 준비한다.

(6) 차례대로 손질을 해 준다.

19. 방문하러 가기

1) **대상** : 아동, 청소년, 성인, 개인, 집단

2) **적용시기** : 중기/종결

3) **준비물** : 치료도우미견, 리드줄 2개, 애견 간식

4) **시간** : 40분

5) **활동내용**

(1) 더블 리드줄을 준비한다(모두의 안전과 돌발 상황에 대처하기 위해).

(2) 내담자는 치료도우미 동물, 치료사와 함께 시설물을 통과하여 걸어간다.

(3) 가는 중에 치료도우미 동물을 소개하고 다른 사람 또한 같이 공유할 수 있게 해 준다.

(4) 만약 내담자가 휠체어를 사용한다면 이는 휠체어 걷기 활동일 것이다.

(5) 시설 내 사람들과 인사할 수 있도록 한다.

20. 역할 분담하기

1) **대상** : 아동, 청소년, 성인, 개인, 집단

2) **적용시기** : 중기/종결

3) **준비물** : 치료도우미견, 리드줄 2개, 애견 간식

4) **시간** : 40분

5) 활동내용

(1) 동물을 가지고 있음으로 해서 발생되는 일을 논의해 봐야 한다.

(2) 예를 들면, 먹이주기, 물주기, 그들과 함께 시간을 보내기, 청소하기이다.

(3) 치료를 위해 수의사에게 가는 것 등이다.

<주의> 내담자들은 집안일과 학교 일 그리고 허드렛일(그 밖의 잡일) 등에 대한 역할 분담에 대해 토론해 보고 만약 어떤 사람이 그들의 역할을 제대로 하지 않았을 경우 그룹에 어떤 영향을 미치는지를 토론해 봐야 한다.

21. 포토앨범

1) **대상** : 아동, 청소년, 성인, 개인, 집단

2) **적용시기** : 중기/종결

3) **준비물** : 치료도우미견, 리드줄 2개, 애견 간식

4) **시간** : 40분

5) **활동내용**

(1) 심리상담사는 동물의 포토앨범 책을 가져온다.

(2) 어디에서 그/그녀가 살았는지, 그/그녀의 가족들은 어떤 모습인지, 그/그녀가 무엇을 하기를 좋아하는지 그/그녀의 애견 사진 등에 대해서 이야기를 나눈다.

(3) 치료동물은 내담자에게 다가가 가까운 곳에 앉는다.

(4) 내담자는 사진 앨범을 보고 이에 대해 심리상담사 또는 다른 전문가와 함께 이야기를 나눌 수 있다.

22. 안전한 상태

1) **대상** : 아동, 청소년, 성인, 개인, 집단

2) **적용시기** : 초기/중기

3) **준비물** : 치료도우미견, 리드줄 2개, 애견 간식

4) 시간 : 30분

5) 활동내용

(1) 동물매개심리상담사가 치료도우미 동물을 안전한 상태로 유지할 수 있는 방법에 대해 토론해 보거나 보여준다.

(2) 예를 들어, 개 목걸이나 끈, 안전벨트, 문을 닫게 만드는 것에 대해 이야기해 본다.

(3) 울타리가 있는 마당 등에 대해서 토론해 본다.

(4) 개인적인 안전을 위해서 어떤 단계들이 실행되어야 하는지에 대해 토론해 본다.

ex) 낯선 사람과 얘기하기 종결, 그들의 전화번호나 주소를 알기 등

23. 산책을 위한 준비

1) **대상** : 아동, 청소년, 성인, 개인, 집단

2) **적용시기** : 초기/중기

3) **준비물** : 치료도우미견, 리드줄 2개, 애견 간식

4) **시간** : 40분

5) **활동내용**

(1) 동물매개심리상담사는 외부로 나갈 것을 위해 실내에서 더블리드 후 연습을 한다.

(2) 내담자는 동물에게 준비물들을 놓아두고, 산책을 위해 나갈 준비를 한다.

(3) 리드줄, 간식, 물 등을 내담자가 준비할 수 있도록 한다.

(4) 이 활동은 버튼과 버클 등을 단단히 묶고, 어깨띠를 묶으며 이는 매우 효과적이다.
   <주의> 내담자가 동물과 연습한 후에는 스스로 채비할 수 있게끔 한다.

24. 산책하러 가기

1) **대상** : 아동, 청소년, 성인, 개인, 집단

2) **적용시기** : 초기/중기/종결

3) **준비물** : 치료도우미견, 리드줄 2개, 애견 간식

4) 시간 : 40분

5) 활동내용

(1) 이 동물매개치료활동은 치료도우미 동물이 목줄과 준비물을 착용할 것을 요청한다.

(2) 내담자는 개 뒤로 가서 1~2m로 리드줄을 잡는다.

(3) 치료도우미견에 더블리드줄을 착용시킨다.

(4) 동물매개심리상담사는 동물의 실제적인 통제자로서 치료도우미견의 머리 쪽에 서 있으며, 개의 어깨띠 쪽에 붙어있는 짧은 가죽끈을 사용한다.

(5) 내담자의 적용범위에 따라 위쪽, 아래쪽, 안, 밖, 방을 가로지르며, 공원을 돌며, 평평한 표면을 걷거나, 다양한 표면 등을 원하는 속력으로 걸을 수 있다.

(6) 그룹의 아이들 또한 순서와 상관없이 함께 이 활동을 할 수 있다.

(7) 보행용 벨트 등과 같은 준비물에 있는 고리에는 반드시 한 개 이상의 가죽끈을 사용한다.

(8) 휠체어를 이용하는 내담자 또한 강아지와 함께 걷기를 할 수 있다.

(9) 멤버들은 휠체어를 밀어주고, 내담자는 긴 가죽끈을 손으로 붙잡으면 되는 것이다.

(10) 동물매개심리상담사는 어깨띠 쪽에 붙어있는 짧은 가죽끈을 이용함으로써 치료도우미 동물을 전적으로 통제할 수 있다.

(11) 이런 방식들은 작은 동물들을 유모차에 넣거나 또는 휠체어에 앉아 있는 내담자의 무릎에 놓아두는 것에 잘 적용된다.

25. 컵 게임

1) **대상** : 아동, 청소년, 성인, 개인, 집단

2) **적용시기** : 초기/중기

3) **준비물** : 치료도우미견, 리드줄 2개, 애견 간식, 컵

4) **시간** : 40분

5) **활동내용**

(1) 이 게임은 사람들 사이에 대화하면서 개에게 대화하는 방식이다.

(2) 동물매개심리상담사가 3명 또는 4명의 게임을 할 사람을 선택한다.

(3) 그들 모두는 잡고 있어야 할 작은 컵들을 갖고 있다.

(4) 동물매개심리상담사는 개 주변을 돌아다니기 때문에 개들은 내담자를 볼 수 없다.

(5) 동물매개심리상담사는 컵 중 하나에 보상물을 넣어 둔다.

(6) 그 후, 한 사람 한 사람을 지나 개를 이끌고 다니면서 그 개가 보상물을 위해 컵을 향해 코로 킁킁거릴 수 있도록 허락한다.

(7) 그 후 그 개가 찾게 되고 그것을 먹는다.

(8) 동물매개심리상담사는 개를 데리고 돌아다니고 다른 동물매개심리상담사는 보상물을 개가 찾을 수 있도록 다른 컵에 놓아둔다.

26. 혀-ersize

1) **대상** : 아동, 청소년, 성인, 개인, 집단

2) **적용시기** : 초기/중기

3) **준비물** : 치료도우미견, 리드줄 2개, 애견 간식

4) **시간** : 30분

5) **활동내용**

(1) 내담자의 혀를 특별한 장소나 위치에 놓아두는 것을 묘사하기 위해 쓰이는 활동이다.

(2) 동물의 혀가 자연스럽게 입의 뒤쪽으로 떨어질 것이고 이는 /g/ 또는 /k/ 위치를 나타낸다.

(3) 혀의 움직임을 증명하기 위한 또 하나의 방법으로는 땅콩버터나 치즈를 동물의 코에 소량 놓는 것이다.

(4) 치료 동물은 버터나 치즈를 얻기 위해 무슨 재미있는 움직임을 보여줄 것이다.

(5) 치료도우미 동물이 어떤 행동을 하는지를 지켜보고, 그의 혀와 함께 내담자가 똑같은 것을 시도해 보도록 시켜본다.

(6) 구강 움직임이 얼마나 거대한 운동인지 알게 된다.

27. 비교와 대조

1) **대상** : 아동, 청소년, 성인, 개인, 집단

2) **적용시기** : 초기/중기

3) **준비물** : 치료도우미견, 리드줄 2개, 애견 간식

4) **시간** : 40분

5) **활동내용**

(1) 치료 동물을 사람과 비교해 본다.

(2) 비교를 위해 Venn 도표를 이용한다.

<주의> 큰 동물과 작은 동물, 파충류 및 포유류, 치료 개와 책 속에 있는 고양이, 엄마 개와 새끼 개 등과 같이 동물의 다른 종류의 타입을 비교해 본다.

28. 조리 시간

1) **대상** : 아동, 청소년, 성인, 개인, 집단

2) **적용시기** : 초기/중기

3) **준비물** : 치료도우미견, 리드줄 2개, 애견 간식

4) **시간** : 40분

5) **활동내용**

(1) 이 활동은 특히 식탐이 많은 치료도우미 동물에게 매우 잘 적용된다.

(2) 내담자에게 동물을 위해 집에서 손수 보상물을 만들 것을 지시한다.

(3) 그리고 치료도우미 동물에게 약간 준다.

(4) 또는 다음 방문을 위해 남겨 두거나 동물매개심리상담사에게 남은 보상물을 보내 준다.

29. 단어 서적

1) **대상** : 아동, 청소년, 성인, 개인, 집단

2) **적용시기** : 초기/중기

3) **준비물** : 치료도우미견, 리드줄 2개, 애견 간식

4) **시간** : 40분

5) **활동내용**

(1) 동물매개심리상담사는 치료도우미 동물이 활동을 할 수 있게 자리를 배열해 준다.

(2) 책을 만들 때는 그림 없이 만들고, 중심 문장과 단어를 중점으로 만든다.

(3) 예를 들어, 동사에 대해 학습시키려면 달리고, 걷고, 자고, 앉아 있는 등의 행동을
하는 모습의 고양이를 이용한다.

(4) 완전한 문장에 대해 학습시키려 한다면 주부와 술부를 사진 밑에 문장으로 쓰면 된다.

(5) 명사, 형용사, 부사, 전치사, 주부, 술부, 제2의 언어 등을 위해 잘 적용된다.

30. 분야 및 경력들

1) **대상** : 아동, 청소년, 성인, 개인, 집단

2) **적용시기** : 초기/중기

3) **준비물** : 치료도우미견, 리드줄 2개, 애견 간식

4) **시간** : 30분

5) **활동내용**

(1) 동물매개심리상담사와 치료도우미 동물에 대해 이야기를 나눈다.

(2) 트레이너, 수의사, 애견 간호사, 동물 구조사, 애견 미용사 등의 동물에 관련된 다른
분야의 전문가를 초대해서 그들의 직업과 역할에 대해 이야기해 본다.

(3) 초대가 힘들 경우 사진자료 및 비디오자료를 이용한다.

31. 단어 찾기

1) **대상** : 아동, 청소년, 성인, 개인, 집단
2) **적용시기** : 초기/중기
3) **준비물** : 치료도우미견, 리드줄 2개, 애견 간식
4) **시간** : 40분
5) **활동내용**
(1) 내담자들에게 중점 어휘를 사용함으로써 보상물을 특별한 장소에 놓아두게 한다.
(2) 그리고 내담자들은 중점 어휘를 치료도우미 동물에게 말해 주면 된다.
(3) 이는 치료도우미 동물이 보상물의 위치를 찾게 하기 위함이다.
(4) 예를 들어, 만약 전치사를 쓰는 것이 목적이라면 내담자는 보상물을 컵이나 그릇 등의 안, 밖, 아래, 옆, 사이 등과 같은 곳에 숨기면 된다.
(5) 내담자는 동물들에게 보상물의 위치를 말해주기 위해 이런 전치사를 사용한다.
(6) 이는 명사, 언어음, 형용사 또는 제2언어의 단어 학습을 위해 적절하게 사용될 수 있다.

32. 식사

1) **대상** : 아동, 청소년, 성인, 개인, 집단
2) **적용시기** : 초기/중기
3) **준비물** : 치료도우미견, 리드줄 2개, 애견 간식
4) **시간** : 40분
5) **활동내용**
(1) 육식동물, 초식동물, 잡식동물의 개념을 명확히 해야 한다.
(2) 치료도우미 동물에게 고기와 야채를 제공한다.
(3) 그리고 치료도우미 동물과 다른 동물들이 육식인지, 초식인지, 잡식인지를 표로서 라벨 작업을 해 본다.

33. 적응 및 순응

1) **대상** : 아동, 청소년, 성인, 개인, 집단

2) **적용시기** : 초기/중기

3) **준비물** : 치료도우미견, 리드줄 2개, 애견 간식

4) **시간** : 40분

5) **활동내용**

(1) 동물들의 신체적 행동의 순응 방식을 생각해본다.

(2) 어떻게 이런 방식들이 치료도우미 동물이 생존하는 데 있어서 필요하고 도움이 되는지를 설명한다.

(3) 이를 차트로 만들어 기록해 본다.

ex) 그들 치아의 모양, 후각의 감각, 그들의 시야 및 시력, 무리로서의 경향, 질환, 그들의 몸이나 머리를 위한 모양이나 색깔 등이 있다.

* Bloodhound의 긴 귀(신체적) : 땅에 코를 훌쩍거리면서 냄새를 맡을 때, 귀가 그들의 코앞에 떨어져, 그 향을 유지시킨다.

* 새들이 알을 낳는 것(행동적) : 새들은 그들의 아이들을 운반하는 무게의 영향을 안 받기 때문에 쉽게 날 수 있다.

34. 자세히 살펴보기

1) **대상** : 아동, 청소년, 성인, 개인, 집단

2) **적용시기** : 초기/중기

3) **준비물** : 돋보기, T차트, 볼펜

4) **시간** : 40분

5) **활동내용**

내담자가 치료도우미 동물을 관찰하고 조사할 수 있게 하는데 이때 확대 안경이나 청진기를 사용해도 좋다.

35. 과학 프로젝트

1) **대상** : 아동, 청소년, 성인, 개인, 집단
2) **적용시기** : 초기/중기
3) **준비물** : 치료도우미견, 리드줄 2개, 애견 간식
4) **시간** : 40분
5) **활동내용**

(1) 내담자들에게 과학적 조사를 통해 답할 수 있는 질문을 생각해 보도록 시킨다.

(2) 그 가설을 증명하기 위해 과학적 실험을 실행시켜 본다. 예를 들어, 내담자의 질문이 "어떤 장난감을 개가 선호할까?"였다면 내담자는 치료도우미 동물에게 상자 안에 넣어둔 8개 정도의 각기 다른 장난감을 제공하고 5번 정도의 접근 기회를 준다. 그래프나 표 또는 보고서 또는 파워포인트를 이용해 정보를 기록한다.

ex) '어떤 칼라가 잘 맞고? 어떤 종류의 물그릇이 선호되며? 그들은 색깔을 보고 살피는가? 보상물에 대해 얼마나 멀리서 강아지가 냄새를 맡을 수 있을까? 어떤 종류의 보상물이 선호되어 지는가?' 등이 있다.

(3) 다른 동물 또한 이 자료를 추가시켜 더 많은 정확한 정보를 얻을 수 있도록 한다.

36. 셈하기

1) **대상** : 아동, 개인, 집단
2) **적용시기** : 초기/중기
3) **준비물** : 치료도우미견, 리드줄 2개, 애견 간식
4) **시간** : 40분
5) **활동내용**

내담자에게 동물의 점, 수염, 발톱, 패드 등과 같은 것을 세어 볼 수 있도록 시켜 본다.

37. 동물측정하기

1) **대상** : 아동, 청소년, 성인, 개인, 집단

2) **적용시기** : 초기/중기

3) **준비물** : 치료도우미견, 리드줄 2개, 애견 간식

4) **시간** : 40분

5) **활동내용**

(1) 동물들의 여러 가지 다른 측면에 대해 측정해 봅시다.

(2) 얼마나 무게가 나가나요? 얼마나 길고, 크고, 넓은가요? 겨드랑이의 온도는 어떤가요? 꼬리의 길이는 어떤가요? 귀랑 털은요? 발과 발톱은요? 1분 동안 얼마나 많이 숨을 쉬나요?

38. 피부 접촉으로 친구 찾기

1) **대상** : 아동, 청소년, 성인, 개인, 집단

2) **적용시기** : 초기/중기

3) **준비물** : 눈가리개

4) **시간** : 40분

5) **활동내용**

(1) 눈을 가리고 아주 넓게 퍼진다.

(2) 그리고 천천히 돌아다니면서 치료도우미견의 이름을 부르면서 찾는다.

(3) 치료도우미견을 찾은 내담자는 활동으로 이어간다.

(4) 눈가리개를 내담자에게 올려놓고 천천히 감각과 접촉을 통해 치료도우미 동물을 알아차릴 수 있게끔 한다.

39. 단어 문제들(수학 문제들)

1) **대상** : 아동, 청소년, 성인, 개인, 집단
2) **적용시기** : 초기/중기
3) **준비물** : 치료도우미견, 리드줄 2개, 애견 간식
4) **시간** : 40분
5) **활동내용**
(1) 내담자들에게 치료도우미 동물을 주제로 하여 수학문제를 만들어 보도록 시킨다.
(2) 종이 뒷면에는 그에 대한 답을 적으면 된다.
(3) 그리고 내담자들은 다 같이 모여 집단원들이 낸 문제를 서로 풀어보면 된다.
(4) 예를 들면, "Fido가 24개의 강아지 비스킷의 상자를 가지고 있다. 그리고 그는 그 중 5개를 먹었다. 얼마나 남아있을까?" 등을 들 수 있다.

40. 씨 뿌리기

1) **대상** : 아동, 청소년, 성인, 개인, 집단
2) **적용시기** : 초기/중기
3) **준비물** : 치료도우미견, 리드줄 2개, 애견 간식
4) **시간** : 40분
5) **활동내용**
(1) 고양이가 좋아하는 식물과 개미를 이용해 정원에 식물을 심는다.
(2) 고양이가 그 위에서 구르고, 냄새를 맡으며, 자신들이 좋아하는 식물들을 맛보게 되는데요. 이때 토끼 역시도 와삭와삭 개밀을 먹는 것을 즐긴다. 개박하(고양이가 좋아하는 식물)를 말려 집에서 만든 고양이 장난감 안에 넣어 둔다. 이를 치료담당 구성원들과 함께 공유해 본다.

41. 속력 내기

1) **대상** : 아동, 청소년, 성인, 개인, 집단

2) **적용시기** : 초기/중기

3) **준비물** : 치료도우미견, 리드줄 2개, 애견 간식

4) **시간** : 40분

5) **활동내용**

(1) 플래시카드를 마루 방 위쪽, 아래쪽으로 흩뿌린다.

(2) 2명 또는 그 이상의 내담자와 치료도우미 동물이 같이 카드 주변에 앉는다.

(3) 치료 동물은 카드를 선택한다.

(4) 첫 번째 내담자는 자신에게 그 카드를 가져다줄 치료도우미 동물을 부른다.

(5) 내담자 1은 치료도우미 동물을 쓰다듬어 준 뒤, 카드를 뒤집는다.

(6) 내담자가 그 카드의 질문에 대답할 수 있다면 그는 그 카드를 가질 수 있다.

(7) 그 다음에 내담자 2가 치료도우미 동물을 부르고 게임은 계속된다.

(8) 이때의 주제는 색깔, 모양, 과학질문, 소리학, 음성학, 단어, 어휘 등 매우 다양하다.

42. 할머니, 할아버지

1) **대상** : 아동, 청소년, 성인, 개인, 집단

2) **적용시기** : 초기/중기

3) **준비물** : 치료도우미견, 리드줄 2개, 애견 간식

4) **시간** : 40분

5) **활동내용**

(1) 연배인 어른은 아이들을 자신의 방에 초대할 수 있다.

(2) 아이들이 치료도우미 동물이나 할머니, 할아버지들께 동물 관련 책을 읽어 주도록
만들고, 게임을 하거나 과자를 먹음으로써, 같이 프로젝트를 생각해 보는 시간을 갖
게 된다면 이 역시 좋다. 아이들 역시도 할머니, 할아버지를 초대해서 시간을 함께
보내도 좋다.

43. 작은 보상물들

1) **대상** : 아동, 청소년, 성인, 개인, 집단

2) **적용시기** : 초기/중기

3) **준비물** : 치료도우미견, 리드줄 2개, 애견 간식, 준비물가방

4) **시간** : 40분

5) **활동내용**

(1) 치료도우미 동물에게 보상물을 주기 전에 준비를 한다.

(2) 가위를 이용해 작은 조각으로 나누는데 이는 돼지고기 말린 소시지 종류의 보상물 등과 같은 것에 매우 잘 이용된다.

(3) 보상물에 선을 그어 선 모양대로 자르도록 한다.

(4) 그릇을 나누어주고 그릇에 담을 수 있도록 한다.

44. 특별한 전달

1) **대상** : 아동, 청소년, 성인, 개인, 집단

2) **적용시기** : 초기/중기

3) **준비물** : 치료도우미견, 리드줄 2개, 애견 간식

4) **시간** : 40분

5) **활동내용**

(1) 준비된 카드를 동물의 조끼나 준비물 가방의 앞쪽 주머니에 넣는다.

(2) 아이들에게 마구잡이로 카드를 뽑게 한 뒤, 카드에 있는 문제에 대한 대답을 할 수 있는지를 확인한다.

(3) 이 활동을 더욱 더 재미있게 하기 위해서는 각 카드마다 다른 점수를 주는 것이다.

(4) 만약 내담자가 그 질문에 대한 답을 맞히면 카드에 명시된 점수를 얻게 되는 것이다.

(5) 이 활동을 위한 주제 또한 색깔, 모양, 과학질문, 소리학, 음성학, 단어, 어휘 등 매우 다양하다.

45. 카메라 놀이(연기)

1) **대상** : 아동, 청소년, 성인, 개인, 집단

2) **적용시기** : 초기/중기/종결

3) **준비물** : 카메라

4) **시간** : 40분

5) **활동내용**

(1) 내담자는 치료도우미 동물과 함께 연기에 어울리는 복장을 하고, 이야기를 연출하여 실연해 보며 놀이한다.

(2) 치료도우미 동물은 연기복장으로 갈아입지는 않는다. 단지 연기하는 사람만 연기복장을 갖춘다.

(3) 이후 "그려보세요!" "사진을 찍어보세요" 혹은 "놀이에 관해 적어보세요"라고 말해준다.

(4) 그림은 공책으로 엮어 보게 한다. 혹은 과정 동안의 비디오를 동물과 동물매개 심리상담사와 내담자가 함께 시청한다.

(5) 연장해서 연기를 했던 배우가 되었던 내담자는 그들 자신에 관하여 대본을 만들어본다. 혹은 청중들 앞에서 그들의 놀이를 공연한다.

46. 동물의 천재성 및 능력

1) **대상** : 아동, 청소년, 성인, 개인, 집단

2) **적용시기** : 초기/중기

3) **준비물** : 치료도우미견, 리드줄 2개, 애견 간식

4) **시간** : 40분

5) **활동내용**

(1) 너무 어려서 아직 개가 후각적으로 잘 발달되어 있음을 알지 못하는 어린이에게 매우 적합하다.

(2) 동물매개심리상담사가 개를 방에 돌아다니게 하거나, 방 안에 남겨 놓는다.

(3) 전문가는 다른 색깔을 가진 위쪽, 아래쪽의 방향으로 해서 컵을 방 위에 놓는다.

(4) 아이에게 보상물을 "빨간 컵" 아래에 놓으라고 지시한다.

(5) 그리고 나서 동물매개심리상담사는 강아지를 데리고 온다. 이때 아이는 "강아지야, 빨간 컵 아래에 보상물이 있단다"라고 말하게 된다.

(6) 곧장 개는 그 컵 쪽으로 가게 되고, 이걸 본 아이는 "넌, 정말 천재구나!"라고 느끼게 된다.

(7) 이 활동은 색깔, 모양, 숫자, 글자, 소리학, 수학 문제 등을 연습하기 위해 실행될 수 있다.

47. 토템상

1) **대상** : 아동, 청소년, 성인, 개인, 집단

2) **적용시기** : 초기/중기

3) **준비물** : 동물매개심리상담사는 토템상과 토템의 의미를 가지고 있는 동물들에 대해 먼저 조사한다. 내담자에게 도움이 된다고 생각한다면 그와 관련된 자료를 나누어 준다. 인터넷에는 토템상과 관련된 많은 자료들이 있다. 연필, 아크릴물감, 붓, 종이타월, 9×12인치 크기의 종이, 카드 혹은 다양한 색상의 색판지

4) **시간** : 40분

5) **활동내용**

(1) 씨족, 부모, 가족, 그리고 그 구성원들을 상징하기 위해 만든 나무형상 등의 토템 상에 대해 묘사한다.

(2) 내담자는 박물관이나 여행, 책에서 보았던 토템상의 모습에 대해서 서로의 경험을 공유한다.

(3) 내담자가 관찰했던 동물 형상의 토템상을 묘사해 본다. 각각의 내담자는 자신의 성격을 대표할 수 있는 동물 토템 형상을 만든 다음 모두의 작품을 모아 본다.

(4) 서로 만든 작품을 모두 합친 다음 서로 협의하여 집단 토템상에 이름을 붙여 본다.

6) **토론**

(1) 각각의 내담자가 만든 작품이 모여 창조된 토템상의 전체적인 모습?

(2) 내담자 자신을 표현하기 위해 어떤 동물을 선택했는지?

(3) 토템상을 만드는 데 기여한 각 내담자의 공헌에 초점을 맞추어 토론한다.

(4) 각 내담자의 토템 동물이 놓인 위치를 세밀히 파악하여 집단의 역동성을 파악한다.

48. 동물의 예절교육

1) **대상** : 아동, 청소년, 성인, 개인, 집단

2) **적용시기** : 초기/중기/종결

3) **준비물** : 치료도우미동물, 간식

4) **시간** : 40분

5) **활동내용**

(1) '앉자, 엎드려, 기다려'를 가르쳐 본다.

(2) 내담자가 잘 할 수 있도록 반복하여 연습한다.

(3) 빵 : 내담자가 치료도우미견에게 '빵' 하고 총을 쏘는 흉내를 낸다. 치료도우미견은 옆으로 누우면서 죽은 척한다(사전에 교육을 통하여 치료도우미견을 훈련시켜 둔다).

(4) 경례 : '경례'라는 명령에 치료도우미견이 인사나 절을 하도록 훈련을 시킨 다음 내담자가 해 볼 수 있도록 준비한다.

(5) 기다려 : '기다려' 라는 명령에 치료도우미견이 인사나 절을 하도록 훈련을 시킨 다음 내담자가 해 볼 수 있도록 준비한다. 시범을 보여주면서 내담자가 잘할 수 있도록 도와준다.

제4장

치매어르신을 위한 동물과 예술의 통합적 기법

〈표 3-1〉 복실이와 함께하는 행복한 "동물매개치료"

■ 치료도우미견과 함께하는 다양한 동물매개활동을 통해 치매 어르신의 우울과 인지기능에 긍정적인 영향을 주어 삶의 질을 높인다.

단계	회기	주제	활동내용	기대효과
초기	1	사전검사, 복실이 소개하기	· O/T, 사전검사, 집단의 규칙 정하기 · 활동 : 복실이 소개하기	· 사전검사 · 라포형성
	2	미니 어항	· warm up : 복실이와 놀아주기(동물+동작) · 활동 : 미니어항(미술+물고기) · 과제 내주기 : 정해진 시간에 물고기 밥 주기	· 라포형성 · 성취감 향상
	3	복실이는 내 친구	· warm up : 복실이는 멋쟁이(동물+음악과 동작과 사진) · 활동 : 복실이는 내 친구(동물+Photo therapy) · 과제 내주기 : 정해진 시간에 물고기 밥 주기	· 라포형성 · 성취감 향상
	4	우리 동네 동물원	· warm up : 복실이와의 산책(동물+음악과 동작) · 활동 : 우리 동네 동물원(동물+미술) · 과제 내주기 : 정해진 시간에 물고기 밥 주기	· 라포형성 · 성취감 향상
중기	5	동물들의 행진	· warm up : 동물놀이(동물+소리와 동작) · 활동 : 동물들의 행진(동물+음악과 동작) · 과제 내주기 : 정해진 시간에 물고기 밥 주기	· 즐거움 향상 · 기억증진
	6	미용놀이	· warm up : 복실이 돌보기(동물+동작) · 활동 : 미용놀이(Story telling) · 과제 내주기 : 정해진 시간에 물고기 밥 주기	· 즐거움 향상 · 기억증진
	7	추억의 정원	· warm up : 복실이는 요술쟁이(동물+Story telling) · 활동 : 추억의 정원(동물+미술과 원예) · 과제 내주기 : 정해진 시간에 물고기 밥 주기	· 즐거움 향상 · 기억증진
	8	행복한 결혼식	· warm up : 복실이의 결혼식(동물+동작+음악) · 활동 : 행복한 결혼식(동물+미술과 동작) · 과제 내주기 : 정해진 시간에 물고기 밥 주기	· 즐거움 향상 · 기억증진
	9	이야기보따리	· warm up : 복실이의 보물찾기(동물+동작) · 활동 : 이야기보따리(동물+Story telling) · 과제 내주기 : 정해진 시간에 물고기 밥 주기	· 즐거움 향상 · 기억증진

종결기	10	행복을 주는 천사	· warm up : 나비야! 나비야!(동물+음악과 동작) · 활동 : 행복을 주는 천사(동물+미술) · 과제 내주기 : 정해진 시간에 물고기 밥 주기	· 새로운 희망 · 행복감 증진
	11	흥겨운 생일잔치	· warm up : 복실이와 함께 춤을~(동물+음악과 동작) · 활동 : 흥겨운 생일잔치(동물+Food therapy) · 과제 내주기 : 정해진 시간에 물고기 밥 주기	· 새로운 희망 · 행복감 증진
	12	사후검사, 아름다운 추억	· 사후 검사 · 활동 : 아름다운 추억(동물+북아트)	· 사후검사 · 종결 다루기

▣ 본 프로그램은 어르신들의 상황에 따라 변경될 수도 있습니다.

1회기 : 사전검사 / 복실이 소개하기

회기	1회기	시간	70분
주제	O/T. 사전검사, 집단의 규칙 정하기 / 복실이 소개하기		
기대효과	사전검사, 라포형성		
재료	검사지, 연필, 지우개, 이름표, 스티커판과 스티커, 치료도우미견, 리드줄, 애견 간식과 물		
도입	・ 동물매개심리상담사가 인사를 한다. ・ O/T		
warm up	**사전검사를 실시한다.** ・ 단축형 노인형 우울 척도 ・ MMSE-K(Mini-Mental State Examination ・ GQOL-D(치매노인의 삶의 질 척도)		
활동	**집단의 규칙 알려주기** ・ 칭찬스티커판을 보여주고 출석, 참여태도, 과제 수행하기를 잘 했을 때 스티커를 주는 것에 대해서 안내한다. **복실이 소개하기** ・ 활동자 및 치료견을 각각 소개한다. ・ 어르신들에게 이름표를 나눠준다. ・ 치료도우미견 다루는 법을 알려 준다. ・ 치료도우미견에게 간식과 물을 준다.		
마무리	・ 인사를 나누고 다음 회기를 약속한다.		

2회기 : 복실이와 놀아주기 / 미니어항

회기	2회기	시간	70분
주제	복실이와 놀아주기 / 미니어항		
기대효과	라포형성, 성취감 향상		
재료	미니어항, 휄트지 스티커, 시트지, 가위, 칼라스톤, 물고기, 물고기 밥, 치료도우미견, 리드줄, 애견 간식과 물, 손 소독제, CD 플레이어, 음악		
도입	• 소개 및 인사를 나눈다. • 오늘의 활동에 대해서 알려 준다.		
warm up	**복실이와 놀아주기** • 치료도우미견 이름을 기억하고 실습한다. • 기억하지 못하면 힌트를 주어 기억하게 한다. • 안아주거나 쓰다듬어 주거나 말을 건넨다. • 복실이와 눈을 마주친다. • 복실이에게 수고했다고 하며 간식과 물을 준다.		
활동	**미니 어항** • 어항을 하나씩 나눠준다. • 휄트지 스티커와 시트지를 이용해 어항을 꾸민다. • 어항 안에 모래, 칼라스톤 등을 넣는다. • 준비한 물고기를 2~3마리씩 나눠드린다. • 물고기에게 정해진 양의 물고기 밥을 준다. **과제 내주기** • 매일 정해진 시간에 정해진 양의 물고기 밥을 주게 하고, 잘했는지 담당 사회복지사에게 체크하게 한다.		
마무리	• 작품을 감상하고 작업하면서 떠오르는 기억과 느낌을 나눈다. • 인사를 나누고 다음 회기를 약속한다. • 스티커 붙이기		

3회기 : 복실이는 멋쟁이 / 복실이는 내 친구

회기	3회기	시간	70분
주제	복실이는 멋쟁이 / 복실이는 내 친구		
기대효과	라포형성, 성취감 향상		
재료	폴라로이드 카메라, 사진, 액자 만들기 재료, 여러 가지 붙이기 재료, 치료도우미견, 리드줄, 애견 간식과 물, 손 소독제, CD 플레이어, 음악		
도입	· 소개 및 인사를 나눈다. · 오늘의 활동에 대해서 알려 준다.		
warm up	**복실이는 멋쟁이** · 거울을 보고 여러 가지 표정을 지어 본다. · 거울을 보고 여러 가지 포즈를 취해 본다. · 다양한 표정과 포즈로 복실이와 사진을 찍는다. · 복실이에게 수고했다고 하며 간식과 물을 나눠 준다.		
활동	**복실이는 내 친구 : 액자 만들기** · 복실이와 찍은 사진 중 가장 마음에 드는 것을 하나 고르게 한다. · 즉석에서 사진을 인쇄한다. · 미리 준비한 액자틀을 고르게 하고 액자에 사진을 붙인다. · 액자를 꾸미고 완성한다. **과제 내주기** · 지난 주 과제 체크하기 · 정해진 시간에 물고기 밥 주기		
마무리	· 작품을 감상하고 작업하면서 떠오르는 기억과 느낌을 나눈다. · 인사를 나누고 다음 회기를 약속한다. · 스티커 붙이기		

4회기 : 복실이와의 산책 / 우리 동네 동물원

회기	4회기	시간	70분
주제	복실이와의 산책 / 우리 동네 동물원		
기대효과	라포형성, 성취감 향상		
재료	아이클레이, 우드락, 동물원에 필요한 다양한 재료들, 치료도우미견, 리드줄, 애견 간식과 물, CD 플레이어, 음악		
도입	• 소개 및 인사를 나눈다. • 오늘의 활동에 대해서 알려 준다.		
warm up	**복실이와의 산책** • 복실이와 함께 음악을 들으며 산책한다. • 어르신들이 치료도우미견을 좋아하면 직접 리드줄을 잡고 산책하게 한다. • 복실이에게 수고했다고 하며 간식과 물을 준다.		
활동	**우리 동네 동물원** • 아이클레이로 내가 좋아하는 동물, 또는 나를 상징하는 동물을 만들게 한다. • 동물 모양을 만들기 어려워하는 어르신들을 위해서 동물 모양의 찍기 판을 준비하여 할 수 있도록 돕는다. • 만든 동물을 원하는 위치에 놓게 한다(우드락). • 자신과 다른 동물에게 필요한 것을 만들어 주거나 꾸며 준다. • 치료사가 미리 준비한 재료들을 이용해 동물원을 꾸민다. • 집단 안에서 서로 도우며 살아가는 한 가족임을 인식하게 한다. **과제 내주기** • 지난 주 과제 체크하기 • 정해진 시간에 물고기 밥 주기		
마무리	• 작품을 감상하고 작업하면서 떠오르는 기억과 느낌을 나눈다. • 인사를 나누고 다음 회기를 약속한다. • 스티커 붙이기		

5회기 : 동물놀이 / 동물들의 행진

회기	5회기	시간	70분
주제	동물놀이 / 동물들의 행진		
기대효과	즐거움 향상, 기억 증진		
재료	치료도우미견, 리드줄, 애견 간식과 물, CD 플레이어, 음악		
도입	· 소개 및 인사를 나눈다. · 오늘의 활동에 대해서 알려 준다.		
warm up	**동물놀이-음악 : 닭장 속에는 암탉이~** · 치료사가 여러 가지 동물 모양의 소리를 내면 어떤 동물인지 어르신들이 알아맞히게 한다. · 치료사가 여러 가지 동물 모양을 흉내 내면 어떤 동물인지 어르신들이 알아맞히게 한다. · 닭장 속에는 암탉이~ 같이 노래를 부른다(소리와 동작을 흉내 내며).		
활동	**동물들의 행진-음악 : 정글 숲을 기어서 가자~** · 복실이와 함께 '정글 숲을 기어서 가자' 음악에 맞추어 행진한다. · 나오는 멘트에 따라 동물들의 동작을 따라서 한다. · 치료도우미견에게 수고했다고 하며 간식과 물을 준다. · 참여 못하는 어르신들을 위해 동물소리도감(Joy up, sound of annimals) 책을 이용해 앉아서라도 참여하도록 한다(그림에 나오는 동물 버튼을 누르면 동물 울음소리와 설명이 나오는 책). **과제 내주기** · 지난 주 과제 체크하기 · 정해진 시간에 물고기 밥 주기		
마무리	· 작품을 감상하고 작업하면서 떠오르는 기억과 느낌을 나눈다. · 인사를 나누고 다음 회기를 약속한다. · 스티커 붙이기		

6회기 : 복실이 돌보기 / 미용놀이

회기	6회기	시간	70분
주제	복실이 돌보기 / 미용놀이		
기대효과	즐거움 향상, 기억 증진		
재료	발톱 깎기, 리본, 기타 글루밍용품, 머리핀, 머리 띠, 머리 빗, 치료도우미견, 리드줄, 애견 간식과 물, CD 플레이어, 음악		
도입	· 소개 및 인사를 나눈다. · 오늘의 활동에 대해서 알려 준다.		
warm up	**복실이 돌보기** · 미용실을 차리고 치료도우미 동물(복실이)을 손질해 준다. · 한 명은 치료도우미견의 털을 손질해 준다. · 한 명은 치료도우미견의 발톱을 손질해 준다. · 어르신들이 돌아가며 차례대로 손질해 준다. · 치료도우미견에게 수고했다고 하며 간식과 물을 준다.		
활동	**미용놀이** · 치료사는 어르신들에게 돌아가며 머리를 빗겨드리고 예쁜 핀을 꽂아 드린다. · 어르신들의 손톱을 깎아드리거나 매니큐어를 발라 드린다. · 원하시는 어르신들께는 네일아트를 해 드린다. · 치료사는 어르신들과 미용놀이를 하면서 이야기를 나눈다. **과제 내주기** · 지난 주 과제 체크하기 · 정해진 시간에 물고기 밥 주기		
마무리	· 돌봄과 돌봄을 받는 느낌에 대해서 이야기를 나눈다. · 인사를 나누고 다음 회기를 약속한다. · 스티커 붙이기		

7회기 : 복실이는 요술쟁이 / 추억의 정원

회기	7회기	시간	70분
주제	복실이는 요술쟁이 / 추억의 정원		
기대효과	즐거움 향상, 기억 증진		
재료	여러 가지 동물카드, 청자토, 우드락, 자연물, 동물 피규어, 치료도우미견, 리드줄, 애견 간식과 물, 치료도우미 조끼, CD 플레이어, 음악		
도입	· 소개 및 인사를 나눈다. · 오늘의 활동에 대해서 알려 준다.		
warm up	**복실이는 요술쟁이** · 여러 개의 동물 카드를 치료사는 미리 준비한다. · 치료도우미견의 조끼나 준비물 가방에 카드를 넣어둔다. · 어르신들이 한 명씩 카드를 뽑으면서 동물의 이름을 말하게 한다. · 어르신들의 상태에 따라서 동물의 특징에 대해서도 말하게 한다. · 치료도우미견에게 수고했다고 하며 간식과 물을 준다.		
활동	**추억의 정원** · 어릴 때 집에서 키웠던 동물이나 생각나는 동물에 대해서 이야기를 나눈다. · 어릴 때의 기억을 떠올리며 추억의 집과 정원을 꾸민다. · 원하는 어르신들은 동물의 집도 꾸미게 한다. · 치료사는 준비한 자연물과 미리 만든 울타리 등을 어르신들이 자유롭게 사용하도록 한다. · 추억의 정원에 놓고 싶은 동물을 선택하여 놓게 한다(동물 피규어). **과제 내주기** · 지난 주 과제 체크하기 · 정해진 시간에 물고기 밥 주기		
마무리	· 작품을 감상하고 작업하면서 떠오르는 기억과 느낌을 나눈다. · 인사를 나누고 다음 회기를 약속한다. · 스티커 붙이기		

8회기 : 복실이의 결혼식 / 행복한 결혼식

회기	8회기	시간	70분
주제	복실이의 결혼식 / 행복한 결혼식		
기대효과	즐거움 향상, 기억 증진		
재료	족두리, 사모, 다양한 스팡클, 풀, 리본, 치료도우미견, 리드줄, 애견 간식과 물, CD 플레이어, 음악		
도입	· 소개 및 인사를 나눈다. · 오늘의 활동에 대해서 알려 준다.		
warm up	**복실이의 결혼식** · 미리 준비한 족두리와 사모를 치료도우미에게 씌워 준다. · 어르신들은 치료도우미와 함께 두 분씩 짝을 지어 결혼행진곡에 맞추어 치료도우미가 입장하는 것을 돕는다. · 치료도우미에게 수고했다고 하며 간식과 물을 준다.		
활동	**행복한 결혼식** · 치료도우미의 결혼식을 보면서 결혼식에 대해 떠올리게 한다. · 족두리를 꾸민다. · 족두리를 쓰고 결혼행진곡에 맞추어 다 같이 입장한다. · 결혼식에 대해 떠오르는 기억, 느낌 등을 나눈다. **과제 내주기** · 지난 주 과제 체크하기 · 정해진 시간에 물고기 밥 주기		
마무리	· 작품을 감상하고 작업하면서 떠오르는 기억과 느낌을 나눈다. · 인사를 나누고 다음 회기를 약속한다. · 스티커 붙이기		

9회기 : 복실이의 보물찾기 / 이야기보따리

회기	9회기	시간	70분
주제	복실이의 보물찾기 / 이야기보따리		
기대효과	즐거움 향상, 기억 증진		
재료	동물 감정 카드, 치료도우미견, 리드줄, 애견 간식과 물, CD 플레이어, 음악		
도입	· 소개 및 인사를 나눈다. · 오늘의 활동에 대해서 알려 준다.		
warm up	**복실이의 보물찾기** · 어르신들은 약간의 냄새나는 보상물의 조각을 준비한다. · 보상물 조각을 군데군데 숨겨 놓는다(종이컵 속에 두어도 된다). · 치료두우미가 보상물의 조각을 찾는 것을 같이 따라다닌다(펫 파트너와 함께). · 치료도우미가 보상물을 찾으면 칭찬과 함께 스킨십을 해 주도록 한다.		
활동	**이야기보따리** · 미리 준비한 동물 그림의 감정카드를 뒤집어 놓고, 어르신들이 돌아가면서 카드를 뽑게 한다. · 치료사는 언제 어르신들이 그런 감정을 느끼는지 질문하여 어르신들이 자연스럽게 자신의 감정에 대해서 이야기하도록 한다(진실게임). · 카드를 다시 바르게 하고 최근 느끼는 감정에 대해서 고르게 한다. · 최근 느끼는 감정에 대해서 언제 그런 감정이 드는지 이야기하도록 한다. **과제 내주기** · 지난 주 과제 체크하기 · 정해진 시간에 물고기 밥 주기		
마무리	· 앞으로 어떤 감정을 많이 느끼며 살고 싶은지, 어떻게 하면 그렇게 살 수 있는지 등에 대해서 이야기를 나눈다. · 인사를 나누고 다음 회기를 약속한다. · 스티커 붙이기		

10회기 : 나비야! 나비야! / 행복을 주는 천사

회기	10회기	시간	70분
주제	나비야! 나비야! / 행복을 주는 천사		
기대효과	새로운 희망, 행복감 증진		
재료	커피 필터지(다양한 색깔과 크기), 나무집게, 글루건, 반짝이 풀, 액자용 판, 다양한 모양의 꽃과 풀 등, 수성 사인펜, 붓, 치료 도우미견, 리드줄, 애견 간식과 물, CD 플레이어, 음악		
도입	· 소개 및 인사를 나눈다. · 오늘의 활동에 대해서 알려 준다.		
warm up	**나비야! 나비야!** · 치료도우미와 함께 나비야~ 노래를 부른다. · 치료도우미와 함께 음악에 맞추어 하늘을 나는 동작을 한다. · 치료도우미에게 수고했다고 하며 간식과 물을 준다.		
활동	**행복을 주는 천사** · 커피 필터지를 색칠하고, 나무집게를 이용해 나비를 만든다(2마리씩). · 액자 판 위에 꽃밭을 꾸미고 나비처럼 날아가서 머무르고 싶은 곳에 앉는다. · 내가 머무르고 싶은 곳은 어디인지, 나비처럼 날아가서 누구에게 희망을 주고 싶은지에 대해서 이야기를 나눈다. **과제 내주기** · 지난 주 과제 체크하기 · 정해진 시간에 물고기 밥 주기		
마무리	· 작품을 감상하고 작업하면서 떠오르는 기억과 느낌을 나눈다. · 인사를 나누고 다음 회기를 약속한다. · 스티커 붙이기		

11회기 : 복실이와 함께 춤을~ / 흥겨운 생일잔치

회기	11회기	시간	70분	
주제	복실이와 함께 춤을~ / 흥겨운 생일잔치			
기대효과	새로운 희망, 행복감 증진			
재료	케이크 만들기 재료, 춤추는 강아지 인형, 치료도우미견, 리드줄, 애견 간식과 물, CD 플레이어, 음악			
도입	· 소개 및 인사를 나눈다. · 오늘의 활동에 대해서 알려 준다.			
warm up	**복실이와 함께 춤을~** · 치료도우미와 함께 '춤추는 강아지'를 보며 손뼉 치며 춤을 춘다. · 치료도우미에게 수고했다고 하며 간식과 물을 준다.			
활동	**흥겨운 생일잔치** · 동그란 모양의 빵에 생크림을 얹는다. · 초코시럽과 여러 가지 재료를 이용해 케이크를 만든다. · 초를 얹고 '생일축하' 노래를 부른다. 촛불을 끈다. · 음악을 틀어놓고 흥겨운 생일축하 잔치를 한다(아리랑 등등). **과제 내주기** · 지난 주 과제 체크하기 · 정해진 시간에 물고기 밥 주기			
마무리	· 어르신들의 생신에 대해 떠오르는 기억과 느낌을 나눈다. · 인사를 나누고 다음 회기를 약속한다. · 스티커 붙이기 · 오늘의 간식으로 케이크를 드시게 한다.			

12회기 : 사후검사 / 아름다운 추억

회기	12회기	시간	70분
주제	사후 검사 / 아름다운 추억		
기대효과	새로운 희망, 행복감 증진		
재료	북아트 재료, 어르신들마다 회기별 사진 인쇄한 것, 치료도우미견, 리드줄, 애견 간식과 물, CD 플레이어, 음악		
도입	· 소개 및 인사를 나눈다. · 오늘의 활동에 대해서 알려 준다.		
warm up	**사전검사를 실시한다.** · 단축형 노인형 우울척도 · MMSE-K(Mini-Mental State Examination) · GQOL-D(치매노인의 삶의 질 척도)		
활동	**아름다운 추억** · 치료사들이 미리 준비한 북 아트에 회기별마다 사진을 붙인다. · 1~12회기를 돌아보며 가장 재미있던 프로그램이나 기억에 남는 것에 대해서 이야기를 나눈다. · 완성된 북 아트를 넘기면서 이야기를 나누어도 좋다. · 종결에 대해 나누며 종결 선물을 드린다. **과제 내주기** · 지난 주 과제 체크하기 · 정해진 시간에 물고기 밥 주기		
마무리	· 그동안의 회기를 돌아보며 이야기를 나눈다. · 그동안의 활동에 대한 동영상을 보여 드린다. · 서로 인사를 나눈다. · 치료도우미와도 인사를 나눈다.		

참고문헌

간호옥(2003). 「문학치료를 통한 치매 노인의 정서적 기능 향상에 관한 연구」. 한국외국어대학교 한국 어문학 연구회.

강갑원(2006). 「알기 쉬운 상담이론과 실제」. 교육과학사.

강선경(2010). 「정신병리」. 집문당.

강위영(1993). 「놀이치료」. 도서출판 특수교육.

공석영(1998). 「생활지도와 상담」. 동문사.

국립특수교육원(1998). 「장애아를 위한 음악치료」.

권석만·김오정(1996). 「심리학개론」. 박영사.

김경애(1998). 「인정요법이 치매노인의 행동 및 정서에 미치는 영향」. 서울대학교 대학원 간호학과 석 사학위논문.

김경희(2007). 「아동생활지도 사례를 중심으로」. 청림.

김계현 외(2000). 「학교상담과 생활지도」. 학지사.

김관일(1991). 「정신지체아를 위한 조기 음악교육의 중요성」. 「특수교육연구」 18 : 22-45. 대구대학교 특수교육연구소.

김광웅·유미숙·유재령(2008). 「놀이치료학」. 학지사.

김군자(1998). 「음악치료의 이론과 실제」. 양서원.

김군자(2000). 「음악치료 핸드북」. 한학문화.

김남순(2005). 「발달심리학」. 교육과학사.

김동배·권중돈(2005). 「인간행동이론과 사회복지실천」. 학지사.

김동일(1998). 「학습장애아동의 교육상담」. 인천교대 교육연구소.

김동연·공마리아·최외선 편저(2002). 「KHTP 심리진단법」. 동아문화사.

김동연·최외선 편저(2002). 「아동미술치료」. 중문출판사.

김명희(2003). 「현대사회와 부모교육」. 교육아카데미.

김미진(1997). 「음악치료학의 이해」. 「민족음악학회」. 13 : 171-189

김보애 엮음(2006). 「분석심리와 모래놀이치료」. 가톨릭 출판사.

김병수·김옥진(2007). 「보완과 대체요법으로서 동물매개치료 : 인간과 동물의 유대」. 「한국애완반려동 물학회지」. 4 : 1-15.

김선숙(2008). 「빈곤아동 심리정서발달에 영향을 미치는 요인」. 서울대학교 사회복지학과 박사학위논문.

김설화(2003). 「통합예술치료의 매체활용과 기법에 관한 연구」. 원광대학교 보건환경대학원 석사학위 논문.

김성천·노혜련(1998). 「치료감호소의 만성정신장애인을 대상으로 한 반려견 방문 프로그램의 효과에 관한 연구」. 「한국사회복지학회」. 36 : 1-20.

김성천·노혜련(1998). 「학교폭력으로 인해 대인관계의 문제를 갖게 된 청소년에 적용한 동물매개프로 그램의 효과에 관한 연구」. 「정신보건사회사업학회」. 5 : 85-98.

김순혜(2003). 「아동상담」. 학지사.

김순혜(2004). 「현대아동상담」. 학지사.

김순진과 김환(2000). 「외상후 스트레스 장애」. 학지사.

김아영(1998). 「동기이론의 교육현장 적용 연구와 과제-자기효능감 이론을 중심으로」. 「교육심리연구」. 12(1) : 105-128.

김오남 외(2000). 「아동생활지도」. 형설출판사.

김옥진(2006). 「동물매개활동(Animal-assistedactivity) 및 동물매개치료(Animalassisted therapy)에 대한 최신 지견」. 2006. 3 : 85-91.

김옥진(2008). 「동물매개치료와 치료도우미 동물의 위험 요소 관리」. 「한국애완반려동물학회지」. 2008. 5 : 21-30.

김옥진(2007). 「외국 대학의 동물매개치료사 양성제도에 대한 고찰」. 2007. 4 : 23-28.

김안젤라(2008). 「외상후 스트레스장애(PTSD)에 대한 미술치료의 의미와 역할 : 신경화학적 관점 중심으로」. 「한국예술치료학회지」. Vol.8. No.1.

김양숙(2007). 「미술치료가 아동의 불안 감소에 미치는 효과」. 고신대 교육대학원 석사학위논문.

김영민(2010). 「부모상실 아동을 위한 미술치료 프로그램의 효과 : 아동의 불안 및 자기효능감 중심으로」. 상명대학교 복지상담대학원 석사학위논문.

김옥진・임세라 지음(2013). 「동물매개치료와 심리상담」. 한국정보지원센터.

김용분(2005). 「자살로 인한 사별가족 경험」. 한양대학교 대학원 박사학위논문.

김정규(1995). 「게슈탈트 심리치료」. 「창조적 삶과 성장」. 학지사

김정규(1998). 「자기심리학과 게슈탈트 심리치료의 대화」. 「한국심리학회지 : 임상」. (17)1호 : 17-38.

김정민 역(2009). 「인지행동치료」. 학지사.

김정한(1989). 「생활지도」. 형설출판사.

김종인・우주형・김명자・김혜정・이병오・권수명・최태진・한희정(2002). 「산재장애인의 사회심리 재활」. 한국산재노동자협회. 선명사.

김진숙・김창대・박애선・유동수・전종국・천성문 옮김(2012). 「집단상담과정과 실제」. 센게이지러닝 코리아(주).

김춘경(2004). 「아동상담」. 학지사.

김춘경(2008). 「아동상담」. 학지사.

김춘경(2004). 「아동상담이론과 실제」. 학지사.

김충기(2000). 「생활지도 상담 진로지도」. 교육과학사.

김태영(2005). 「동물의 원형적 상징과 조형의식 : 원시신앙과 관련된 동물을 중심으로」. 국민대 테크노 디자인전문대학원 석사학위논문.

김현미(2002). 「민속놀이를 통한 통합적 집단미술치료 연구」, 원광대학교 보건환경대학원 석사학위논문.

김현택 외(2003). 「심리학 : 인간의 이해」. 학지사.

김홍례(2005). 「신체활동 중심의 게슈탈트 집단상담이 초등학교 아동의 자기효능감 및 학교적응에 미치는 영향」. 한국교원대학교 교육대학원 석사학위논문.

김희진(2010). 「성폭력 피해여성의 우울 및 외상 후 스트레스 감소를 위한 문양 만다라 중심의 미술치료사례연구」. 영남대 환경보건대학원 석사학위논문.

노미연(2007). 「외상 후 스트레스 장애아동의 미술치료 단일사례연구」. 동국대학교 문화예술대학원 석사학위논문.

노안영(2008). 「상담심리학의 이론과 실제」. 학지사.

노희양(2012). 「가족사별을 경험한 아동의 미술치료 단일사례연구」. 동국대학교 문화예술대학원 석사학위논문.

류기형・남미애・박경일・홍봉선・이경희・장중탁(2003). 「자원봉사론」. 서울 : 양서원.

마영남(2013). 「아동생활지도론」. 한국정보지원센터.

박나현(2010).「외상을 경험한 아동의 예술치료사례연구」. 명지대학교 사회교육대학원 석사학위논문.

박정란・서홍란(2005).「아동복지론」. 경기 : 양서원.

백희진(2010).「외상경험 아동의 우울 및 불안완화의 미술치료 사례연구」. 영남대학교 환경보건대학원 석사학위논문.

변학수(2005).「문학치료」. 학지사.

변학수(2006).「통합적 문학치료」. 학지사.

서봉연(1998).「발달심리학(아동발달)」. 중앙적성출판사.

성영혜(2000).「치료놀이」. 창지사.

송명자(2008).「발달심리학」. 학지사.

송영혜・이승희 옮김(2005).「놀이치료 이론과 실제」. 시그마프레스.

신동욱 외(2006).「애견학 개론」. 한진.

신성자(2001).「자폐아동의 대인상호작용 증진을 위한 치료도우미견 매개프로그램의 효과 및 효과지속성에 대한 평가」.「한국사회복지학회」. 45 : 250-287.

신성자・권신영(2000).「치료도우미견매개 프로그램이 자폐아동의 사회성 향상에 미치는 영향」.「한국사회복지학회」. 43 : 157-192.

신성자・정숙희(2000).「치료도우미견 보조 프로그램이 정신분열증 환자의 사회기능수준향상에 미치는 영향」.「정신보건과 사회사업학회」. 10 : 85-112.

신용주・김혜수 공저(2002).「새로운 부모교육」. 형설출판사.

신인숙(1989).「시설아동의 집단 활동 프로그램 실태 및 개선방안에 관한 연구-육아시설 중학생 중심으로-」. 서울여자대학교 대학원 석사학위논문.

신혜정(1995).「자폐아동의 사회성 향상을 위한 형제자매 중재효과」. 대구대학교 교육대학원 석사학위논문.

안무옥(2007).「청소년의 외상경험, 정서조절, 대처방식 및 사회적 지지가 외상 후 스트레스 장애 증상에 미치는 영향」. 한림대학교 대학원 석사학위논문.

안영진・장선철(2001).「아동상담」. 동문사.

안제국 외(2007).「동물매개치료」. 학지사.

오가영(2013).「아동발달과 상담이론」. 한국정보지원센터.

원허택・권석만(2002).「이상심리학총론」. 학지사.

유광수(2000),「일반아동과 시설아동의 행동특성에 관한 연구」, 원광대학교 행정대학원 석사학위논문, 재활과학대학원 석사학위논문.

유명희(2001).「아동심리 바로 알면 자녀양육 예술이 된다」. 학지사.

유미숙(1997).「놀이치료의 이론과 실제」. 상조사.

유재연・전병윤(2003).「애완견을 이용한 동물매개활동의 발달지체아동 교육프로그램 적용 가능성 탐색」.「한국자폐학회」. 4(1) : 163-184.

이경희(2001).「아동발달과 부모교육」. 교문사.

이문인(2004).「교통사고 후 외상의 심각도와 정신과적 증상의 관계」. 조선대학교 대학원 석사학위논문.

이부영(2007).「분석심리학」. 일조각.

이부영 외 옮김(2013).「인간과 상징」. 집문당.

이성진(2001).「행동수정」. 교육과학사.

이승희(2010).「성폭력 외상 후 스트레스를 중심으로 한 미술치료의 현황분석과 프로그램 연구」. 한양대학교 교육대학원 석사학위논문.

이시용 외(2000).「아동생활지도와 상담」. 교육과학사.

이영훈(2002). 「자폐아동의 사회성 향상을 위한 움직임의 활용」. 용인대학교 예술대학원 석사학위논문
이은경·이지연 옮김(2005). 「집단상담의 실제」. 시그마프레스.
이은선(2011). 「심리적 외상경험으로 우울감을 호소하는 주부의 미술치료 단일사례 연구」. 동국대학교 문화예술대학원 석사학위논문.
이은주(1994). 「음악치료에 대한 이론적 접근」. 미간행 석사학위 청구논문. 서울대학교 대학원.
이은진·이상복(2007). 「외상 후 스트레스 장애(PTSD) 아동을 위한 상담중심 미술치료 적용연구」. 「특수교육재활과학연구」. 46(2) : 131-152.
이인정·최해경(2007). 「인간행동과 사회 환경」. 나남출판.
이장호(2011). 「상담심리학」. 박영사.
이장호·정남운·조성호(2001). 「상담심리학의 기초」. 학문사.
이지영(2007). 「가정폭력으로 인한 외상을 경험한 아동의 미술치료 단일사례연구」. 동국대학교 문화예술대학원 석사학위논문.
이지영(2010). 「상담심리학」. 서울디지털대학교.
이진숙(2004). 「유아의 정서지능과 유아의 배경변인 및 애완동물 기르기와의 상관에 관한 연구」. 한국외국어대학교 교육대학원 석사학위논문
이진숙(2004). 「애완견 매개활동 프로그램이 자폐아동의 사회적 행동변화에 미치는 효과」. 강남대학교 교육대학원 석사학위논문
이창호(1998). 「상담심리학」. 박영사.
이장호 외(2001). 「상담심리학의 기초」. 학문사.
이형구(2008). 「동물매개치료」. 에듀컨텐츠.
임세라(2013). 「AAT를 위한 이상심리」. 한국정보지원센터.
임세라·정동훈 공저(2013). 「미술치료학」. 한국정보지원센터.
장혜진(2006). 「NLPia 코칭 프로그램이 시설아동의 자아존중감과 자기효능감에 미치는 효과」. 원광대학교 대학원 석사학위논문.
전애경(2008). 「모래놀이치료에서 동물상징의 활용」. 경성대학교 대학원 교육박사학위 논문.
전영희(2007). 「성학대 피해 아동의 외상 후 스트레스 감소를 위한 미술치료 사례」. 「美術治療研究」. Vol.14. No.4.
전지혜(2010). 「미술치료가 외상후 스트레스장애(PTSD)를 경험한 형제의 관계에 미치는 영향」. 순천향대 건강과학대학원 석사학위논문.
정미라(2006). 「자녀양육과 부모역할」. 양서원.
정상규(2007). 「치료도우미견 프로그램이 소년수용자의 공격성 감소에 미치는 효과에 관한 연구(천안소년교도소 수용자를 중심으로)」. 「교정연구」. 1(37) : 237-270.
정여주(2003). 「미술치료의 이해(이론과 실제)」. 학지사.
정역수·김영희·박범혁 공저(2005). 「아동발달과 부모교육」. 시그마프레스.
정옥분(2009). 「발달 심리학 : 전생애 인간발달」. 학지사.
정옥분(2002). 「아동발달의 이해」. 학지사.
조복희(2002). 「아동발달」. 교육과학사.
조성연(1990). 「아동의 창의성 발달 및 이에 관련된 생태학적 변인에 관한 연구」. 연세대학교 대학원 박사학위논문.
조수철·이영식(1990). 「한국형 소아 우울 척도의 개발」. 「신경정신의학」. 29 : 943-956.
조수철·최진숙(1989). 「한국형 소아의 상태·특성불안 척도의 개발」. 서울의대 정신의학. 14(3) : 150-157.
조승국 역(1987). 「인간과 상징」. 서울 : 범조사.

조정자(2006). 「아동기 성학대 피해여성의 외상 후 스트레스장애 극복을 위한 인지행동 미술치료 사례 연구」. 「美術治療研究」. Vol.13. No.2.

조현춘·조현재 공역(2003). 「심리상담과 치료의 이론과 실제」. 시그마프레스.

조효임 외(1999). 「오르프 음악교육의 이론과 실제」. 학문사.

주은선 옮김(2001). 「상담의 기술」. 학지사.

차영희(2006). 「유·아동을 위한 상담의 기초」. 창지사.

최경숙(2000). 「발달 심리학 : 아동 청소년기」. 교문사.

최경숙(2010). 「아동발달심리학」. 교문사.

최영희·이정흠 공역(1997). 「인지치료」. 하나의학사.

최외선·김갑숙·최선남·이미옥 공저(2008). 「미술치료기법」. 학지사.

최정윤(2005). 「심리검사의 이해」. 시그마프레스.

최정윤·박경·서혜희(2006). 「상담심리학」. 학지사.

표갑수(1994). 「아동청소년복지론」. 청주대학교 출판부.

한국수의공중보건학회(2004). 「수의공중보건학」. 문운당.

홍은주·박희석·김영숙(2008). 「아동예술치료의 이론과 실제」. 청목출판사.

황정금(2006). 「문학치료 활동이 ADHD 아동의 정서반응에 미치는 효과」. 우석대 석사 논문.

황희숙(2008). 「아동발달과 교육」. 학지사.

A : Biological Sciences and Medical Sciences. 2002. 57(7) : 428-432.

Barak, Y. et al. Animal-assisted therapy for elderly schizophrenic patients : a one-year controlled trial. Am J Geriatr Psychiatry. 2001. 9(4) : 439-442.

Acute Pain Management Guideline Panel. Acute pain management : Operative or medical procedures and trauma. Clinical practice guideline. 1992 : 92-0032.

Advocate, W. The Cruel streak : childhood cruelty toward animals among criminals and noncriminals. American Humane Association. 1987.

Alessandri, M., Heiden. L. A. & M. Dunbar-Welter. History and Overview. (ch.1). In : L.A. Heiden & M. Hersen. (1995). Introduction to Clinical Psychology. New York : Plenum Press.

Allen, K. Dog ownership and control of borderline hypertension : a controlled randomized trial [Web site]. Delta Society. http ://www.deltasociety.org/dsx409.htm. 2002.

Allen, K. M., Blaskovich, J. The value of service dogs for people with severe ambulatory disabilities. JAMA. 1996. 275 : 1001-1006.

Allen, K.M., Blascovich, J., Tomaka, J. & Kelsey, R.M. (1991). Presence of human friends and pet dogs as moderators of autonomic responses to stress in women. Journal of Personality and Social Psychology. 61 : 582-589.

American Hippotherapy Association(n.d.). *North American Riding for the Handicapped Association.* Retrieved April 16, 2004, from http ://ww.narth.org/see_aha/.

American Psychiatric Association(2000). The Diagnostic and Statistical Manual-Forth Edition Text Revised(DSM-IV TR).

American Psychiatric Association(1994). Diagnostic and statistical manual of mental disorders(Forth edition-revised). Washington, D.C. : The American Psychiatirc Association.

American Psychiatry Association(1994). DSM-IV : Diagnostic statistical manual of mental disorder(4th ed.). Washington, D.C. : A.P.A.

American Veterinary Medical Association. Guidelines for Animal Assisted Activity, Animal-Assisted Therapy and

Resident Animal Programs, 2007a. http ://www.avma.org/issues/policy/animal_assisted_guidelines.asp

American Society of Anesthesiologists. Practice guidelines for cancer pain management. A report by the American Society of Anesthesiologists Task Force on Pain Management, cancer pain section. Anesthesiology, 1996. 5 : 1243-1257.

Anderson, W. P., Reid, C. M. & Jennings, G. L.(1992). Pet ownership and risk factors for cardiovascular disease. *The Medical Journal of Australia, 157,* 298-301.

Animal Assisted Therapy(1999). http ://www.therapet.com.

Arkow, M. R., Bustad, L. K. and Duncan, S. L. The role of pets in therapeutic programmes. In : Robinson, I., ed. The Waltham book of human animal interaction : benefits and responsibilities of pet ownership, Tarrytown, NY, Elsevier Science Inc. 1995 : 55-69.

Arkow, P. Animal-assisted therapy and activities : a study resource guide and bibliography for the use of companion animals in selected therapies. Stratford, NJ. (self-published but available through some bookstores and online book services), 2004.

Arkow, P. How to start a "pet therapy" program : A guidebook for health care professionals. Colorado Springs, Co., The Humane Society of the Pikes Peak Region. 1998.

Arthur B. & Kemme M.(1964). Bereavement in childhood. Journal of child psychology and psychiatry. 19 : 287-292.

Axline. V.(1987). Some observation on play. *Journal of consulting Psychology.* Vol. 12.

Bandura, A.(1977). Self-efficacy : Toward a unifying theory of behavioral change. *Psychological Review.* 84 : 191-215.

Bandura, A.(1993). Perceived self-efficacy in cognitive development and functioning. *Educational psychologist.* 28(2) : 117.

Bandura, A.(1986). *Social foundation of thought and action : Social cognitive theory.* Englewood Cliff. Nj : Prentice-Hall.

Bandura, A.(1997). *Self-efficacy : The Exercise of Control.* Freeman and Company.

Banks, M. R., Banks, W. A(2002). The effects of animal-assisted therapy on loneliness in an elderly population in long-term care facilities. Journal of Gerenterology Series A : Biological Sciences and Medical Sciences. 57(7) : 428-432.

Barak, Y. Animal-assisted therapy for elderly schizophrenic patients : a one-year controlled trial. Am J. Geriatr Psychiatry. 2001. 9(4) : 439-442.

Bardill, N., Hutchinson, S. Animal-assisted therapy with hospitalized adolescents. Journal of Child and Adolescent Psychiatry Nursing. 1997.

Barker, S. B., Dawson, K. S. The effects of animal-assisted therapy on anxiety ratings of hospitalized psychiatric patients. Psychiatric Services. 1998. 49(6) : 797-801.

Barker, S. B., Pandurangi, A. K. & Best, A. M. Effects of animal-assisted therapy on patients' anxiety, fear, and depression before ECT. Journal of ECT. 2003. 19(1) : 38-44.

Barklet(1998). Animal-Assisted Therapy in the Treatment of Disruptive Behavior Disorders in Children. In A. Katcher & G. G. Wilkins, *The Environment and mental Health : A Guide for Clinicians.* New Jersey : Lawrence Erlbaum Assoc.

Barkley, R. A.(1990). A critique of current diagnostic criteria forattention deficit hyperactivity disorder. Clinical and researchimplications. Journal of Developmental and Behavioral Pediatrics. 11 : 343-352.

Barkley, R. A.(1991). Diagnosis and assessment of attention deficithyperactivity disorder. Comprehensive Mental Health Care. 1.

Batson, K., McCabe, W., Baun, M. M. & Wilson, C. The effect of a therapy dog on socialization and physiologic indicators of stress in persons diagnosed with Alzheimer's disease. In Companion Animals in Human Health. Wilson C. C. and Turner D. C. eds. Sage Publications. Thousand Oaks, CA. 1995 : 203-215.

Baun, M. M., Bergstrom, N., Langston, N. F. & Thoma, L.(1984). Physiological effects of human/companion animal bonding. *Nursing Research,* 33 : 126-129.

Beck, A. M. The use of animals to benefit humans : animal-assisted therapy. In : Fine A, editor. Handbook on Animal-Assisted Therapy. Theoretical Foundations and Guidelines for Practice. New York : Academic Press. 2000.

Becker, M. (with morton, D.)(2002). *The healing power of pets : Harnessing the amazing ability of pets to make and keep people happy and healthy.* New York : Hyperion.

Bennett-Branson, S. M. & Craig, K. D. Postoperative pain in children : Developmental and family influences on spontaneous. 1993.

Bernsterin, P. L., Friedemann, E. & Malaspina, A.(2000). Animal-Assisted Therapy enhamces resident social interaction and initiation in long-term care facilities. *Anthrozoos.* 13 : 213-224.

Bodmer, N. M.(1998). Impact of per ownership in the well-being of adolescents with few familial resources. In C. C, Wilson & D. C. Turner (Eds.), *Companion animals in human health* (237-248). San Francisco : Sage Publications.

Bouchard, F., Landry, M., Belles-Isles, M. and Gagnon, J. A magical dream : a pilot project in animal-assisted therapy in pediatric oncology. Can. Oncol. Nurs. J. 2004. 14 : 14 - 17.

Bourne, E. J.(1990). The Anxiety and Phobia Workbook New York : Harbinger Publication, Inc.

Bowlby, J.(1951). *Maternal Care and Mental Health Geneva* : World Health Organization.

Bowlby, J.(1965). *Child care and the Growth of love.* Middlesex England : Penguin Books.

Bradley, M. M. and Lang, P. J. Measuring emotion : the self-assessment manikin and the semantic differential. J. Behav. Ther. Exp. Psychiatry. 1994. 25 : 49 - 59.

Braun, C., Stangler, T., Narveson, J., Pettingell, S. Animal-assisted therapy as a pain relief intervention for children. Complement. Ther. Clin. Pract. 2009. 15(2) : 105-109.

Brickel, C. N. The therapeutic roles of cat mascots with a hospital based geriatric population : A staff survey. Gerontologist. 1979. 19 : 368-372.

Brodie, S. J., Biley, F. C. & Shewring, M.(2002). An exploration of the potential risks associated with using pet therapy in healthcare settings. *Journal of clinical Nursing.* 11 : 444-456.

Bryant, B. K. The relevance of family and neighborhood animals to social emotional development in middle childhood. Davis, CA : University of California Press. 1986.

Burns, R. C. & Kaufman. S. H.(1970). *Kinetic Family Drawing; An Introduction to Understanding Children Through Kinetic Family Drawing.* New York : Brunner/Mazal.

Burns, R. C.(1987). *Kinetic-house-tree-person Drawing.* New York : Brunner/Maze.l

Butler, S. F., H. Demmin, H. & H. H. Strupp. Psychodynamic Psychotherapy.(ch.9). In : L.A. Heiden & M. Hersen.(1995). Introduction to Clinical Psychology. New York : Plenum Press.

Caprilli, S. and Messeri, A. Animal-Assisted Activity at A. Meyer Children's Hospital : A Pilot Study. Evid Based Complement Alternat. Med. 2006. 3 : 379 - 383.

Cawley, R., Cawley, M. S. & Retter, M. Therapeutic Horseback riding and self-concept in adolescents with special educational needs. Anthrozoos. 1994. 7 : 129-134.

Center for Disease Control and Prevention Healthcare Infection Control Practice Advisory Committee. Draft guideline for environmental infection control in healthcare facilities.

http ://www.cdc.gov/ncidod/hip/enviro/env_guide_draft.pdf. 2001.

Chandler, C.(2002). *Animal-Assisted Therapy in counseling and school settings* (Report No. ED0-CG01-05). Washington, DC : The Office of educational Research and Improvement. (ERIC Document Reproduction Service No. ED459404)

Chinner, T. L., Dalziel, F. R. An exploratory study on the viability and efficacy on a pet-facilitated therapy project within a hospice. J Palliat Care. 1991. 7 : 13-20.

Churchill, M., Safaoui, J., McCabe, B. W. & Baun, M. M. (1999). Using a therapy dog to alleviate the agitation and desocialization of people with Alzheimers' disease. *Journal of Psychosocial Nursing,* 37 : 16-22.

Clark, S. & Goldney, R. D.(1995). Grief reactions and recovery in a support group for people bereaved by suicide. *Crisis.* 16 : 27-33.

Cohen, D. Management of postoperative pain in children. In N. L. Schechter, C. B. Berde, M. & Yaster (Eds.), Pain in infants, children and adolescents. Baltimore : Williams & Williams. 1993 : 357-384.

Cole, K. M. and Gawlinski, A. Animal-assisted therapy : The human-animal bond. AACN Clinical Issues. 2000. 11 : 139-149.

Collins, L. F. Pets in therapy? How animal assisted therapy can be a part of the healing process. OT practice. 1996. 5 : 38-43.

Connor, K., Miller, J. Animal-assisted therapy : an in-depth look. Dimens Crit Care Nurs. 2000. 19(3) : 20-26.

Corsini, R. J. and Contributors. Current psychotherapies : second edition. Itasca, Illinois : F. E. Peacock Publishers. 1979.

Craighead, L. W., Craighead, W. E., Kazdin, A. E. & Mahoney, M. J.(1994). *Cognitive and behavioral interventions : An empirical approach to mental health poroblems.* Boston : Allyn and Bacon.

Critis-Chrstoph, P.(1992). The efficacy of brief dynamic psychotherapy : A meta- analysis. American Journal of Psychiatry. 149(2) : 151-158.

Cummungs, E. M., Zahn-Walxer, C. & Radke-Yarrow, M.(1981). Young Children's responses to expressions of anger & aggection by others in the family. Child Development. 52 : 1274-1282.

Davis, J. M. & H. E. Adams. Models. (ch.2). In : L.A. Heiden & M. Hersen. (1995). Introduction to Clinical Psychology. New York : Plenum Press.

Davis, S. Pet therapy-a pet project. Director. 1994. 2. 25.

Delta Society. www.deltasociety.org

Delta Society. (n.d.). Become a Pet Partner. Retrieved October 7, 2003, from http ://www.deltasociety.org.

Donowitz, L. G. Pet therapy. Pediatr. Infect. Dis. J. 2002. 21 : 64 ‑ 66.

Draper, R. J., Gerder, G. J. & Layng, E. M.(1990). Defining the role of pet animal in psychotherapy. *psychiatric Journal of the University of Ottawa.* 15 : 169-172.

Duncan, S. L. APIC state of art report : The implications of service animals in health care settings. Journal of Infection Control. 2000. 28(2) : 170-180.

Delta Society. Handbook for Animal-Assisted Activities and Animal-Assisted Therapy. Renton, WA : Delta Society. 1992.

Donowitz, L. G. Pet therapy. Pediatr. Infect. Dis. J. 2002. 21 : 64 ‑ 66.

Edwards, N., Beck, A. M. Using Aquariums in Managing Alzheimer's Disease : Increasing Resident Nutrition and Improving Staff Morale. Pet Care Trust Final Report. 2003.

Edwards, N. E., Beck, A. M. Animal-assisted therapy and nutrition in Alzheimer's disease. Western Journal of Nursing Research. 2002. 24(6) : 697-712.

Emmett, P. Animal-assisted therapy : unleashing the power of pets. Healtweek. 1997. October : 18-19.

Everstine. D. S. & Everstine. L.(1993). *The Trauma Response*. W.W. Norton. London.

Ewing, C. P. Forensic Psychology. (ch.17). In : L.A. Heiden & M. Hersen. (1995). Introduction to Clinical Psychology. New York : Plenum Press.

Farias-Tomaszewski, S., Jenkins, S. R. & Keller, J.(2001). An evaluation of therapeutic horseback riding programs for adults with physical impairments. *Therapeutic Recreation Journal*. 35 : 250-257.

Farkas, M. A cold nose can warm the heart. Mich. Health. Hosp. 1997. 33. 38.

Fawcett, N. R. & Gullone, E.(2001). Cute and Cuddly and whole lot more? A call for empirical investigation into the therapeutic benefits of human-animal interaction for children. *Behavior Change*. 18 : 124-133.

Fila, D. The significance of companion animals to a geriatric vascular case study. Holistic Nurs Pract. 1991. 5. 2.

Fine, A., ed. Handbook on animal-assisted therapy : theoretical foundations and guidelines for practice. San Diego, CA. Academic Press. 2006.

Fine, A. H.(2000). *Handbook on Animal Assisted Therapy* : Theoretical Foundations and Guidelines for practice. San Diego, CA : Academic Press.

Fine H. Aubrey.(2000). Animals and Therpist; Incorporaying Animal in Outpatient Psychotherapy. In Handbook on Animal-Assisted Therapy. Edited by Fine, H. Aubrey. San Die go : Academic press. 179.

Fishman, S. T. & Pantalon. M. V. Private Practice. (ch.12). In : L.A. Heiden & M. Hersen.(1995). Introduction to Clinical Psychology. New York : Plenum Press.

Fitzpatrick, J. C. & Tebay, J. M.(1998). Hippotherapy and Therapeutic Riding. In C. C. Wilson & D. C. Turner (Eds.), *Companion Animals in Human Health* (pp.41-58). San Diego, CA : Sage Publications.

Franzen, M. D. Neuropsychology. (ch.15). In : L.A. Heiden & M. Hersen.(1995). Introduction to Clinical Psychology. New York : Plenum Press.

Friedmann, E., Katcher, A., Thomas, S., Lynch, J. & Messent, P. Social interaction and blood pressure. Influence of animal companions. J Nerv Ment Dis. 1983. 171. 461-465.

Friedmann, E., Katcher, A. & Meislich, D. When pet owners are hospitalized : Significance of companion animals during hospitalization. In New Perspectives on Our Lives With Animal Companions. Katcher A. H, Beck A. M., eds. University of Pennsylvania Press. Philadelphia. 1983 : 346-350.

Friedmann, E., Thomas, S. A. Pet ownership, social support, and one-year survival after acute myocardial infarction in the cardiac arrhythmia suppression trial (CAST). Am J Cardiol. 1995. 76 : 1213-1217.

Friedmann, E. The animal-human bond : health and wellness. In : Fine A., editor. Handbook on Animal-Assisted Therapy. Theoretical Foundations and Guidelines for Practice. New York : Academic Press. 2000.

Gagnon, J., Bouchard, F., Landry, M., Belles-Isles, M., Fortier, M. and Fillion, L. Implementing a hospital-based animal therapy program for children with cancer : a descriptive study. Can. Oncol. Nurs. J. 2004. 1 : 210 - 222.

Gambrill, E. D. Behavioral methods. (ch.8). In : L.A. Heiden & M. Hersen. (1995). Introduction to Clinical Psychology. New York : Plenum Press.

Geisler, A. M. Companion animals in palliative care : stories from the bedside. Am. J. Hosp. Palliat. Care. 2004. 21 : 285 - 288.

George, R. L. & Cristiani, T. S. Theory, Method, and processes of Counseling and Psychotherapy. Englewood Cliffs. NJ : Prentice Hall. 1990.

Gerhardt, P. Heal, doggie, heal-Dogs that assist the disabled and comfort the sick are a breed apart. Washington Post. 2000, July 25. Z09.

Gibson, R. L. Introduction to counseling and Guidance, N.Y. : Macmillan Publishing Co. 1990.

Goffman, D.(1960). *Asylums*. New York : Double day.

Golin, M. & Walsh, T.(1994). Heal emotions with fur, feathers, and love. *Prevention*. 46 : 80-84.

Goreczny, A. J. Behavioral Medicine. (ch.14). In : L.A. Heiden & M. Hersen. (1995). Introduction to Clinical Psychology. New York : Plenum Press.

Gorgzyca, K., Fine, A. and Spain, C. V. History, theory and development of human-animal support services for people with AIDS and other chronic/terminal illnesses. In : Fine A. editor. Handbook on Animal-Assisted Therapy. Theoretical Foundations and Guidelines for Practice. New York : Academic Press. 2000.

Graham, B.(2000). *Creature-comfort : Animals that heal*. New York : Prometheus Books.

Granger, B. P., Kogan, L., Fitchett, J. & Helmer, K.(1998). A Human-animal intervention team approach to animal-assisted therapy. *Anthrozoos*. 11 : 172-176.

Granger, B. P. and Kogan, L. Animal-assisted therapy in specialized settings. In : Fine A., editor. Handbook on Animal-Assisted Therapy. Theoretical Foundations and Guidelines for Practice. New York : Academic Press. 2000.

Greene, C. E. Immunocompromised people and pets. In Greene CE (Ed.). Infectious diseases of the dog and cat. Philadelphia, WB Saunders. 1998. 2nd ed : 710-716.

Guilford, J. P.(1996). Fields of Psychology. N.Y. : D. Van Nostrand Co.

Hanselman, J. L.(2001). Coping skills interventions with adolescents in anger *management using animals in therapy*. *Journal of Child and Adolescent Group Therapy*. 11 : 159-178.

Hanses, K. M., Messinger, C. J., Baun, M. M. & Megel, M.(1999). Companion animals alleviating distress in children. *Anthrozoos*. 12 : 142-148.

Harkrader, T., Burke, T. W. & Owen, S. S.(2004). Pound Puppies : The rehabilitative uses of dogs in correctional facilities. *Corrections Today*, 66 : 74-80.

Hart, L. A. Methods, standards, guidelines, and consideration in selecting animals for animal assisted therapy. In : Fine A., editor. Handbook on Animal-Assisted Therapy. Theoretical Foundations and Guidelines for Practice. New York : Academic Press. 2000.

Hart, L. A. Psychosocial benefits of animal companionship. In : Fine A., editor. Handbook on Animal-Assisted Therapy. Theoretical Foundations and Guidelines for Practice. New York : Academic Press. 2000.

Hasenauer, H. Dogs for the disables. Soldiers. 1998. Jul : 28-32.

Heimlich, K.(2001). Animal-Assisted Therapy and the severely disabled child : a quantitative study. *The Journal of Rehabilitation*. 67 : 48-54.

Hines, L. M. Perspectives on animal-assisted activities and therapy. Standards of Practice for Animal-Assisted Activities and Therapy, Delta Society, Rendon. 1996.

Holcomb, R. & Meacham, M.(1989). Effectiveness of an Animal-Assisted Therapy program in an inpatient psychiatric unit. *Anthrozoos*. 2 : 259-264.

International Association of Human Animal Interaction Organizations. The IAHAIO Prague guidelines on animal assisted activities and animal assisted therapy. Renton, WA. Delta Society. 1998.

James, K. Animals in Health Care. In Alternative/Complimentary Therapies : A Guide for Nurses. Snyder M. and Lindquist R., eds. 3rd ed. Springer. New York : 1998 : 285-293.

Janseen, M. A.(1998). Therapeutic interventions : Animal assisted therapy programs. *Palaestra*. 14 : 40-41.

Jessen, J., Cardiello, F. & Baun, M. M.(1996). Avian companionship in alleviation of depression, loneliness, and low morale of older adults in skilled rehabilitation units. *Psychological Reports*. 78 : 339-348.

Johnson, R. A., Meadows, R. L. Promoting wellness through nurse-veterinary collaboration. Western Journal of

Nursing Research. 2000. 22(7) : 773-775.

Jorgenson, J. Therapeutic use of companion animals in health care. Image J Nursing Scholorship. 1997. 29(3) : 249-254.

Kaminski, M., Pellino, T. & Wish, J.(2002). Play and pets : The physical and emotional impact of child-life and pet therapy on hospitalized children. *Children's Health Care*. 31 : 321-335.

Kaplan, P., Ludwig-Beymer, P. The impact of animal assisted therapy (AAT) on the use of pain medications after a surgical procedure in an acute care hospital. 2004. (http ://www.paws4therapy.com/theresearch.html)

Katcher, A. Delta Society Pet Partner Instructor Training. Renton, WA : Delta Society. l992.

Katsinas, R. P.(2000). The use and implications of a canine companion in a therapeutic day program for nursing home residents with dementia. *Activities, Adaptation & Aging*. 25(i) : 13-30.

Kearney, Christopher A(2003). Casebook in Child Behavior Disorders Second Edition. Wadsworth.

Khan, M. A., Farrag, N. Animal-assisted activity and infection control implications in a healthcare setting. Journal of Hospital Infection. 2000. 46 : 4-11.

Kihlstrom, J. F. & Kihlstrom, L. C. Integrating science and practice in environment of managed care. In : The science of clinical psychology. Routh, D. K. & De Rubeis, R. J. (eds)(1998). APA, Washington, DC.

Kokki, H. Current management ofpediatric postoperative pain. Expert Review of Neurotherapeutics. 2004. 4(2) : 295-306.

Kongable, L. G., Stolley, J. M. & Buckwalter, K. C. Pet therapy for Alzheimer's patient : A Survey. J Long-Term Care Admin. Fall. 1990. 17-21.

Kovacs, M.(1981). Rating scales to assess depression in school in school-aged children. *Acta paedopsychiatrica*. 46 : 305-315.

Kovacs, M. & Beck, A. T.(1977). An emprical clinical approach toward a depression. In J. G. Schulterbrandt & A Raskin, *Depression in children : diagnosis, treatment, and conceptual model*. 35 : 1-25. New York : Raven Press.

Kovacs, M.(1983). The Children's Depression Inventory : A Self-rated Depression Scale for School-aged Youngsters. Unpublished Manuscript. University of Pittsburgh.

Kuhn, T. S.(1971). The structure of scientific revolutions(2nd ed.). Chicago : University of Chicago Press.

Lee. S. Y.(1995). *The crisis of family*. The Research Association of Korean Women society, Family and korean Society. Seoul : Kyeongmoom Sa.

Lerner-Durjava, L. Pet visitation, is it an infection control issue? American Journal of Infection Control. 1994. 22 : 112.

Levine, M. M. and Bohn, S. Development of Social Skills as a Function of Being Reared with Pets. Living Together : People, Animals and the environment. Delta Society International Conference, Boston, MA. l986.

Levinson B. M.(1964). Pets; A Special Technique in Child Psychotherapy. Mental Health. 48 : 243-248.

Levinson B. M.(1972). Pets and Human Development. Illinois : Springfield.

Levinson, B. M.(1982). The Future of research in trelationships between people and their animal companions. *International Journal for the Study of Animal Problems*. 3 : 283-294.

Lewinsohn, P. M. & Rohde, P. The Cognitive behavioral treatment of depression in adolescents : Research and Suggestions. clinical Psychology. 1993.

Limond, J. A., Bradshaw, J. W. S. & Cormack, K. F. M.(1997). Behavior of children with learning disabilities interacting with a therapy dog. *Anthrozoos*. 10 : 84-89.

Madder, B., Hart, L. A. & Bergin, B. Social acknowledgements for children with disabilities : Effects of service dogs. Child Dev. 1989. 60(6) : 1529-1534.

Maier, H. Three theories of child development. New York : Harper & Row Publishers. l965.

Malcarne, V. Impact of Childhood Experience with Companion Animals on Concern for Humans and Other Animals. Living Together : People, Animals and the environment. Delta Society International Conference, Boston, MA. l986.

Malchiodi, C. A.(1998). *The art therapy sourcebook*. McGraw-Hill.

Malchildi. 김동연 · 이재연 · 홍은주 공역(2001). 『아동미술심리이해』. 학지사.

Malchildi 외 공저. 김동연 · 최은영 공역(2003). 『아동임상미술치료』. 학지사.

Malchiodi, C.A. (2000). Capire i disegni infantili. Torino. Centro Scientifico Editore.

Marcus, L. C., Marcus, E. Nosocomical zoonoses. New England Journal of Medicine. 1998. 338(11) : 757-759.

Marr, C. A., French, L., Thompson, D., Drum, L., Greening, G., Mormon, J. et al.(2000). Animal-Assisted Therapy in psychiatric rehabilitation. *Anthrozoos*. 13 : 43-47.

Martha J. Farah & Todd E. Feinberg(저)(2000), Patient-based approaches to cognitive Neuroscience. MIT Press.

Martin, F. & Farnum, J.(2002). Animal-Assisted Therapy for children with pervasive developmental disorders. *Western Journal of Nursing Research*. 24 : 657-670.

Martin, R., Farnum, J. Animal-assisted therapy for children with pervasive developmental disorders. Western Journal of Nursing Research. 2002. 24(6) : 657-670.

McCabe, B., Baum, M. M., Speich, D. & Agrawal, S.(2002). Resident dog in the Alzheimer's special care unit. *Western Journal of Nursing Research*. 24 : 684-696.

McMahon, S. M. Pets : a source of hope for children with life-threatening illness. In : Addaris D, Deveau E., editors. Beyond the Innocence of Childhood. Vol 2. New York : Baywood Publications. 1995.

Mental, Emotional and Behavior Disorders in Children and Adolescents. 1998. http ://www.mentalhealth.org/ publications/allpubs/ca-0006/medbis2.htm.

Michael S. Gazzaniga, Richard B. Ivry & George R. Magnun(저)(2002), Cognitive Neuroscience : The biology of the Mind(2nd Ed.). W.W. Norton.

Michel, Hersen & Alan S. Bellack(2000). Psychopathology in Adulthood. Second Edition. Allyn & Bacon.

Miller, J. et al. Peroperative Nursing and AAT. Association of Operating Room Nurses. AORN journal. Denver CO. 2000.

Missel, M. & Jenkins, R.(2001). The use of choice theory in Animal Assisted Therapy for children and young adults. *International Journal of Reality Therapy*. 20 : 40-41.

Modlin, S. Service dogs as interventions : State of the Science. Rehabilation Nursing. Glenview. 2000.

Montagu, A. Touching : The Human Significance of the Skin, Third Edition. New York : Harper & Row, Publishers. l986.

Mueser, K. T. & Herbert, J. D. Psychiatric Hospitals. (ch.13). In : L.A. Heiden & M. Hersen.(1995). Introduction to Clinical Psychology. New York : Plenum Press.

Mufson, L., Weissman, M. M. & Warner, V. Dlepression and anyiety in parents and children A direct interview study. Journal of Anxiety disorder, 1992.

Mugford, R., M'Comsky, J. Some recent work on the psychotherapeutic value of caged birds with old people. In *Pet Animals and Society*. Anderson R, ed. Balliere Tindall. London. 1975 : 54-65.

Nathanson, D. E., deCastro, D., Friend, H. & McMahon, M.(1997). Effectiveness of short-term dolphin-assisted therapy for children with severs disabillities. *Anthrozoos*. 10 : 90-100.

Nathanson, D. E.(1998). Long-term effectiveness of dolphin-assisted therapy for children with severe disabilities.

Anthrozoos. 11 : 22-32.

Natoli, E. Activities and therapy mediated by animals (pet-therapy) : international picture and state of the art in Italy. Ann. Ist Super Sanità 1997. 33 : 267 - 272.

Nightingale, F. Notes on nursing : what it is, and shat it is not. New York : Dover pulications. 1969.

Owen, O. G. Paws for thought. Nursing Times. 2001. 97(9) : 22-23.

Panzer-Koplow, S.(2000). *Effects of Animal-Assisted Therapy on depression and morale among nursing home residents.* Unpublished doctoral dissertation, The State University of Mew Jersey.

Patterson, C. H.(1989). Ecleticism in psychotherapy : Is integration possible? Psychotherapy. 26 : 157-161.

Phillips Parshall, D.(2003). Research and reflection : Animal-Assisted Therapy in mental health settings. *Counseling and Values.* 48 : 47-56.

Podberscek, A. et al. Companion Animal and Us : Exploring the Relationships Between People and Pets. New York : Cambridge University Press. 2000.

Raina, P., Waltner-Toews, D., Bonnett, B., Woodward, C., & Abemathy T.(1999). Influence of companion animals on the physical and psychological health of older people : An analysis of a one-year longitudinal study. Am Geriatr Soc. 1999. 47. 323-329.

Reichert, E.(1998). Individual counseling for sexually abused children : A role for animals and storytelling. *Child and Adolescent Social Work Journal.* 15 : 177-185.

Renton, W. A. Definitions Development Task Force of the Standards Committee. Generic Terms and Definitions. Handbook for animal assisted activities and animal assisted therapy. Delta Society. 1992. 48.

Renton, W. A. Standards of practice for animal-assisted activities and therapy. Delta Society. 1999.

Rhyne, J.(1995). *The gestalt art experience.* Chicago : Magnolia.

Riddick, C. C. Health aquariums and the non-institutionalized elderly. In Pets and the Family. Sussman M. B., ed. Haworth Press. New York. 1985 : 163-172.

Robinson, I. Pet therapy. Nurs. Times. 1999. 95 : 33 - 34.

Roosevelt, M. Canine candy-stripers : Dogs in. 2001.

Romsign, J., Moller-Sonnergaard, J., Hertel, S. & Rasmussen, M. Postoperative pain in children : Comparison between ratings of children and nurses. Journal of Pain and Symptom Management. 1996. 11(1) : 42-46.

Roosevelt, M. Canine candy-stripers : Dogs in. 2001.

Rubin, J. A.(2004). *Art therapy has many faces(Motion picture).* Pittsburgh : Ex-pressive Media.

Ruckert, J. The four-footed therapist. Berkeley, California : Ten Speed Press. 1987.

Sebkova, J. Anxiety levels as affected by the presence of a dog. University of Lancaster, Unpublished thesis. 1977.

Series A : Biological Sciences and Medical Sciences. 2002. 57(7) : 428-432.

Barak, Y. et al. Animal-assisted therapy for elderly schizophrenic patients : a one-year controlled trial. Am J Geriatr Psychiatry. 2001. 9(4) : 439-442.

Serpell, J.(1999). Guest editor's introduction : Animals in children;s lives. *Society & Animals : Social Scientific Studies of the Human Experience of Other Animals.* 7 : 87-94.

Serpell, J. Beneficial effects of pet ownership on some aspects of human health and behaviour. J. R. Soc Med. 1991. 84 : 717-720.

Serpell, J. Public fears about the threat of disease infection from animals are largely irrational. People-Animals-Environment. 1986. 4(1) : 4.

Servais, V.(1999). Some comments on context embodiment in zootherapy : the case of the Autidolfijn Project. *Anthrozoos.* 12(1) : 5-15.

Shertzer, Bruce & Stone, Shelly C. Fundamental of Counseling. Boston : Houghton Mifflin Co. 1981.

Sobo, E. J., Eng, B., Kassity-Krich, N. Canine Visitation (Pet) Therapy : Pilot Data on Decreases in Child Pain Perception. Journal of Holistic Nursing. 2006. 24 : 51-57.

Spielberger, C. D.(1972). *Anxiety as on Emotional State in Anxiety Current Trends in Theory and Research.* New York : Academic Press. 23-49.

Spielberger, C. D.(1972). Manual for the State-Trait Anxiety Inventory for Children. Palo Alto, Consulting Psychologist Press.

Stanley-Hermanns and Miller. 2002. Am J Nurs 102 : 69-76.

Steed, H. N. & Smith, B. S.(2002). Animal assisted activities for geriatric patients. *Activities, Adaptation & Aging.* 27 : 49-61.

Stevens, B. Pain in infants. In M. McCaffery & C. Passero (Eds.). Pain clinical manual. St. Louis, MO : Mosby. 1999. 2nd ed. 626-673.

Strimple, E. O.(2003). A history of prison inmate-animal interaction programs. *American Behavioral Scientist.* 47 : 70-78.

Stryler-Gordon, R., Beall, N. & Anderson, R. K. Facts and fiction : Health risks associates with pets in nursing homes. Journal of the Delta Society. 1985. 2(1) : 74-75.

Sturges, J. W. & Drabman, R. S. Pediatric Psychology. (ch. 16). In : L.A. Heiden & M. Hersen. (1995). Introduction to Clinical Psychology. New York : Plenum Press.

Sussman, M. B. (Eds.). Pets and the family. New York : The Haworth Press. 1985.

Takano, M., Ando, M., Takano, S., Tanaka, M., Nagahiro, Z. Maeda, K. Relief of Postoperative Pain with Animal-Assisted therapy (AAT) in Comparison with Music Therapy (MT). 11th International Conference on Human-Animal Interactions, People & Animals : Partnership in Harmony, Tokyo, Japan, October 5-8. 2008.

Tsao, J. C. CAM for pediatric pain : what is state-of-the-research? Evid Based Complement Alternat. Med. 2006. 3 : 143 - 144.

Tsao, J. C. and Zeltzer, L. K. Complementary and alternative medicine approaches for pediatric pain : a review of the state-of-the-science. Evid Based Complement Alternat Med. 2005. 2 : 149 - 159.

Therapet Animal Assisted Therapy Foundation. www.therapet.com

Triebenbacher, S. L.(1998). The Relationship Between Attachment to Companion Animals and Selt-Esteem : A Developmental Perspective. In C. C. Wilson & D. C. Turner (Eds.). *Companion animals in human health* (135-148). San Francisco : Sage Publications.

Tronick, E. Z. & Cohn, J. F. Infant-mother face to face interaction : Age and gender differences in coordination and miscoordination, child Development, 1989.

Tsao, J. C. and Zeltzer, L. K. Complementary and alternative medicine approaches for pediatric pain : a review of the state-of-the-science. Evid Based Complement Alternat Med. 2005. 2 : 149 - 159.

Ulrich, R. S. The Power of Natural Settings. People, Animals, and Nature. Delta Society Tenth Annual Conference. Portland, Oregon. l991. October.

Voelker, R. Puppy love can be therapeutic, too — medical news and perspectives. J. Am. Med. Assoc. 1995. 274 : 1897 - 1899.

Wadeley, A.(2001). Pets, stress and gender. *Psychology Review.* 8 : 12.

Walsh, B. W. & Peterson, L. E.(1985). Philosophical foundation of psychological theories. The issue of synthesis. Psychotherapy. 22 : 145-153.

Walsh, P. G., Mertin, P. G. The training of pets as therapy dogs in a women's prison : A pilot study. Anthrozoos. 1994. 7 : 124-128.

Walsh, W. B. & Betz, N. E. Tests and assessment (2nd ed). Englewood Cliffs, NJ : Prentice-Hall, 1990.

Waltner-Toews, D., Ellis, A. Good for your animals, good for you : how to live and work with animals in activity and therapy programs and stay healthy. Renton, Wash : University of Guelph; distributed by Delta Society. 1994.

Weber, D. J., Rutala, W. A. Epidemiology and prevention of nosocomical infections associated with animals in the hospital. In Mayhall CG (Ed.) Hospital epidemiology and infection control. Philadelphia, Lippincott Williams and Wilkins. 1999. 2nd ed. 1399-1421.

Wilson, C. Companion Animals in Human Health. 1998.

Wilson, C. C. The pet as an anxiolytic intervention. J Nerv Ment Dis. 1991. 179 : 482-489.

Wilson, C. C. The pet as an anxiolytic intervention. J Nerv Ment Dis. 1991. 179 : 482-489.

참고사이트
http ://www.naver.com/네이버 지식인 및 백과사전

동물매개 예술치료

초판인쇄 2014년 3월 28일
초판발행 2014년 3월 28일

지은이   임세라・김옥진・이시종
펴낸이   채종준
펴낸곳   한국학술정보㈜
주소   경기도 파주시 회동길 230(문발동)
전화   031) 908-3181(대표)
팩스   031) 908-3189
홈페이지 http://ebook.kstudy.com
전자우편 출판사업부 publish@kstudy.com
등록   제일산-115호(2000. 6. 19)

ISBN 978-89-268-6153-0 13510

이담Books 는 한국학술정보(주)의 지식실용서 브랜드입니다.